Kohlhammer

Die Herausgeber

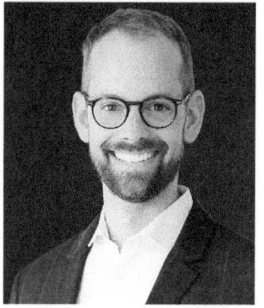

Univ.-Prof. Dr. med. Carsten Eggers ist Facharzt für Neurologie, Zusatzbezeichnung Neurologische Intensivmedizin, und stellv. Direktor der Klinik für Neurologie am Universitätsklinikum Gießen und Marburg, Standort Marburg. Seine klinischen und wissenschaftlichen Schwerpunkte sind Parkinson-Syndrome mit Fokus auf Neuropsychologie, Bildgebung und Versorgungsfragen. Umfangreiche Erfahrungen hatte er als Leiter des Kölner Parkinson Netzwerks mit der Implementierung und wissenschaftlichen Analyse von innovativen Versorgungsstrukturen. In nationalen wie internationalen Fachgesellschaften arbeitet er an den wissenschaftlichen und politischen Rahmenbedingungen für eine Verbesserung der Versorgung von Parkinson-Patienten.

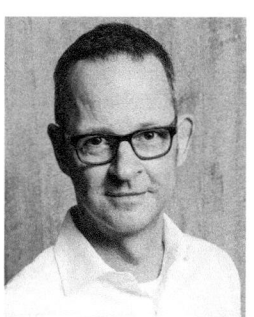

Prof. Dr. med. Carsten Buhmann ist Facharzt für Neurologie, Zusatzbezeichnung Neurologische Intensivmedizin, und Leiter des Fachbereichs Neurologie im Ambulanzzentrum des Universitätsklinikums Hamburg-Eppendorf (UKE) sowie Oberarzt der Parkinson-Tagesklinik der Klinik für Neurologie im UKE. Sein klinischer Schwerpunkt sind Bewegungsstörungen mit Fokus auf Parkinson-Syndrome. Aufgrund seiner Tätigkeit in der ambulanten kassenärztlichen Versorgung und im universitären teilstationären und stationären Bereich sind seine wissenschaftlichen Aktivitäten auf die systematische Untersuchung praxisrelevanter klinischer Aspekte der Parkinson-Syndrome ausgerichtet. Er ist Autor zahlreicher nationaler und internationaler Publikationen und regelmäßig Referent zum Thema »Parkinson«.

Carsten Eggers,
Carsten Buhmann (Hrsg.)

Parkinson

Fallbeispiele aus der Klinik

Verlag W. Kohlhammer

Dieses Werk einschließlich aller seiner Teile ist urheberrechtlich geschützt. Jede Verwendung außerhalb der engen Grenzen des Urheberrechts ist ohne Zustimmung des Verlags unzulässig und strafbar. Das gilt insbesondere für Vervielfältigungen, Übersetzungen, Mikroverfilmungen und für die Einspeicherung und Verarbeitung in elektronischen Systemen.

Pharmakologische Daten, d. h. u. a. Angaben von Medikamenten, ihren Dosierungen und Applikationen, verändern sich fortlaufend durch klinische Erfahrung, pharmakologische Forschung und Änderung von Produktionsverfahren. Verlag und Autoren haben große Sorgfalt darauf gelegt, dass alle in diesem Buch gemachten Angaben dem derzeitigen Wissensstand entsprechen. Da jedoch die Medizin als Wissenschaft ständig im Fluss ist, da menschliche Irrtümer und Druckfehler nie völlig auszuschließen sind, können Verlag und Autoren hierfür jedoch keine Gewähr und Haftung übernehmen. Jeder Benutzer ist daher dringend angehalten, die gemachten Angaben, insbesondere in Hinsicht auf Arzneimittelnamen, enthaltene Wirkstoffe, spezifische Anwendungsbereiche und Dosierungen anhand des Medikamentenbeipackzettels und der entsprechenden Fachinformationen zu überprüfen und in eigener Verantwortung im Bereich der Patientenversorgung zu handeln. Aufgrund der Auswahl häufig angewendeter Arzneimittel besteht kein Anspruch auf Vollständigkeit.

Die Wiedergabe von Warenbezeichnungen, Handelsnamen und sonstigen Kennzeichen in diesem Buch berechtigt nicht zu der Annahme, dass diese von jedermann frei benutzt werden dürfen. Vielmehr kann es sich auch dann um eingetragene Warenzeichen oder sonstige geschützte Kennzeichen handeln, wenn sie nicht eigens als solche gekennzeichnet sind.

Es konnten nicht alle Rechtsinhaber von Abbildungen ermittelt werden. Sollte dem Verlag gegenüber der Nachweis der Rechtsinhaberschaft geführt werden, wird das branchenübliche Honorar nachträglich gezahlt.

Dieses Werk enthält Hinweise/Links zu externen Websites Dritter, auf deren Inhalt der Verlag keinen Einfluss hat und die der Haftung der jeweiligen Seitenanbieter oder -betreiber unterliegen. Zum Zeitpunkt der Verlinkung wurden die externen Websites auf mögliche Rechtsverstöße überprüft und dabei keine Rechtsverletzung festgestellt. Ohne konkrete Hinweise auf eine solche Rechtsverletzung ist eine permanente inhaltliche Kontrolle der verlinkten Seiten nicht zumutbar. Sollten jedoch Rechtsverletzungen bekannt werden, werden die betroffenen externen Links soweit möglich unverzüglich entfernt.

1. Auflage 2021

Alle Rechte vorbehalten
© W. Kohlhammer GmbH, Stuttgart
Gesamtherstellung: W. Kohlhammer GmbH, Stuttgart

Print:
ISBN 978-3-17-035070-0

E-Book-Formate:
pdf: ISBN 978-3-17-035071-7
epub: ISBN 978-3-17-035072-4
mobi: ISBN 978-3-17-035073-1

Autorenverzeichnis

Prof. Dr. Norbert Brüggemann, Oberarzt, Klinik für Neurologie und Institut für Neurogenetik, Universitätsklinikum Schleswig-Holstein, Campus Lübeck. Ratzeburger Allee 160, 23538 Lübeck. Email: norbert.brueggemann@neuro.uni-luebeck.de.

Prof. Dr. Carsten Buhmann, Leiter Ambulanzzentrum Bereich Neurologie, Oberarzt Klinik für Neurologie, Universitätsklinikum Hamburg Eppendorf, Martinistr. 52, 20246 Hamburg. Email: buhmann@uke.de.

Dr. Ilona Csoti, Ärztliche Direktorin, Gertrudis-Klinik Parkinson-Zentrum GmbH, Karl-Ferdinand-Broll-Str. 2–4, 35638 Leun-Biskirchen. Email: icsoti@parkinson.de.

Richard Dano, Parkinson-Nurse, Klinik für Neurologie, Uniklinik Köln, Kerpener Str. 62, 50937 Köln. Email: richard.dano@uk-koeln.de.

Prof. Dr. Georg Ebersbach, Chefarzt, Neurologisches Fachkrankenhaus für Bewegungsstörungen/Parkinson. Straße nach Fichtenwalde 16, 14547 Beelitz-Heilstätten. Email: Ebersbach@kliniken-beelitz.de.

Prof. Dr. Carsten Eggers, stellvertretender Direktor, Klinik für Neurologie, Universitätsklinikum Gießen und Marburg, Standort Marburg, Baldingerstr., 35033 Marburg. Email: carsten.eggers@uk-gm.de.

Dr. Reinhard Ehret, Facharzt für Neurologie, Praxis Neurologie-Berlin, Schloßstraße 97, 12163 Berlin. Email: dr.ehret@neurologie-berlin.de.

Dr. Ann-Kristin Folkerts, Gerontologin, Medizinische Psychologie | Neuropsychologie und Gender Studies & Centrum für Neuropsychologische Diagnostik und Intervention (CeNDI), Medizinische Fakultät und Uniklinik Köln, Universität zu Köln. Kerpener Str. 62, 50937 Köln. Email: ann-kristin.folkerts@uk-koeln.de.

Dr. Odette Fründt, Assistenzärztin, Ärztin der Parkinson-Tagesklinik, Klinik für Neurologie, Universitätsklinikum Hamburg-Eppendorf, Martinistr. 52, 20246 Hamburg. Email: o.fruendt@uke.de.

Autorenverzeichnis

Prof. Dr. Björn Hauptmann, Chefarzt, Fachklinik für Parkinson und Bewegungsstörungen, Neurologisches Zentrum, Segeberger Kliniken, Hamdorfer Weg 3, 23795 Bad Segeberg; Department Performance, Neuroscience, Therapy and Health, MSH – Medical School Hamburg, Am Kaiserkai 1, 20457 Hamburg. Email: bjoern.hauptmann@segebergerkliniken.de.

Florian Hof zum Berge, Assistenzarzt, Klinik für Neurologie der Ruhr-Universität Bochum am St. Josef-Hospital Bochum, Gudrunstr. 56, 44791 Bochum. Email: florian@hofzumberge.de.

Ann-Kristin Hoffmann, Physiotherapeutin, Fachklinik für Parkinson und Bewegungsstörungen, Neurologisches Zentrum, Segeberger Kliniken, Hamdorfer Weg 3, 23795 Bad Segeberg. Email: ann-kristin.hoffmann@segebergerkliniken.de.

Prof. Dr. Günter Höglinger, Direktor, Klinik für Neurologie, Medizinische Hochschule Hannover & Deutsches Zentrum für Neurodegenerative Erkrankungen e. V., Standort München. Email: Hoeglinger.Guenter@mh-hannover.de.

Prof. Dr. Elke Kalbe, Leiterin Medizinische Psychologie, Medizinische Psychologie, Neuropsychologie und Gender Studies & Centrum für Neuropsychologische Diagnostik und Intervention (CeNDI), Medizinische Fakultät und Uniklinik Köln, Universität zu Köln. Kerpener Str. 62, 50937 Köln. Email: elke.kalbe@uk-koeln.de.

Gesche Ketels, Gesundheitsökonomin B.A., Physiotherapeutin, Physiotherapie-Leitung, Universitätsklinikum Hamburg-Eppendorf, Martinistr. 52, 20246 Hamburg. Email: ketels@uke.de.

Prof. Dr. Sylvia Kotterba, Chefärztin, Klinik für Geriatrie, Klinikum Leer gGmbH. Augustenstr. 35–37, 26789 Leer. Email: sylvia.kotterba@rub.de.

PD Dr. Inga Liepelt-Scarfone, Neuropsychologin, Abteilung für Neurodegeneration, Deutsches Zentrum für Neurodegenerative Erkrankungen und Hertie Institut für klinische Hirnforschung, Universität Tübingen. Hoppe Seyler-Str. 3, 72076 Tübingen. Email: inga.liepelt@uni-tuebingen.de.

Dr. Matthias Löhle, Oberarzt, Leiter der Neurologischen Ambulanz/Spezialsprechstunde für Bewegungsstörungen, Klinik und Poliklinik für Neurologie, Universitätsmedizin Rostock & Deutsches Zentrum für Neurodegenerative Erkrankungen (DZNE), Gehlsheimer Straße 20, 18147 Rostock. Email: Matthias.Loehle@med.uni-rostock.de.

Prof. Dr. und Univ.-Prof. für Palliative Care (PMU Salzburg) Stefan Lorenzl, Dipl. Pall. Med. (Univ. Cardiff), Professur Palliative Care, PMU Salzburg, Research Associate, LMU München, Chefarzt Neurologie, Krankenhaus Agatharied. Norbert-Kerkel-Platz, 83734 Hausham. Email: stefan.lorenzl@pmu.ac.at.

Dr. Michael Lorrain, Nervenarzt, Neuroärzte Gerresheim – Pempelfort, Dreherstr. 3–5, 40625 Düsseldorf. Email: dr.lorrain@volggerconsult.de.

Prof. Dr. Walter Maetzler, stellvertretender Direktor, Leiter Neurogeriatrie, Christian-Albrechts-Universität zu Kiel, Klinik für Neurologie, UKSH, Campus Kiel. Arnold-Heller-Str. 3, 24105 Kiel. Email: w.maetzler@neurologie.uni-kiel.de

Dr. Dipl. Psych. Franziska Maier, Dipl.-Psych., Assistenzärztin, Klinik für Neurologie, Universitätsklinikum Gießen und Marburg, Standort Marburg und Klinik und Poliklinik für Psychiatrie und Psychotherapie, Medizinische Fakultät und Uniklinik Köln, Universität zu Köln. Kerpener Str. 62, 50937 Köln. Email: franziska.maier@uk-koeln.de.

Dr. Tina Mainka, Assistenzärztin, Klinik für Neurologie mit Experimenteller Neurologie, Sektion Bewegungsstörungen und Neuromodulation, Charité Universitätsmedizin Berlin, Berlin Institute of Health, Charitéplatz 1, 10117 Berlin. Email: tina.mainka@rub.de.

Dr. phil. Grit Mallien, Dipl.-Patholinguistin. Berkaer Str. 41, 14199 Berlin. Email: info@doktor-logo.de.

Cand. med. Jan-Dominique Möhr, Medizindoktorand, Klinik für Neurologie, St. Joseph Hospital Berlin-Weißensee, Gartenstraße 1, 13088 Berlin. Email: Jan-dominique.mohr@student.med.wroc.pl.

Prof. Dr. Thomas Müller, Chefarzt Klinik für Neurologie, St. Joseph Hospital Berlin-Weißensee, Gartenstraße 1 13088 Berlin. Email: Th.Mueller@alexianer.de.

Dr. Matthias Oechsner, Leitender Arzt, Leiter Parkinsonzentrum; Rehaklinik Zihlschlacht, Hauptstrasse 2–4, 8588 Zihlschlacht (TG)/Schweiz. Email: M.Oechsner@rehaklinik-zihlschlacht.ch.

PD Dr. David Pedrosa, Oberarzt, Klinik für Neurologie, Universitätsklinikum Gießen und Marburg, Standort Marburg. Baldingerstr., 35033 Marburg. Email: pedrosac@staff.uni-marburg.de.

PD Dr. Monika Pötter-Nerger, Oberärztin Neurologie, Schwerpunkt Bewegungsstörungen, Klinik für Neurologie, Universitätsklinikum Hamburg-Eppendorf, Martinistr. 52, 20246 Hamburg. Email: m.poetter-nerger@uke.de.

Prof. Dr. Kathrin Reetz, Oberärztin, Klinik für Neurologie, RWTH Aachen Universität. Pauwelsstr. 30, 52074 Aachen. Email: kreetz@ukaachen.de.

Dr. Gesine Respondek, Oberärztin, Klinik für Neurologie, Medizinische Hochschule Hannover & Deutsches Zentrum für Neurodegenerative Erkrankungen e. V., Standort München. Email: Respondek.Gesine@mh-hannover.de.

Beate Schönwald, Parkinson-Nurse, Klinik für Neurologie, Universitätsklinikum Hamburg-Eppendorf, Martinistr. 52, 20246 Hamburg. Email: b.schoenwald@uke.de.

Dr. Jan Springob, Studienrat im Hochschuldienst, Leiter Internationalisierung, Zentrum für LehrerInnenbildung, Universität zu Köln. Albertus-Magnus-Platz, 50923 Köln. Email: jan.springob@uni-koeln.de.

Prof. Dr. Lars Tönges, Oberarzt, Bereichsleiter Parkinsonerkrankungen und Bewegungsstörungen, Klinik für Neurologie der Ruhr-Universität Bochum am St. Josef-Hospital, Gudrunstr. 56, 44791 Bochum. Email: lars.toenges@rub.de.

Dr. Josefine Waldthaler, Oberärztin, Klinik für Neurologie, Universitätsklinikum Gießen und Marburg, Standort Marburg. Baldingerstr., 35033 Marburg. Email: waldthaj@staff.uni-marburg.de.

Prof. Dr. Tobias Warnecke, Leiter des Bereichs Parkinson-Syndrome und andere Bewegungsstörungen, Geschäftsführender Oberarzt, Klinik für Neurologie, Universitätsklinikum Münster, Albert-Schweitzer Campus 1, 48149 Münster. Email: Tobias.Warnecke@ukmuenster.de.

Dr. Michael Weiss, Oberarzt, Christian-Albrechts-Universität zu Kiel, Klinik für Neurologie, UKSH, Campus Kiel, Klinik für Neurologie und Klinische Neurophysiologie, Schön Klinik Neustadt, Am Kiebitzberg 10, 23730 Neustadt in Holstein. Email: miweiss@schoen-klinik.de.

Dr. Ingmar Wellach, Verantwortlicher Arzt Kompetenzfeld Neurologie, Evangelisches Amalie Sieveking-Krankenhaus, Haselkamp 33, 22359 Hamburg; Praxis für Neurologie & Psychiatrie Hamburg Walddörfer, Wiesenkamp 22c, 22359 Hamburg. Email: ingmar.wellach@immanuelalbertinen.de.

Prof. Dr. Dirk Woitalla, Chefarzt, Klinik für Neurologie, Katholische Kliniken Ruhrhalbinsel gGmbH, Heidbergweg 22–24, 45257 Essen. Email: d.Woitalla@contilia.de.

PD Dr. Martin Wolz, Ärztlicher Direktor ELBLANDKLINIKUM Meißen, Leiter ELBLANDKLINIKEN-Zentrum für Neurologie und Geriatrie, ELBLANDKLINIKUM Meißen. Nassauweg 7, 01662 Meißen. Email: martin.wolz@elblandkliniken.de.

Inhalt

Autorenverzeichnis 5

Vorwort 13

A   Der Parkinson-Patient in verschiedenen Krankheitsstadien

1   Der neu diagnostizierte Patient 17
    Florian Hof zum Berge und Lars Tönges

2   Der jugendliche Patient 24
    Norbert Brüggemann

3   Wann ist eine genetische Testung sinnvoll? 35
    Kathrin Reetz

4   Ist es überhaupt Parkinson? 42
    Gesine Respondek und Günter Höglinger

5   Wenn Parkinson junge berufstätige Patienten (be)trifft – psychosoziale und sozialmedizinische Herausforderungen 55
    Michael Lorrain

6   Der zitternde Patient 65
    David Pedrosa

7   Wenn L-Dopa nicht hilft 76
    Dirk Woitalla

8   Der Patient mit Freezing 82
    Ann-Kristin Hoffmann und Björn Hauptmann

9   Der ältere und multimorbide Patient 92
    Matthias Löhle

10 Der stürzende Patient 103
    Michael Weiss und Walter Maetzler

11	Der Patient wird krumm .... *Georg Ebersbach*	114
12	Physiotherapie bei Gangstörung und Stürzen .... *Gesche Ketels*	124
13	Der Patient ist nicht zu verstehen .... *Grit Mallien*	134
14	Pumpe oder Tiefe Hirnstimulation? .... *Monika Pötter-Nerger*	144
15	Nichts hilft – ein Fall für Cannabis? .... *Tina Mainka und Carsten Buhmann*	154
16	Der Patient im Pflegeheim .... *Ingmar Wellach*	164
17	Der sterbende Patient .... *Stefan Lorenzl*	175

B Spezielle nicht-motorische Probleme

18	Der depressive Patient .... *Inga Liepelt-Scarfone*	185
19	Der demente Patient .... *Ann-Kristin Folkerts, Franziska Maier und Elke Kalbe*	194
20	Der halluzinierende Patient .... *Ilona Csoti*	206
21	Der Patient träumt wild .... *Sylvia Kotterba*	215
22	Der Patient sieht doppelt .... *Josefine Waldthaler*	221
23	Der Patient hat Schmerzen .... *Martin Wolz*	228
24	Patienten mit Hypersexualität .... *Reinhard Ehret*	235
25	Dem Patienten ist schwindelig .... *Matthias Oechsner*	241

| 26 | Der Patient verschluckt sich .... | 248 |

Tobias Warnecke

| C | **Spezielle psychosoziale Probleme** | |

| 27 | Der Patient mit Migrationserfahrung .... | 257 |

Jan Springob, Richard Dano und Carsten Eggers

| 28 | Der Patient will nicht trainieren .... | 264 |

Beate Schönwald

| 29 | Der Patient nimmt seine Medikamente nicht .... | 271 |

Thomas Müller und Jan-Dominique Möhr

| 30 | Die schwierigen Angehörigen .... | 275 |

Odette Fründt

Stichwortverzeichnis 283

Vorwort

Trotz zahlreicher guter Lehrbücher zum Thema »Parkinson« haben wir häufiger ein praxisnahes, fallbezogenes interdisziplinäres Lehrbuch vermisst, welches anhand von PatientInnenfällen diagnostische und therapeutische Hilfestellungen zu konkreten motorischen und/oder nicht-motorischen Problemen gibt. Obwohl sich die Parkinson-Erkrankung individuell höchst unterschiedlich präsentieren kann, sind bestimmte Symptomenkomplexe wie Wirkfluktuationen und Dyskinesien, Gangstörungen und Stürze, psychische Störungen wie Demenz, Halluzinationen oder Impulskontrollstörungen sowie Schmerzen, Schlafstörungen und autonome Störungen, aber auch Adhärenz und Kommunikationsprobleme, regelhaft und in oft ähnlicher Form eine Herausforderung.

In diesem Buch präsentieren »aus der Praxis« und »für die Praxis« verschiedene ärztliche und therapeutische ParkinsonexpertInnen »typische« problematische Parkinsonfälle, setzen diese einleitend in den aktuellen wissenschaftlichen Kontext und beschreiben konkrete diagnostische und therapeutische Maßnahmen.

Der Behandler bzw. die Behandlerin individueller Parkinson-PatientInnen soll somit bei Fragen oder Problemen in diesem Buch möglichst jeweils einen »passenden« Fall und eine Anregung zur Problemlösung finden.

Um den verschiedenen Perspektiven in der Versorgung von PatientInnen mit Parkinson gerecht zu werden, wurden themenbezogen AutorInnen aus unterschiedlichen medizinischen Bereichen mit einem Schwerpunkt in der Parkinson-Therapie ausgewählt. Neben klinisch und wissenschaftlich orientierten KlinikärztInnen und niedergelassenen NeurologInnen haben PsychologInnen, Parkinson-Nurses, PhysiotherapeutInnen und LogopädInnen zum Gelingen dieses Werkes beigetragen.

Wir hoffen, dass dieser praktische Leitfaden hilft, die konkrete individuelle Behandlung »eigener« Parkinson-PatientInnen noch etwas zu verbessern.

Zugunsten der einfacheren Lesbarkeit wird im Folgenden nur die generische maskuline Form verwendet. Ist bspw. von Psychotherapeuten, Patienten, Ärzten oder Psychologen die Rede, stehen diese – sofern nicht ausdrücklich anders erwähnt – stets für alle Geschlechter bzw. Genderformen.

Carsten Eggers und Carsten Buhmann

Marburg/Hamburg, im Februar 2021

A   Der Parkinson-Patient in verschiedenen Krankheitsstadien

1 Der neu diagnostizierte Patient

Florian Hof zum Berge und Lars Tönges[1]

Zusammenfassung

Die Erstdiagnose erfolgt bei Parkinson-Syndromen oft erst nach einem längeren Zeitraum, in dem die Symptome von Patient und Angehörigen, aber auch dem ärztlichen Fachpersonal nicht zugeordnet werden können. Dies ist insbesondere bei nicht Tremor-dominanten Syndromen der Fall und bei atypischen Parkinson-Syndromen besonders erschwert. Die klinische Diagnose sollte sich an aktuellen Diagnoseleitlinien orientieren und neben den motorischen auch gleichzeitig nicht-motorische Symptome umfassend abbilden. Dann kann ohne weiteren Zeitverlust eine adäquate pharmakologische und auch nicht-pharmakologische Therapie beginnen. Somit kann es dem Patienten meist gut ermöglicht werden, ohne relevante Alltagseinschränkungen sein bisheriges Leben weiter fortzuführen. Patient und Angehörige sollten unter Berücksichtigung des individuellen Falls über die Erkrankung, mögliche Krankheitsverläufe und vor allem die guten Behandlungsmöglichkeiten informiert werden. Ziel sollte sein, dass der Patient die Erkrankung akzeptiert und den Lebensalltag so gestaltet, dass eine bestmögliche Kontrolle der Symptome und Abmilderung des Erkrankungsverlaufs möglich wird.

Erstdiagnose und aktuelle Diagnoseleitlinien

Einleitung

Neurodegenerative Parkinson-Syndrome manifestieren sich am häufigsten ab dem 60. Lebensjahr. Meistens treten vor den typischen motorischen Symptomen, teils Jahre zuvor, sogenannte nicht-motorische Symptome auf. Da diese großteils unspezifisch erscheinen, wird sowohl von Patienten als auch Ärzten lange kein ursächlicher Zusammenhang zu einer möglichen Parkinson-Erkrankung gesehen. Auch nach Auftreten motorischer Symptome kann sich die Diagnosestellung verzögern. Während der Tremor der Hände auch medizinischen Laien als Parkinsonsymptom bekannt ist, werden Rigor und Akinese – auch von einigen Ärzten – häufig als orthopädische Problematik oder normale Altersbeschwerden verkannt.

Nicht-motorische Symptome

---

1 **Florian Hof zum Berge,** Assistenzarzt, Klinik für Neurologie der Ruhr-Universität Bochum am St. Josef-Hospital Bochum.
Prof. Dr. Lars Tönges, Oberarzt, Leiter Parkinson-Ambulanz, Klinik für Neurologie der Ruhr-Universität Bochum am St. Josef-Hospital Bochum.

> **Frühzeitige Diagnosestellung**

Durch eine Sensibilisierung für diese Aspekte kann eine frühzeitige Diagnosestellung ermöglicht werden. Hiervon profitieren Patienten erstens durch eine Steigerung der Lebensqualität aufgrund der Einleitung einer effektiven Therapie. Zweitens kann ein Therapiebeginn im Frühstadium den Krankheitsverlauf insgesamt positiv beeinflussen.

Falldarstellung

Anamnese

Ein 58-jähriger Bürokaufmann stellt sich in Begleitung seiner Ehefrau erstmalig neurologisch vor. Ein Arbeitskollege habe ihm geraten, er solle sich auf Parkinson untersuchen lassen. Das Gangbild des Patienten würde ihn an seinen Vater erinnern, bei dem vor vielen Jahren ebenfalls Parkinson festgestellt worden sei.

> **Anstrengungen beim Gehen, weniger belastbar, heftige Schulter- und Nackenschmerzen**

Der Patient berichtet, dass er seit etwa einem Jahr mehrfach von Bekannten darauf angesprochen worden sei, dass er den rechten Arm beim Laufen eng am Körper halte und dieser nicht mehr mitschwingen würde. Er habe dies selbst nicht bemerkt und dem dann auch keine weitere Bedeutung beigemessen. Ihm sei aber aufgefallen, dass ihn das Gehen mehr anstrenge als früher und er insgesamt weniger belastbar sei. Am Ende eines Tages sei er sehr erschöpft. Er habe seit längerem heftige Schulter- und Nackenschmerzen. Von seinem Orthopäden habe er eine Spritzentherapie erhalten, die aber keine Besserung gebracht habe.

> **Unruhiger Schlaf und unkonzentriert auf der Arbeit**

Auf Nachfrage gibt der Patient an, dass er einen unruhigen Schlaf habe. Laut seiner Ehefrau würde er sich im Bett umherwälzen und mit den Armen um sich schlagen. Auf der Arbeit sei er häufig unkonzentriert. Früher habe er gut mit zehn Fingern auf der Tastatur schreiben können. Jetzt würden ihm vermehrt Fehler unterlaufen. Die Ehefrau des Patienten berichtet, dass ihr Mann nicht mehr so fröhlich sei wie früher. Er würde oft teilnahmslos wirken. Der Patient gibt an, dass er momentan einfach viel Stress auf der Arbeit habe und dies als Ursache für sein Verhalten sehe.

Der Patient verneint ein Zittern der Hände. Ihm sei nicht aufgefallen, dass sich sein Geruchs- oder Geschmackssinn verändert hätten. Er habe keine Probleme beim Stuhlgang oder Wasserlassen. Aufgrund von Bluthochdruck habe ihm sein Hausarzt einen Betablocker verordnet. Sonst hätte er keine Vorerkrankungen. Soweit er wisse, gebe es in der Familie keine besonderen Krankheiten.

Neurologische Untersuchung

Es findet sich ein leichtgradiger Rigor des rechten Arms. Es fällt eine Feinmotorikstörung der rechten Hand mit verlangsamten Wechselbewegungen bei rechtshändigem Patienten auf. Das Gangbild ist aufrecht mit normaler Schrittlänge bei deutlich reduziertem Mitschwingen des rechten Arms beim Gehen. Es besteht weder ein Ruhe- noch ein Halte- oder

Intentionstremor. Im Übrigen bestehen keine Hirnnervenausfälle, keine Paresen, keine Sensibilitätsstörungen und eine seitengleiche Ausprägung der Muskeleigenreflexe ohne Nachweis von pathologischen Reflexen. Orientierend fallen keine kognitiven Defizite auf. Mimik und Sprache wirken ausdrucksarm.

Diagnose

Parkinson-Syndrom, am ehesten idiopathischer Genese

Beurteilung, weitere Diagnostik und Empfehlung

Mit dem Patienten wird die Verdachtsdiagnose eines Parkinson-Syndroms besprochen. Es wird umfassend über die Ursachen der Erkrankung, mögliche Beschwerden, den Verlauf und die guten Möglichkeiten der Behandlung informiert. Eine durchgeführte Magnetresonanztomografie des Schädels zur Abklärung von Differenzialdiagnosen zeigt bis auf leichte mikroangiopathische Veränderungen keine Auffälligkeiten. In der Ultraschalluntersuchung der Substantia nigra (Hirnparenchymsonografie) findet sich eine linksseitige signifikante Hyperechogenität. Ein Riechtest zeigt mit 6/12 erkannten Gerüchen im Sniffin´ Sticks Test eine Hyposmie an. Die neuropsychologische Untersuchung sowie laborchemischen Untersuchungen bleiben allesamt unergiebig. Nach ausführlicher Aufklärung über Wirkungen und mögliche Nebenwirkungen sowie Dokumentation dieses Vorgangs wird eine Therapie mit dem Dopaminagonisten Pramipexol begonnen, die in den nächsten Wochen konsekutiv in der Dosis erhöht wird. Aufgrund der Schulter- und Nackenschmerzen wird eine individuelle Physiotherapie mit Massagen verordnet.

Magnetresonanztomografie und Ultraschalluntersuchung (Hirnparenchymsonografie)

Verlauf

Bei Wiedervorstellung nach drei Monaten gibt der Patient eine gute, aber nicht vollständige Besserung seiner Symptomatik an. Das Gehen falle ihm wieder leichter. Er habe das Gefühl, dass er wieder mehr am Leben teilnehme. Dies wird auch von der Ehefrau so bestätigt. Relevante Nebenwirkungen werden nicht berichtet. In der Untersuchung zeigen sich im Vergleich zur Voruntersuchung eine Reduktion des Rigors und eine Verbesserung der Diadochokinese. Wir empfehlen die Hinzunahme einer niedrigen Dosis Levodopa/Benserazid (z. B. 3 x 62,5 mg), um so noch eine weitere Reduktion der Symptome zu erreichen. Zudem wird eine regelmäßige körperliche Aktivität, wie z. B. 3 x 45 min Walking oder Jogging pro Woche und zudem der Anschluss an eine rehabilitative Sportgruppe vorgeschlagen.

Gute, allerdings nicht vollständige Besserung der Symptomatik

Diskussion

Stark individueller Verlauf und Ausprägung

Bei Parkinson-Syndromen handelt es sich um eine Gruppe chronischer, progredienter Erkrankungen, die sich neben den klassischen motorischen Symptomen mit einer Vielzahl nicht-motorischer Symptome zeigen kann. Verlauf und Ausprägung sind dabei stark individuell. Abbildung 1.1 gibt einen Überblick über häufg vorliegende nicht-motorische Symptome beim idiopathischen Parkinson-Syndrom (in Anlehnung an Jost 2017).

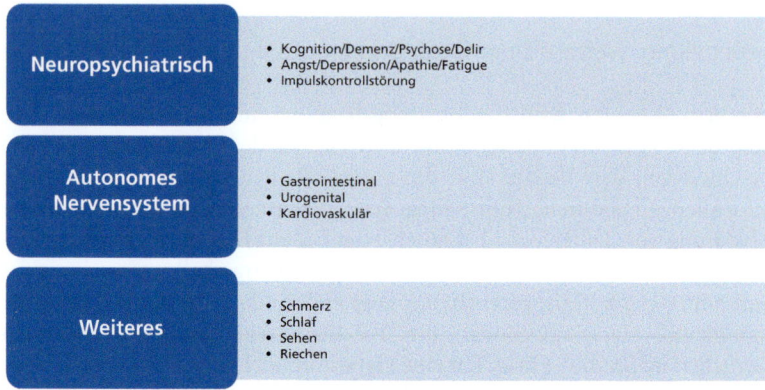

Abb. 1.1: Überblick über häufg vorliegende nicht-motorische Symptome beim idiopathischen Parkinson-Syndrom

Klinischer Untersuchungsbefund

Die Diagnosestellung stützt sich großteils auf den klinischen Untersuchungsbefund. Technische Untersuchungen dienen hauptsächlich der Stützung des Verdachts und dem Ausschluss von Differenzialdiagnosen. Durch einen geübten Untersucher kann der Verdacht auf ein Parkinson-Syndrom bereits bei geringer Symptomausprägung gestellt werden, häufig werden insbesondere ältere Patienten aber erst bei bereits fortgeschrittener Symptomatik neurologisch vorgestellt. Gerade Gangstörungen werden von den Patienten als normale Alterserscheinung gewertet oder auf beispielsweise Rücken- oder Gelenkprobleme geschoben. Da es sich in der Regel um eine Erkrankung des höheren Alters handelt, liegen diese tatsächlich häufig koinzidentiell vor. So werden Patienten teils langjährig orthopädisch vorbehandelt, bevor die Diagnose eines Parkinson-Syndroms gestellt wird. Anders verhält es sich bei Tremor. Hier stellen die Patientin bereits selbst oft die Verdachtsdiagnose eines Parkinson-Syndroms, nicht selten allerdings auch bei Tremor anderer Genese.

Nicht-motorische Symptome

Bei der Untersuchung von Patienten mit dem Verdacht auf eine Parkinson-Erkrankung sollte neben den motorischen Symptomen, die zur Diagnosestellung führen, auch auf nicht-motorische Symptome geachtet werden. Da ein kausaler Zusammenhang für Patienten nicht immer direkt ersichtlich ist, werden einzelne Symptome häufig nicht spontan berichtet und sollten daher gezielt abgefragt werden. Ein standardisiertes Vorgehen, z. B. an Hand einer Checkliste wie dem PD NMS Questionnaire steht auch in deutscher Sprache zur Verfügung und erleichtert die Erhebung der Befunde (Storch et al. 2010). Die klinische Diagnosestellung sollte sich prinzipiell

Aktuelle Leitlinien

immer an den aktuellen Leitlinien wie z. B. von der Deutschen Gesellschaft für Neurologie (DGN; S3-Leitlinie »Idiopathisches Parkinson-Syndrom«) oder der Movement Disorder Society (MDS) orientieren (Postuma et al. 2015). Im aktuellen Fall sollten insbesondere die Schmerzbeschwerden ausführlich evaluiert werden, da diese ein häufiges Symptom bei Parkinson-Erkrankungen sein können und wesentlich zu Reduktionen in der Lebensqualität führen (Buhmann 2018). Eine Zusammenfassung der wichtigsten nicht-motorischen Aspekte ist kürzlich in einer Übersichtsarbeit erschienen (▶ Abb. 1.1 (Jost 2017)).

Weiterhin ist auf anamnestische Hinweise oder klinische Zeichen für eine atypische Verlaufsform oder ein symptomatisches sekundäres Parkinson-Syndrom zu achten. Da diese teils erst im Verlauf auftreten, sollte die Verdachtsdiagnose eines idiopathischen Parkinson-Syndroms gerade in der Anfangsphase bei jeder Untersuchung kritisch hinterfragt und gegebenenfalls revidiert werden. Eine Unterscheidung ist hier besonders aus prognostischen Gründen relevant. **Anamnestische Hinweise und klinische Zeichen**

Bei klinischem Anhalt für ein idiopathisches Parkinson-Syndrom (IPS) ist der Patient über die Verdachtsdiagnose aufzuklären. Hierbei sollte klargestellt werden, dass es sich um eine chronische, fortschreitende und nicht heilbare Erkrankung handelt. Eine eindeutige Prognose des Verlaufs ist aber nicht möglich, da Fortschreiten und Ausprägung der Symptome höchst individuell sind. Im Allgemeinen ist der Tremor-dominante Typ im Vergleich zu anderen Subtypen mit einem eher günstigen Krankheitsverlauf vergesellschaftet. Patienten sollten darüber informiert werden, dass ein großes Spektrum an medikamentösen und teils auch invasiven Therapiemöglichkeiten besteht mit denen in der Regel eine langjährige gute Symptomkontrolle möglich ist. Übertriebene Heilsversprechung sollten aber vermieden werden. Durch Erkrankungsfälle in der Familie oder im Bekanntenkreis oder aus den Medien bringen Patienten eine bestimmte Vorstellung über die Erkrankung mit. Diese sollte abgefragt und falls nötig korrigiert bzw. in den richtigen Kontext gesetzt werden. Wichtig ist es, dass der Patient die Krankheit als Teil seines zukünftigen Lebens akzeptiert und lernt, diese in seinen Alltag zu integrieren. Ein Austausch mit anderen Betroffenen in Selbsthilfegruppen oder über spezialisierte Internetforen kann die Krankheitsverarbeitung erleichtern. In bestimmten Fällen, insbesondere bei ausgeprägter depressiver Symptomatik, kann auch eine psychiatrisch-psychotherapeutische Mitbehandlung sinnvoll sein. **Aufklärung des Patienten**

Die aktuelle Studienlage deutet daraufhin, dass ein Therapiebeginn bei Diagnosestellung den Krankheitsverlauf insgesamt positiv beeinflusst. Ein hochdosierter Levodopa (L-Dopa)- oder Apomorphin-Test kann bei Zweifel an der Diagnose weiterhelfen (Albanese et al. 2001). Ein negatives Ansprechen schließt aber die Diagnose eines IPS nicht grundlegend aus, d. h. es sollte bei klinischem Verdacht auf ein IPS trotz negativem Test ein Behandlungsversuch bevorzugt mit L-Dopa eingeleitet werden, da nach einer Metaanalyse die chronische L-Dopa Gabe sensitiver und spezifischer zwischen einem IPS und atypischen Parkinson-Syndrom (APS) unterscheidet als eben genannte akute dopaminerge Tests. Die Wahl des initialen Präparats sollte nach Art und Stärke der Symptomatik getroffen werden. **Therapiebeginn**

Nebenwirkungen

Eine initiale Therapie mit L-Dopa sollte aufgrund der bei längerfristigen Einnahme häufigen Wirkfluktuationen bei jüngeren Patienten eher zurückhaltend erfolgen und kann bei älteren Patienten etwas großzügiger eingesetzt werden. Bei erheblicher Beeinträchtigung oder Notwendigkeit eines schnellen Wirkeintritts kann diese aber auch bei jüngeren Patienten erwogen werden. Hierbei wird aus Expertensicht zur Vermeidung von Wirkfluktuationen vorgeschlagen, dass Frauen nicht mehr als 4 mg/kg Körpergewicht und Männer nicht mehr als 5–6 mg/kg/Tag L-Dopa erhalten, da höhere Dosen motorische Komplikationen begünstigen (Sharma et al. 2008). Bei Therapie mit Dopaminagonisten müssen die Patienten und nach Möglichkeit auch Angehörige über die potenziellen Nebenwirkungen informiert werden. Gerade Impulskontrollstörungen (IKS) mit aggressiven Tendenzen oder Hypersexualität können zu erheblichen Zerrüttungen im persönlichen Umfeld führen. Kauf- oder Spielsucht können existenzbedrohende finanzielle Schwierigkeiten verursachen. Daher ist es wichtig, dass IKS bereits im Frühstadium erkannt werden und eine rechtzeitige Therapieumstellung erfolgt. Mögliche Einschlafattacken, die teils unvermittelt und ohne vorherige Müdigkeitszeichen auftreten können, schränken die Fahrtüchtigkeit ein und sind insbesondere für Patienten, die berufsmäßig Kraftfahrzeuge oder große Maschinen führen, relevant. Weitergehende Informationen zum Beginn der Medikation sind in entsprechenden Leitlinien zu finden (DGN).

Verlaufsuntersuchungen

Besonders am Anfang der Erkrankung sollten regelmäßige Verlaufsuntersuchungen erfolgen, um das Therapieansprechen und die Dynamik der Krankheit abschätzen zu können. Hierfür haben sich Intervalle von drei Monaten bewährt. Bei stabilem Verlauf können diese später auf 6–12 Monate erweitert werden. Es sollte immer die Möglichkeit eines Ansprechpartners oder einer Anlaufstelle für den Fall einer akuten Problematik geboten werden.

Behandlungsverhältnis

Insgesamt ist zu beachten, dass sich mit der Diagnose eines Parkinson-Syndroms häufig ein jahre-, teils jahrzehntelanges Behandlungsverhältnis begründet. Ein gutes, vertrauensvolles Arzt-Patienten-Verhältnis ermöglicht es Behandlern, den individuellen Krankheitsverlauf und die Bedürfnisse des Betroffenen immer besser abzuschätzen sowie die Therapie dementsprechend auszuwählen und zu modifizieren.

Was haben die Autoren aus diesem Fall gelernt?

Frühsymptome der Parkinson-Erkrankung werden oft nicht rechtzeitig erkannt, sodass eine kontinuierliche Information der medizinischen Fachkreise und des medizinischen Laien erfolgen muss, um die Behandlungsmöglichkeiten und Chancen zu nutzen.

Highlights

- Eine standardisierte Abfrage und Untersuchung von motorischen und nicht-motorischen Symptomen eines Parkinson-Syndroms erleichtern die Diagnosestellung und Therapieentscheidung.

- Die Initialtherapie sollte abhängig von Art und Ausprägung der Symptome und dem Alter des Patienten gewählt werden.
- Patienten sollten realistisch über den möglichen Verlauf der Erkrankung und Therapiemöglichkeiten aufgeklärt werden, um eine Krankheitsakzeptanz zu ermöglichen.

Literatur

Albanese A, Bonuccelli U, Brefel C, Chaudhuri KR, Colosimo C, Eichhorn T, Melamed E, Pollak P, Van Laar T, Zappia M (2001) Consensus statement on the role of acute dopaminergic challenge in Parkinson's disease. Mov Disord 16(2): 197–201.

Buhmann C (2018) Das idiopathische Parkinsonsyndrom und Schmerz – diagnostische und therapeutische Ansätze für ein herausforderndes nicht-motorisches Symptom. Fortschritte der Neurologie Psychiatrie. 86(S01): S48–S58.

DGN. »S3-Leitlinie Idiopathisches Parkinson-Syndrom«. (http://www.dgn.org/images/red_leitlinien/LL_2016/PDFs_Download/030010_LL_langfassung_ips_2016.pdf. Stand: 06.07.2018.« Retrieved 06.07.2018, from http://www.dgn.org/images/red_leitlinien/LL_2016/PDFs_Download/030010_LL_langfassung_ips_2016.pdf).

Jost WH (2017) [Nonmotor symptoms in Parkinson's disease]. Nervenarzt 88(8): 874–887.

Postuma R B, Berg D, Stern M, Poewe W, Olanow CW, Oertel W, Obeso J, Marek K, Litvan I, Lang AE, Halliday G, Goetz CG, Gasser T, Dubois B, Chan P, Bloem BR, Adler CH, Deuschl G (2015) MDS clinical diagnostic criteria for Parkinson's disease. Mov Disord 30(12): 1591–1601.

Sharma JC, Ross IN, Rascol O, Brooks D (2008) Relationship between weight, levodopa and dyskinesia: the significance of levodopa dose per kilogram body weight. Eur J Neurol 15(5): 493–496.

Storch A, Odin P, Trender-Gerhard I, Fuchs G, Reifschneider G, Ray Chaudhuri K, Jost WH, Ebersbach G (2010) Non-motor Symptoms Questionnaire and Scale for Parkinson's disease. Cross-cultural adaptation into the German language. Nervenarzt 81(8): 980–985.

2 Der jugendliche Patient

Norbert Brüggemann[2]

Zusammenfassung

Das idiopathische Parkinson-Syndrom (IPS) tritt typischerweise im mittleren und höheren Lebensalter auf. Bis zu 5 % aller Patienten erkranken jedoch vor dem 40. Lebensjahr; bei einzelnen Patienten treten erste Symptome bereits vor dem 20. Lebensjahr auf. Je früher das Manifestationsalter ist, desto häufiger lassen sich Mutationen in krankheitsverursachenden Genen wie z. B. *Parkin*, *PINK1*, *DJ1* und anderen nachweisen. Zudem ist die Wahrscheinlichkeit für weitere genetische Risikofaktoren, wie Varianten im *GBA*-Gen, höher. Unabhängig davon, ob eine Mutation vorliegt oder nicht, ist der Krankheitsverlauf häufig langsamer progredient als bei älteren Patienten und das Ansprechen auf dopaminerge Medikation besser. Bestimmte klinische Zeichen treten bei jungen Patienten hingegen häufiger auf, wie z. B. eine Dystonie, die den Parkinsonzeichen insbesondere bei Trägern von Mutationen im *Parkin*- und *PINK1*-Gen vorangehen kann und damit für Schwierigkeiten in der differentialdiagnostischen Einordnung der Erkrankung sorgt. Neben Angststörungen entwickeln Patienten mit früh beginnender Erkrankung darüber hinaus häufiger Störungen der Impulskontrolle, die meistens in Zusammenhang mit der dopaminergen Medikation stehen. Aufgrund der neuen Datenlage scheinen Patienten mit frühem Erkrankungsbeginn im Krankheitsverlauf in besonderer Weise von der Tiefen Hirnstimulation (THS) zu profitieren. Das früh beginnende Parkinson-Syndrom trifft Patienten in einer sehr aktiven Lebensphase, was eine besondere Herausforderung für Patienten, Angehörige und Ärzte ist und in der ärztlichen Begleitung der Patienten bedacht werden muss.

Einleitung

Das idiopathische Parkinson-Syndrom manifestiert sich typischerweise im höheren Lebensalter. Bei den meisten Patienten treten die ersten Krankheitssymptome zwischen dem 55. und dem 65. Lebensjahr auf. Das Lebensalter ist folglich einer der wichtigsten Risikofaktoren für die Entste-

---

[2] **Prof. Dr. Norbert Brüggemann**, Oberarzt, Klinik für Neurologie und Institut für Neurogenetik, Universitätsklinikum Schleswig-Holstein, Campus Lübeck.

hung (de Lau und Breteler 2006). Darüber hinaus hat das Alter auch einen Einfluss auf die klinische Präsentation und den Verlauf der Erkrankung sowie auf das therapeutische Ansprechen (Kempster et al. 2010). Bei bis zu 5 % der Patienten treten erste Zeichen bereits vor dem 40. Lebensjahr auf. Hierbei spricht man von einem früh beginnenden (»young onset«) Parkinson-Syndrom. Bei einem Erkrankungsalter von unter 20 Jahren liegt ein juveniles oder jugendliches Parkinson-Syndrom vor. Häufig liegt hier eine genetische Ursache vor. Bei etwa 70–80 % dieser Patienten können folglich Mutationen in den Parkinson-Genen *Parkin*, *PINK1* oder *DJ1* nachgewiesen werden (▶ Tab. 2.1, ▶ Abb. 2.1). Wenn eindeutig pathogene Mutationen vorliegen und die Erkrankung erklären, wird in Abgrenzung zu einem idiopathischen Parkinson-Syndrom von einem monogenen Parkinson-Syndrom gesprochen. Die Häufigkeit von Mutationen in Parkinson-assoziierten Genen nimmt mit zunehmenden Erkrankungsalter ab. Trotzdem können durchaus auch bei Patienten mit typischem Erkrankungsalter Mutationen in Parkinson-Genen wie zum Beispiel dem *LRRK2*-Gen vorliegen. Außer dem frühen Beginn zeichnet sich das Parkinson-Syndrom des jungen Patienten gelegentlich durch weitere wichtige Merkmale aus.

Monogenes Parkinson-Syndrom

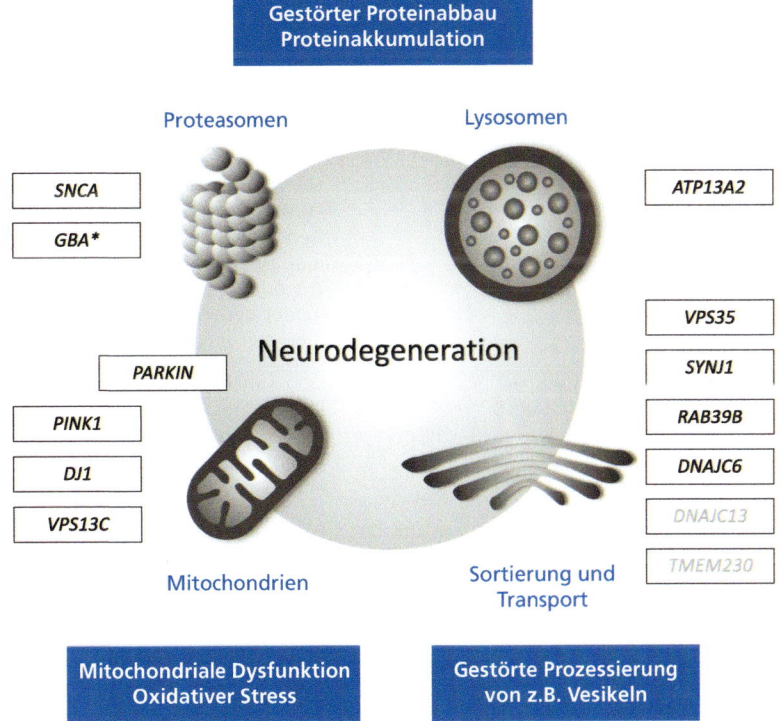

Abb. 2.1:
Einfluss von Mutationen in Parkinson-Genen auf intrazelluläre Prozesse und daraus resultierende Neurodegeneration. (angelehnt an Domingo und Klein 2018).
* *GBA* – Glucocerebrosidase-Gen: heterozygote Mutationen im *GBA*-Gen sind ein starker genetischer Risikofaktor für ein Parkinson-Syndrom. Biallelische Mutationen sind mit dem Morbus Gaucher assoziiert. In grauer Farbe gekennzeichnete Gene sind bislang noch nicht endgültig als krankheitsverursachend bestätigt worden.

Tab. 2.1: Überblick über erbliche Parkinson-Syndrome

Gen	Chromosom	Alte Nomenklatur	Neue Nomenklatur	Merkmale	Erbgang
Bestätigte Parkinson-Syndrome					
SNCA	4q21	PARK1, PARK4	PARK-SNCA	Erkrankungsbeginn 22 bis 77 Jahre, Punktmutationen und Triplikationen[a]: häufig früher Beginn, rascheres Voranschreiten und kognitive Beeinträchtigung, gehäuft LBD-ähnlicher Verlauf Duplikationen[a]: IPS-ähnlicher Verlauf	AD
LRRK2	12q12	PARK8	PARK-LRRK2	Häufigste genetische Form, ca. 1 % aller PS-Fälle, ca. 80 % durch G2019S-Mutation erklärt, Penetranz abhängig von Alter und Herkunft, IPS-ähnlicher Verlauf, Erkrankungsbeginn 28–91 Jahre	AD
VPS35	16q12	PARK17	PARK-VPS35	Meist späterer Beginn, iPS-ähnlicher Verlauf Erkrankungsbeginn 26–75 Jahre	AD
Parkin	6q25.2-q27	PARK2	PARK-PARKIN	Meist früher Beginn (ab 7 Jahre), bei Beginn < 20 Jahre bis zu 80 % Parkin-Mutationen, neben Punktmutationen auch Gendosisveränderungen[a] möglich, häufig initial dystone Zeichen, oft milder Verlauf, keine Riechstörung, keine Demenz	AR
PINK1	1p36	PARK6	PARK-PINK1	Früher Beginn, häufig Dystonie, gelegentlich psychiatrische Auffälligkeiten	AR
DJ1	1p36.23	PARK7	PARK-DJ1	Früher Beginn, häufig Dystonie, gelegentlich psychiatrische Auffälligkeiten, sehr selten	AR
VPS13C	15q22.2	PARK23		Früher Beginn, Spastik	AR

Tab. 2.1: Überblick über erbliche Parkinson-Syndrome – Fortsetzung

Gen	Chromosom	Alte Nomenklatur	Neue Nomenklatur	Merkmale	Erbgang
Bestätigte atypische Parkinson-Syndrome					
ATP13A2	1p36.13	PARK9	PARK-ATP13A2	Früher Beginn, vertikale Blickparese, Mini-Myoklonus, Demenz, Spastik, Allelische Erkrankung: hereditäre spastische Paralyse 78 (SPG78)	AR
PLA2G6	22q13.1	PARK14	NBIA/DYT/PARK-PLA2G6	PLAN (PLA2G6-assoziierte Neurodegeneration) mit unterschiedlichen Phänotypen mit Beginn im Säuglingsalter, Kindheit, Jugend/Erwachsenenalter, NBIA-Spektrum	AR
FBOX7	22q12.3	PARK15	PARK(/DYT)-FBOX7	Früher Beginn, in der Regel Kombination mit Spastik, kognitive Beeinträchtigung, psychiatrische Symptome und Ataxie möglich	AR
SYNJ1	21q22.1	PARK20	PARK-SYNJ1	Früher Beginn, Kombination mit Epilepsie und kognitiver Beeinträchtigung möglich, geringes therapeutisches Fenster, periorale Dyskinesien	AR
22q11.2-DS	22q11.2	-	22q11.2-DS	Heterozygote Mikrodeletion, häufig früher Beginn, oft Kombination mit Intelligenzminderung, Autismus oder Psychosen, komplexe Symptomatik möglich mit weiteren Manifestationen (Herz, Gaumen, Schilddrüse, Immunsystem)	AD
DNAJC6	1p31.3	PARK19	PARK-DNAJC6	Oft sehr früher Beginn, Kombination mit Epilepsie und Intelligenzminderung möglich	AR
RAB39B	X.q28	-		Häufig früher Beginn, Kombination mit Intelligenzminderung, Spektrumerkrankung: Autismus, Epilepsie, Makrocephalie	XR

Tab. 2.1:
Überblick über erbliche Parkinson-Syndrome – Fortsetzung

Gen	Chromosom	Alte Nomenklatur	Neue Nomenklatur	Merkmale	Erbgang
Formen mit noch unzureichender Datenlage					
TMEM230	20p13	PARK21		IPS-ähnlicher Verlauf mit spätem Beginn	AD
CHCHD2	7p11.2	PARK22		Meist später Beginn, eventuell eher Risikofaktor	AD
DNAJC13	3q22.1	-		IPS-ähnlicher Verlauf mit spätem Beginn	AD
RIC3	11p15.4	-		Später Beginn, IPS-ähnlicher Verlauf	AD

AD = autosomal-dominant; AR = autosomal-rezessiv; XR = X-chromosomal rezessiv; LBD – Demenz vom Lewykörpertyp; IPS – idiopathisches Parkinson-Syndrom; DS – Deletionssyndrom

[a] Gendosisveränderung: bei Duplikationen liegt ein Allel in gedoppelter Form vor, daher insgesamt 3 statt 2 Allele, bei Triplikationen sind entweder beide Allele gedoppelt oder ein Allel liegt in verdreifachter Form vor (4 statt 2 Allele)

Falldarstellung

Anamnese

Bewegungsstörung bei einer 18-jährigen Patientin

Nach regelrechter Geburt und unauffälliger motorischer und geistiger Entwicklung traten bei der 18-jährigen Patientin im Alter von elf Jahren erstmalig Symptome einer Bewegungsstörung auf. Es wurde berichtet, dass sie Schwierigkeiten beim Gehen entwickelt habe. Die Füße hätten sich einwärts gedreht und sie habe daher verstärkt auf den Fußaußenkanten gehen müssen. Die Symptomatik habe bereits damals im Laufe des Tages stetig zugenommen. Eine orthopädische Abklärung habe keinen richtungsweisenden Befund ergeben. Im Alter von 13 Jahren wurde mittels MRT eine Arnold-Chiari-Malformation nachgewiesen. Nach neurochirurgischer Behandlung habe sich die Gehfähigkeit für kurze Zeit etwas gebessert. Die Gangstörung habe danach aber wieder deutlich zugenommen, der ganze Körper sei verkrampft gewesen. Das Gehen sei daher über einige Jahre nicht möglich gewesen, weshalb sie für diesen Zeitraum auf einen Rollstuhl angewiesen gewesen sei. Im Alter von 17 Jahren habe sie erstmalig Levodopa (L-Dopa) erhalten, was unmittelbar mit Einnahme der ersten Tablette zu einer dramatischen Besserung geführt habe. Inzwischen könne die Patientin unter dopaminerger Medikation normal gehen und sei nahezu beschwerdefrei. Die vegetative Anamnese ist unauffällig, der Schlaf ebenfalls. Der Geruchssinn wird ebenfalls als unauffällig angegeben.

Dopaminerge Medikation

Klinischer Befund

Vor Beginn der dopaminergen Behandlung zeigte sich bei der vorwiegend im Rollstuhl sitzenden Patientin eine generalisierte Dystonie mit Betonung der unteren Extremitäten einschließlich dystoner Inversionsstellung der Füße. Nach Einleitung der Therapie fiel im ON-Zustand lediglich eine minimale linksseitige Bradykinese mit leicht irregulärem Finger- und Fußtapping und repetitivem Faustschluss auf sowie eine leicht dystone Handhaltung beidseits im Armvorhalteversuch und in der Schreibprobe auf. Das Gangbild war unauffällig mit regelrechter Schrittlänge, Wendeschrittzahl und regelrechtem Mitschwingen der Arme (MDS-UPDRS III: 11/132 Punkte). Im Riechtest (*Brief Smell Identification Test*) ergab sich eine normale Riechfunktion.

Generalisierte Dystonie

Diagnose

Aufgrund des sehr frühen Erkrankungsalters wurde eine genetische Diagnostik eingeleitet, in der pathogene *compound*-heterozygote Mutationen im *Parkin*-Gen (c.1A>G (p.Met1? (de Lau und Bretele 2006)[3]) + Ex11 del) nachgewiesen werden konnten. Bei den Eltern bestand eine molekulargenetisch bestätigte heterozygote Anlageträgerschaft. Somit konnte bewiesen werden, dass die Mutationen bei der Patientin auf beiden Allelen und nicht beide Mutationen auf nur einem Allel liegen. Die Symptomatik sprach hervorragend auf L-Dopa an, weshalb die Diagnose eines autosomal-rezessiv vererbten Parkinson-Syndroms mit biallelischen Mutationen im *Parkin*-Gen gestellt werden konnte.

Genetische Diagnostik

Therapie

Die Patientin wird seit der Diagnosestellung vor einem Jahr mit Rasagilin (1 mg/die) und Levodopa/Carbidopa (4 x 100/25 mg/die) behandelt. Eine Umstellung von Levodopa/Carbidopa auf einen Dopaminagonisten wünschte die Patientin nicht.

Rasagilin und Levodopa/Carbidopa

Verlauf

Nach gut einem Behandlungsjahr berichtet die Patientin aktuell, dass bei verspäteter Einnahme der Medikation, d. h. nach mehr als 4,5 Stunden, die zuvor bestehenden Verkrampfungen wieder deutlich aufträten. Darüber hinaus ist die Symptomatik aber über den kurzen Zeitraum von etwa einem

---

3 In diesem Fall (Austausch der 1. Base) wird kein Protein gebildet, da das Initiations-Codon eliminiert wird. Das Fragezeichen bedeutet, dass die Translation nicht initiiert wird.

Jahr stabil. Die Patientin ist voll leistungsfähig, hat kürzlich ihr Abitur bestanden und nimmt ein Hochschulstudium auf.

Diskussion

Klinisch atypische Präsentation des Parkinson-Syndroms

Das Parkinson-Syndrom kann wie in diesem Fall skizziert sehr früh im Leben auftreten und sich klinisch atypisch präsentieren, was der Grund für eine verspätete Diagnosestellung sein kann.

Treten erste Parkinsonsymptome wie hier vor dem 20. Lebensjahr auf, beträgt die Wahrscheinlichkeit für eine monogene Veränderung etwa 70–80 %, meistens im autosomal-rezessiv vererbten *Parkin*-Gen (▶ Tab. 2.1). Die Diagnose wird insbesondere bei *Parkin*-assoziiertem Parkinson-Syndrom oft verspätet gestellt. In unserem eigenen Kollektiv von neun biallelischen Mutationsträgern mit einem mittleren Erkrankungsalter von 28 Jahren wurde die klinische Diagnose eines Parkinson-Syndroms erst nach etwa neun Jahren gesichert. Im Vergleich dazu erfolgte die Diagnosestellung in einem Vergleichskollektiv von Patienten mit frühem Beginn, aber ohne nachgewiesene Mutation (n = 21, mittleres Erkrankungsalter 35 Jahre) knapp drei Jahre nach dem Einsetzen der ersten Symptome. Interessanterweise zeigte sich bei den Patienten mit *Parkin*-Mutationen, nicht jedoch bei den Patienten ohne Mutation, eine inverse Korrelation von Erkrankungsalter und Zeitpunkt der Diagnosestellung. Wird ein Erkrankungsalter von unter 40 Jahren zugrunde gelegt, liegt die Wahrscheinlichkeit einer pathogenen Mutation noch bei 10–20 %. Neben dem frühen Erkrankungsalter und bestimmten klinischen Zeichen, wie in dem präsentierten Fall der vordergründigen Dystonie, kann auch eine positive Familienanamnese ein Hinweis auf eine monogene Ursache sein. Diese ist jedoch nicht zwingend erforderlich, wie auch das Beispiel zeigt. Gründe für eine negative Familienanamnese können wie hier ein rezessiver Erbgang sein, aber auch pathogene de-novo Mutationen und eine reduzierte Penetranz. De-novo Mutationen entstehen neu im betroffenen Individuum und können daher nicht bei den Eltern nachgewiesen werden. Die Häufigkeit dieser Mutationen wurde lange Zeit unterschätzt. Genetische Hochdurchsatz-Verfahren wie die Exomsequenzierung ermöglichen nun zunehmend die Identifikation von solchen de-novo Mutationen (Posey et al. 2017). Von reduzierter Penetranz wird gesprochen, wenn der Träger einer pathogenen Mutation nicht erkrankt. Dies kann sich einerseits auf die gesamte Lebenszeit eines Menschen beziehen, d. h., dass ein Mutationsträger Zeit seines Lebens nicht erkranken wird. Möglich ist andererseits aber auch eine altersabhängige Penetranz. Dies bedeutet, dass die Erkrankung im Vergleich zum typischen Manifestationsalter später auftritt. Die Ursachen von reduzierter Penetranz sind komplex und beinhalten unter anderem auch das Vorhandensein von protektiven genetischen Faktoren.

Differenzialdiagnose

Die klinische Präsentation ist in diesem Fall aus mehreren Gründen ungewöhnlich. Die initiale Symptomatik war von einer generalisierten Dystonie mit Betonung der unteren Körperhälfte geprägt. Zudem bestanden keine nicht-motorischen Symptome wie z. B. eine Beeinträchtigung der Riechfunktion, eine Obstipation oder eine REM-Schlafverhaltensstörung, die hätten helfen können, zur richtigen Diagnose zu gelangen. In diesem Zusammenhang ist es wichtig zu erwähnen, dass eine unauffällige Riechfunktion typisch für die *Parkin*-assoziierte Parkinson-Erkrankung ist. Grundsätzlich gilt, dass Patienten mit einer im Kindes- und Jugendalter auftretenden Dystonie für mehrere Wochen mit L-Dopa in einer ausreichend hohen Dosis behandelt werden sollten, um eine auf Dopaminergika ansprechende Dystonie nicht zu übersehen. In dem hier dargestellten Fall erfolgte dies nicht, möglicherweise weil die körperliche Beeinträchtigung nicht im Kontext einer Dystonie, sondern vielmehr in Zusammenhang mit der Arnold-Chiari-Malformation gewertet wurde. Dies verdeutlicht, dass die korrekte phänomenologische Einordnung einer Bewegungsstörung eine Grundvoraussetzung ist, um zur richtigen Diagnose und damit zur richtigen Therapie zu gelangen. Spricht eine Dystonie wie hier auf L-Dopa an, ergeben sich im Grunde zwei wichtige Differenzialdiagnosen: Die dopa-responsive Dystonie (DRD, Segawa-Syndrom) und ein juveniles Parkinson-Syndrom, das häufig durch Mutationen in den Genen *Parkin*, *PINK1* und *DJ1* hervorgerufen wird (▶ Tab. 2.1). Die klassische DRD wird hingegen durch heterozygote Mutationen im *GTP-Cyclohydrolase(GCH1)*-Gen verursacht. Diese Erkrankung tritt typischerweise zwischen dem 5. und 15. Lebensjahr auf und betrifft vor allem die unteren Extremitäten. Betroffene Kinder gehen häufig auf den Zehenspitzen und fallen im Sportunterricht oft durch schlechte Leistungen auf. Die Symptomatik nimmt im Laufe des Tages zu und bessert sich durch Schlaf. Tritt die DRD erst im höheren Lebensalter auf, stehen eher parkinsonoide Zeichen wie Akinese und Rigor im Vordergrund. Im Gegensatz zu PARK-PARKIN (Nomenklatur ▶ Tab. 2.1) ist der DaT-SCAN® bei der klassischen DRD nicht pathologisch, da es sich um eine neurometabolische Erkrankung handelt, bei der eine Enzymstörung zum Dopaminmangel führt. Andererseits stellen *GCH1*-Mutationen aber auch einen Risikofaktor für die Entwicklung eines neurodegenerativen Parkinson-Syndroms im höheren Lebensalter dar. Der hier beschriebene Fall ist ein besonders ausgeprägtes Beispiel einer dystonen Manifestation bei juveniler Parkinson-Erkrankung. Dystone Zeichen sind bei Patienten mit früh beginnender Parkinson-Erkrankung häufig und können auch unabhängig vom Mutationsstatus auftreten. Sie können den Parkinsonzeichen zeitlich vorangehen. Einen systematischen Überblick über klinische Zeichen bei monogenen Parkinson-Syndromen bietet die von der *International Parkinson and Movement Disorder Society* unterstützte Online-Datenbank *MDS Gene* an (www.mdsgene.org) (Kasten et al. 2018). Hier wurden alle zur Verfügung stehenden klinischen Informationen aus den bisherigen Publikationen übersichtlich zusammengefasst und aufgearbeitet.

Genetische Diagnostik

Die Genetik des Parkinson-Syndroms ist komplex. Verhältnismäßig selten liegen wie hier pathogene Mutationen in einzelnen Genen vor, die zu einem monogenen Parkinson-Syndrom führen können (▶ Tab. 2.1, ▶ Abb. 2.1). Monogene Parkinson-Syndrome können autosomal-dominant, autosomal-rezessiv oder X-chromosomal-rezessiv vererbt werden. Das Erkrankungsalter reicht von der Kindheit bis ins hohe Erwachsenenalter. Gelegentlich treten charakteristische Zusatzsymptome auf, die diagnostisch hilfreich sein können, wie z. B. eine Spastik und eine vertikale Blickparese beim Kufor-Rakeb-Syndrom (PARK-ATP13A2). Sehr häufig unterscheidet sich das monogene Parkinson-Syndrom jedoch klinisch nicht von der idiopathischen Form. Häufiger als pathogene Mutationen sind genetische Risikofaktoren wie heterozygote Mutationen im *Glucocerebrosidase(GBA)*-Gen (▶ Abb. 2.1). Bei dieser Form erkrankt nur ein kleiner Teil der Mutationsträger. Der klinische Verlauf ist jedoch häufig rascher progredient und mit einer früheren kognitiven Dysfunktion vergesellschaftet. Bei den meisten Parkinson-Patienten liegt jedoch ein komplex-genetisches Krankheitsbild vor: Genetische Faktoren führen in ihrer Gesamtheit zu einer verstärkten Prädisposition, die über eine Interaktion mit Umweltfaktoren zum Auftreten der Erkrankung führen.

Charakteristische Zusatzsymptome

Wann ist eine genetische Diagnostik sinnvoll?

Eine genetische Testung ist empfehlenswert, wenn:

- die Erkrankung vor dem 40. Lebensjahr auftritt ohne Berücksichtigung der Familienanamnese
- die Erkrankung vor dem 50. Lebensjahr auftritt und eine positive Familienanamnese besteht
- eine höhere Anzahl an weiteren Familienangehörigen erkrankt ist
- bestimmte zusätzliche klinische Zeichen wie Intelligenzminderung, Okulomotorikstörungen, Dystonie und Spastik vorliegen.

Empfehlenswerte genetische Testung

Eine Einzelgen-Testung ist aufgrund klinischer Überlappungen nicht mehr zeitgemäß bzw. sinnvoll. Empfehlenswert ist eine Parkinson-Panel-Diagnostik, die in Deutschland von vielen humangenetischen Laboren kommerziell angeboten wird. Bei Einleitung einer genetischen Testung ist es sinnvoll, die klinischen Charakteristika möglichst genau zu erfassen und wenn relevant und möglich, einen Stammbaum anzugeben. Dies erleichtert dem Humangenetiker die Interpretation der genetischen Befunde. Humangenetische Leistungen sind Kassenleistungen und belasten nicht das Laborbudget von Vertragsärzten (Stand Juni 2020).

Parkinson-Panel-Diagnostik

Neurologische Betreuung von Patienten mit früh beginnender Parkinson-Erkrankung

Patienten mit juvenilem und früh beginnendem Parkinson-Syndrom stehen vor besonderen Herausforderungen, die bei der neurologischen Betreuung berücksichtigt werden müssen. Die Erkrankung trifft die Patienten in einer sehr aktiven Lebensphase, in der berufliche Aufgaben und Karriereentwicklung, eigene Familienplanung und Kindererziehung sowie die Sorge um die eigenen Eltern zeitlich häufig zusammentreffen. Gleichzeitig sind viele Patienten nicht oder noch nicht finanziell unabhängig bzw. nicht adäquat durch z. B. umfangreiche Berufsunfähigkeitsversicherungen abgesichert, was zu starken existenziellen Sorgen und sozialen Abstiegsängsten führen kann. Ein weiterer wichtiger Aspekt, der alle Parkinson-Patienten, aber insbesondere die mit früh beginnender Erkrankung betrifft, ist die reale oder gefühlte soziale Stigmatisierung, die zu Isolierung und sozialem Rückzug führen kann. Gleichzeitig steht dem Patienten eine lange Krankheitsdauer bevor, verbunden mit Ängsten um die eigene gesundheitliche Zukunft.

<small>Besondere Herausforderungen bei Patienten mit juvenilem und früh beginnendem Parkinson-Syndrom</small>

Medizinisch sollte neben der adäquaten Behandlung motorischer und nicht-motorischer Symptome auf spezifische Probleme geachtet werden. Patienten mit einem früh beginnenden Parkinson-Syndrom leiden beispielsweise wie im vorgestellten Fall häufiger an einer begleitenden Dystonie. Gelegentlich tritt die Dystonie, meist im Bereich des Fußes, erst belastungsinduziert auf, was zu Problemen bei eigentlich erwünschter sportlicher Aktivität führen kann. Stark belastend sind Angst- und Impulskontrollstörungen, an denen diese Patienten häufiger leiden. Im Krankheitsverlauf treten zudem Dyskinesien und motorische Fluktuationen häufiger auf als bei Patienten mit spätem Erkrankungsbeginn. Da in der Early-Stim Studie gezeigt wurde, dass Patienten bereits zu einem früheren Zeitpunkt von der Tiefen Hirnstimulation (THS) profitieren können, kommt diese Behandlungsform insbesondere bei diesen jüngeren Patienten in Betracht (Schuepbach et al. 2013). Eine THS kann dazu führen, dass die berufliche Tätigkeit länger durchgeführt oder wiederaufgenommen werden kann und dass Patienten sozialen Aktivitäten wieder besser nachgehen können.

<small>Spezifische Probleme</small>

Was hat der Autor aus diesem Fall gelernt?

Das Parkinson-Syndrom kann im frühen Lebensalter auftreten, sich durch besondere klinische Charakteristika wie eine Dystonie auszeichnen und genetisch bedingt sein.

Highlights

- Das Parkinson-Syndrom kann vor dem 20. Lebensjahr beginnen und ist dann häufig genetisch bedingt.

- Bei einer im Kindes- und Jugendalter auftretenden Dystonie sollte die Wirksamkeit von L-Dopa getestet werden, um eine Dopa-responsive Dystonie oder ein juveniles Parkinson-Syndrom nicht zu übersehen.
- Eine negative Familienanamnese schließt ein erbliches Parkinson-Syndrom nicht aus.
- Bei frühem Krankheitsbeginn und/oder spezifischen Zeichen kann eine genetische Diagnostik sinnvoll sein – zum gegenwärtigen Zeitpunkt ist eine Panel-Diagnostik zu empfehlen.

Literatur

de Lau LM, Breteler MM (2006) Epidemiology of Parkinson's disease. Lancet Neurol 5: 525–535.

Domingo A, Klein C (2018) Genetics of Parkinson disease. Handb Clin Neurol 147: 211–227.

Kasten M, Hartmann C, Hampf J et al. (2018) Genotype-Phenotype Relations for the Parkinson's Disease Genes Parkin, PINK1, DJ1: MDSGene Systematic Review. Mov Disord 33: 730–741.

Kempster PA, O'Sullivan SS, Holton JL, Revesz T, Lees AJ (2010) Relationships between age and late progression of Parkinson's disease: a clinico-pathological study. Brain 133: 1755–1762.

Posey JE, Harel T, Liu P et al. (2017) Resolution of Disease Phenotypes Resulting from Multilocus Genomic Variation. N Engl J Med 376: 21–31.

Schuepbach WM, Rau J, Knudsen K et al. (2013) Neurostimulation for Parkinson's disease with early motor complications. N Engl J Med 368: 610–622.

3 Wann ist eine genetische Testung sinnvoll?

Kathrin Reetz[4]

Zusammenfassung

Etwa 5 % der Betroffenen mit einer Parkinson-Erkrankung liegt eine monogene Ursache zugrunde. Da die monogene und die idiopathische Form der Parkinson-Erkrankung Überlappungen nicht nur des klinischen Bildes, sondern beispielsweise auch der neuropathologischen Merkmale zeigen, können Erkenntnisse aus der klinischen oder wissenschaftlichen Grundlagenforschung, z. B. über die Dysfunktion mutierter Gene und Proteine, häufig auf die idiopathische Form der Parkinson-Erkrankung übertragen werden.

Monogene Ursache

Innerhalb der letzten 20 Jahre wurden sechs monogene Gene für die Parkinson-Erkrankung entdeckt, die klinisch weitgehend der idiopathischen Form der Parkinson-Erkrankung gleichen. Doch wann soll man den Betroffenen eine molekulargenetische Testung anbieten und gibt es hier hilfreiche Hinweise für eine genetische Ursache?

Zusammenfassend lässt sich herausstellen, dass ein frühes Erkrankungsalter, eine familiäre Häufung von mindestens zwei Betroffenen in der Familie und auch bestimmte klinische Symptome, zum Beispiel das frühe Auftreten einer Dystonie oder einer kognitiven Störung bzw. einer Demenz, Hinweise auf eine genetische Ursache sein können.

Genetische Ursache

Einleitung

Auch wenn die Parkinson-Erkrankung bereits 1817 von James Parkinson beschrieben wurde, so kam es doch erst 1997 durch die Entdeckung des ersten Gens (PARK1) zur bahnbrechenden weiteren Entwicklung durch die Ursachenforschung des Alpha-Synukleins (Polymeropoulos et al. 1997). Hierbei sind die konvergierenden pathophysiologischen Mechanismen, die zu dem Tod dopaminerger Nervenzellen der Substantia nigra führen, wichtige Forschungs- und auch Therapieansätze. Diese Mechanismen können sein: ein verminderter und fehlerhafter Proteinabbau, mitochondriale Dysfunktion und ein gestörter Umsatz synaptischer und endosomaler Proteine sowie Proteintransport und -wiederverwertung.

Alpha-Synuklein

---

4 **Prof. Dr. Kathrin Reetz,** Oberärztin, Klinik für Neurologie, RWTH Aachen Universität.

Genetische Parkinson-Formen

Aus einer zunächst etwas unübersichtlichen Nomenklatur und Einteilung mit z. T. doppelten Einträgen, erfolgte eine Definition und Einteilung genetischer Parkinson-Formen durch die internationale Movement Disorders Society (MDS) Task Force for Nomenclature of Genetic Movement Disorders. Hierbei werden nur krankheitsverursachende Gene, aber keine genetischen Risikofaktoren berücksichtigt. Um einen Überblick über die wachsende Zahl an bekannten, genuin kausalen Genen zu behalten, wurde u. a. eine umfassende, frei im Internet zugängliche Datenbank entwickelt: die Movement Disorders Society Genetic Mutation Database, MDSGene; http://www.mdsgene.org (Lill et al. 2016). Neben vielfältiger weiterer Literatur gibt sie einen guten Überblick über die publizierte Literatur, Bewegungsstörungen verursachende Mutationen und in diesem Zusammenhang berichtete Phänotypen.

Wie häufig sind sog. genetische Risiko-Varianten überhaupt?

Insgesamt sind genetisch bedingte Parkinson-Formen selten. Sie betreffen maximal 3–5 % aller Parkinson-Patienten überhaupt. Bei monogenen Parkinson-Erkrankungen verursacht eine einzelne Mutation in einem einzigen Gen die Erkrankung. Wenn man von ca. 400.000 Parkinson-Patienten in Deutschland ausgeht, wird die Prävalenz auf bis zu 20.000 Patienten geschätzt (= ca. jeder 20. Patient mit einer Parkinson-Erkrankung ist monogen bedingt). Bei den meisten Patienten jedoch wird eine gemischte Krankheitsursache aus vielen verschiedenen genetischen (Lill et al. 2012) und Umwelt- bzw. Lebensstilfaktoren (Noyce et al. 2012) diskutiert.

Monogene Formen (▶ Tab. 3.1)

PARK-*SNCA* (PARK 1)

Genetik: Auch wenn diese autosomal-dominanten Mutationen sehr selten sind, gehört *SNCA* wohl mit zu den am besten untersuchten Genen.
Pathologie: Das *SNCA*-Gen kodiert für das Protein Alpha-Synuclein (SNCA), wobei SNCA der Hauptbestandteil der Lewy-Körperchen ist und es hier zu einer Akkumulation von SNCA kommt, die bei der idiopathischen Parkinson-Erkrankung und bei den meisten monogenen Parkinson-Formen vorhanden ist.
Klinik: Klinisch können die *SNCA*-Mutationsträger etwas früher erkranken, motorisch Fluktuationen und bei den nicht-motorischen Symptomen eine etwas häufigere kognitive Störung bzw. demenzielle Entwicklung zeigen.

PARK-*LRRK2* (PARK 8)

Genetik: Mit der großen Spannweite von 3–40 % der familiären Fälle und wahrscheinlich auch Ursache vieler sporadischer Fälle gehört die ebenfalls autosomal-dominante Mutation in *LRRK2* zur häufigsten monogenen Ursache der Parkinson-Erkrankung. Hierbei wiederum gilt die *p.*G2019S-Mutation als häufigste unter den pathogenen Mutationen. Zudem scheint es auch eine geografische Verteilung mit einer Häufung von Betroffenen bei den nordafrikanischen Arabern und Ashkenasi-Juden zu geben.

Pathologie: Mutationen in *LRRK2*, einer Serin-Threonin-Kinase, scheinen die Auto-phosphorylierung bzw. Kinaseaktivität zu verstärken.

Klinik: Es gibt Berichte über eine vermehrte Tremordominanz, aber letztendlich ist das klinische Bild wahrscheinlich vom idiopathischen Parkinson-Syndrom kaum zu unterscheiden.

PARK-*VPS35* (PARK17)

Genetik: Sehr seltene Mutation mit autosomal-dominantem Erbgang.

Pathologie: Das VPS35-Protein spielt eine wichtige Rolle beim retrograden Transport von Endosomen zum Trans-Golgi-Netzwerk und ist in den Transport exzitatorischer Glutamat-rezeptoren involviert.

Klinik: Klinisch dem idiopathischen Parkinson-Syndrom sehr ähnlich.

PARK-*Parkin* (PARK2)

Genetik: *Parkin*-Mutationen sind die häufigste Ursache der autosomal-rezessiv vererbten Parkinson-Erkrankung mit frühem Beginn.

Pathologie: Das Parkin-Protein fungiert als E3-Ubiquitin-Ligase, die eine entscheidende Rolle bei der Aufrechterhaltung mitochondrialer Funktion spielt.

Klinik: Klinisch können Betroffene mit einer *Parkin*-Mutation eine Dystonie entwickeln, meist früh und im Bein-/Fußbereich. Im Vergleich zum idiopathischen Parkinson-Syndrom ist der Verlauf etwas langsamer, das Ansprechen auf eine dopaminerge Medikation in der Regel gut bis besser als beim IPS.

PARK-*PINK1* (PARK6)

Genetik: *PINK1*-Mutationen sind die zweithäufigste Ursache der autosomal-rezessiv vererbten Parkinson-Erkrankung mit frühem Beginn.

Pathologie: Das PINK1-Protein fungiert als Proteinkinase und ist ebenfalls wie Parkin, in die mitochondriale Funktion involviert.

Klinik: Klinisch können Betroffene mit einer *PINK1*-Mutation denen mit einer Parkin-Mutation ähneln, allerdings kann das Auftreten möglicher psychiatrischer Symptome gehäuft sein.

PARK-*DJ-1* (PARK7)

Genetik: *DJ-1*-Mutationen sind eine seltene Ursache der autosomal-rezessiv vererbten Parkinson-Erkrankung mit frühem Beginn.

Pathologie: Das PINK1-Protein fungiert als zellulärer Sensor für oxidativen Stress und Mutationen führen zu einer gestörten antioxidativen Antwort durch einen veränderten Glutamin- und Serinmetabolismus. Ebenso scheint eine Aktivierung proinflammatorischer Mikroglia eine Rolle zu spielen.
Klinik: Klinisch dem idiopathischen Parkinson-Syndrom sehr ähnlich.

Tab. 3.1: Die wichtigsten und häufigsten monogenen Parkinson-Formen

Bezeichnung/ OMIM	Frühere Bezeichnung	Erbgang	Erkrankungsbeginn	Chromosom	Genprodukt	Besonderheiten
PARK-SNCA 168601	PARK1	AD	40–60 J.	4q21	Alpha-Synuklein	Gleicht der idiopathischen PK, häufig Demenz
PARK-LRRK2 607060	PARK8	AD	Variabel, um die 60 J.	12cen	LRRK2	Gleicht der idiopathischen PK, häufigste monogene Ursache
PARK-VPS35 614203	PARK17	AD	35–65 J.	16q11.2	Vacuolar protein sorting 35	Gleicht der idiopathischen PK, selten
PARK-*PARKIN* 600116	PARK2	AR	20–40 J.	6q25	Parkin	früher Beginn, L-Dopa-induzierte Dyskinesien, Fuß-/Bein-Dystonie
PARK-PINK1 605909	PARK6	AR	20–40 J.	1p35-36	PINK1	früher Beginn, ähnlich PARK2, ggf. psychiatrische Komorbidität
PARK-*DJ-1* 606324	PARK7	AR	30–40 J.	1p36	DJ-1	Gleicht der idiopathischen PK

Abk.: AD = autosomal-dominant; AR = autosomal-rezessiv; J = Jahre; OMIM = Online Mendelian Inheritance in Man; PK = Parkinson-Erkrankung

Genetische Risikofaktoren

Ursachen: Multifaktoriell bedingt

Die Parkinson-Erkrankung ist neben dem kleineren Anteil der monogenen Formen multifaktoriell bedingt. Das bedeutet ein Zusammenspiel von einer Vielzahl genetischer Varianten und auch Umweltfaktoren. In groß angelegten genetischen Assoziationsstudien wurden vier sog. Risikogene identifiziert. Neben *SNCA, LRRK2* und dem *MAPT*-Gen (bekannt auch bei den Tauopathien) wurde als stärkster genetischer Risikofaktor die seltene GBA-Variante (kodiert die alpha-Glukozerebrosidase) identifiziert, diese findet sich bei 2,3–9,4 % aller Parkinson-Patienten und bei ungefähr 1–2 % der Allgemeinbevölkerung (Sidransky und Lopez 2012).

Falldarstellung

Anamnese

Eine 49-jährige Patientin berichtete von einem langsam zunehmenden Zittern der rechten Hand. Ein drei Jahre älterer Bruder, eine Tante mütterlichseits und auch die Mutter seien wohl ebenfalls an einem Parkinson-Syndrom mit vorwiegendem Zittern erkrankt.

Langsam zunehmendes Zittern

Klinischer Befund

Im klinischen Befund zeigte sich ein rechtsseitiges Parkinson-Syndrom vom tremor-dominanten Typ einhergehend mit einem rechtsbetonten Ruhetremor, leichtgradigem Rigor und Bradykinese rechts, ohne posturale Instabilität. An nicht-motorischen Symptomen fand sich lediglich eine Hyposmie. Keine Hinweise auf eine Depression, kognitive Störung, psychiatrische Symptome oder autonome Beteiligung.

Diagnose

Aufgrund der klinischen Symptomatik wurde die Diagnose einer Parkinson-Erkrankung gestellt. Aufgrund der positiven Familienanamnese, des Alters und auch der klinischen Symptomatik erfolgte eine molekulargenetische Testung, die eine Mutation im LRRK2 (G20192) nachwies.

Therapie

Die Patientin sprach gut auf eine L-Dopa-Therapie mit zunächst 3 x 100 mg L-Dopa/Tag an.

Verlauf

Der Verlauf war sowohl motorische als auch nicht-motorische Symptome betreffend eher günstig und nur langsam progredient. Das traf auch auf die weiteren betroffenen Familienmitglieder zu.

Diskussion

Anhand des Falles ist zu sehen, wie sehr sich klinisch genetische monogene Formen und das idiopathische Parkinson-Syndrom hinsichtlich motorischer und nicht-motorischer Symptome (Kasten et al. 2010) ähneln können. Wann also soll man eine genetische Testung anstreben, vor allem da diese genetischen Formen auch noch eher selten sind?

Auf genetische Ursachen hinweisende Faktoren können ein früheres Erkrankungsalter (vor allem die autosomal-rezessiven Formen) und eine posi-

Genetische Testung

tive Familienanamnese mit mehr als zwei betroffenen Mitgliedern in der Familie sein. Der Anteil erblicher Fälle ist jedoch umso höher, je früher die Erkrankung auftritt. Erkrankt ein Patient beispielsweise vor dem 20. Lebensjahr an einem Parkinson-Syndrom, beträgt die Wahrscheinlichkeit für eine genetische Ursache 70–80 %. Eine weitere klinische Besonderheit kann das erhöhte Risiko für das Auftreten einer Demenz sein (insbesondere für PARK-*SNCA*), aber auch das Auftreten einer Dystonie der unteren Extremität (insbesondere für PARK-*Parkin*). Zu beachten ist natürlich, dass sowohl motorische als auch nicht-motorische Symptome auch beim idiopathischen Parkinson-Syndrom auftreten können, so geht auch das idiopathische Parkinson-Syndrom mit einem erhöhten Risiko einer kognitiven Störung/Demenz einher. Der mit Abstand wichtigste genetische Risikofaktor für eine dementielle Entwicklung sind Mutationen im GBA (Glucocerebrosidase)-Gen.

Erweiterte Beratung

Eine erweiterte Beratung sollte in Zusammenarbeit mit einer humangenetischen bzw. auf Neurogenetik spezialisierten (Bewegungs-)Sprechstunde erfolgen. Hier kann dann nach ausführlicher Beratung und Wunsch der Betroffenen eine molekulargenetische Testung erfolgen. Die Kenntnis über die zugrundeliegenden Mutationen, Mechanismen oder bestimmte Phänotypen kann helfen eine bessere Vorhersage über den weiteren Verlauf zu treffen und zukünftig für die Auswahl bei klinischen Studien (www.clinicaltrials.gov) wertvoll sein. Es sollte allerdings darauf hingewiesen werden, dass derzeit noch keine präventiven oder kurativen Maßnahmen zur Verfügung stehen.

Was hat die Autorin aus diesem Fall gelernt?

Auch genetische Formen können dem klassischen idiopathischen Parkinson-Syndrom sehr ähneln.

Highlights

- Betroffene mit einem frühen Erkrankungsbeginn, einer positiven Familienanamnese und/oder vorliegenden klinischen Besonderheiten sollten hinsichtlich einer möglicherweise vorliegenden monogenen Krankheitsform der Parkinson-Erkrankung genetisch beraten werden.
- Bislang unterscheidet sich die Standard-Therapie von Patienten mit genetisch bedingter und idiopathischem Parkinson-Syndrom nicht voneinander. Eine kausale Behandlung der Erkrankung ist auch weiterhin nicht möglich.
- Für zukünftige Therapiestudien werden Untersuchungen bei Betroffenen mit genetischen Formen, insbesondere in frühen Stadien, sehr wertvoll sein. Potenzielle genspezifische Therapien befinden sich in Entwicklungs- und ersten Testphasen.

Literatur

Kasten M, Kertelge L, Bruggemann N et al. (2010) Nonmotor symptoms in genetic Parkinson disease. Archives of neurology 67(6): 670–6.

Lill CM, Mashychev A, Hartmann C et al. (2016) Launching the movement disorders society genetic mutation database (MDSGene). Movement disorders: official journal of the Movement Disorder Society 31(5): 607–9.

Lill CM, Roehr JT, McQueen MB et al. (2012) Comprehensive research synopsis and systematic meta-analyses in Parkinson's disease genetics: The PDGene database. PLoS Genet 8(3): e1002548.

Noyce AJ, Bestwick JP, Silveira-Moriyama L et al. (2012) Meta-analysis of early nonmotor features and risk factors for Parkinson disease. Ann Neurol 72(6): 893–901.

Polymeropoulos MH, Lavedan C, Leroy E et al. (1997) Mutation in the alpha-synuclein gene identified in families with Parkinson's disease. Science 276(5321): 2045–7.

Sidransky E, Lopez G (2012) The link between the GBA gene and parkinsonism. The Lancet Neurology 11(11): 986–98.

4   Ist es überhaupt Parkinson?

Gesine Respondek und Günter Höglinger[5]

Zusammenfassung

UK Brain Bank-Kriterien und Movement Disorder Society (MDS)-Kriterien

Die klinische Diagnose des idiopathischen Parkinson-Syndroms (IPS) wird anhand der UK Brain Bank-Kriterien bzw. seit 2015 anhand der Movement Disorder Society (MDS)-Kriterien gestellt. Eine wichtige Differenzialdiagnose des IPS sind die atypischen Parkinson-Syndrome, darunter die Progressive Supranukleäre Paralyse (PSP). Viele Patienten mit PSP zeigen typische Symptome, wie z. B. eine frühe posturale Instabilität und eine vertikale supranukleäre Blickparese, die dem geübten Kliniker die Abgrenzung der PSP vom IPS erleichtern. Ein beachtlicher Anteil von PSP-Patienten weist jedoch in den ersten Krankheitsjahren keines dieser spezifischen Symptome auf, sodass die klinische Differenzialdiagnose schwerfällt und manchmal sogar unmöglich ist.

Differentialdiagnostische Herausforderung

Um die differentialdiagnostische Herausforderung zu veranschaulichen, wird in diesem Fallbericht ein Patient vorgestellt, der seit sechs Jahren die Diagnose eines IPS trägt. Der Verlauf erschien zunächst typisch. Drei Jahre nach Krankheitsbeginn zeigte das Parkinson-Syndrom jedoch keinerlei Ansprechen mehr auf die Therapie mit Levodopa (L-Dopa). Im 6. Jahr fielen in der Untersuchung verlangsamte Sakkaden auf. Im 7. Jahr ließ sich eine vertikale supranukleäre Blickparese nachweisen. Letztlich wurde die klinische Diagnose einer PSP gestellt.

Hätte die Diagnose einer PSP bei diesem Patienten früher gestellt werden können?

Indizien, die bei der klinischen Unterscheidung zwischen dem IPS und der PSP helfen können, aber auch Limitationen der klinischen Diagnosemöglichkeiten sollen anhand des folgenden Fallberichtes beispielhaft aufgezeigt werden.

---

[5] **PD Dr. Gesine Respondek**, Oberärztin, Klinik für Neurologie, Medizinische Hochschule Hannover & Deutsches Zentrum für Neurodegenerative Erkrankungen e. V., Standort München.
Prof. Dr. Günter Höglinger, Direktor, Klinik für Neurologie, Medizinische Hochschule Hannover & Deutsches Zentrum für Neurodegenerative Erkrankungen e. V., Standort München.

Einleitung

Für die klinische Diagnose eines idiopathischen Parkinson-Syndroms (IPS) finden in der klinischen Routine üblicherweise die UK Brain Bank-Kriterien (United Kingdom Parkinson's Disease Society Brain Bank) (Gibb et al. 1988) (▶ Tab. 4.1) bzw. seit 2015 zunehmend die Movement Disorder Society (MDS)-Kriterien (Postuma et al. 2015) Anwendung. Nach den UK Brain Bank-Kriterien ist das Vorliegen einer Bradykinese und mindestens zwei der Kardinalsymptome Rigor, Tremor und posturale Instabilität obligat. Darüber hinaus gibt es unterstützende Kriterien, von denen mindestens drei erfüllt sein müssen. Diese sind einseitiger Beginn, Ruhetremor, chronisch fortschreitende Erkrankung, anhaltende Asymmetrie, gutes Ansprechen auf L-Dopa, L-Dopa induzierte Dyskinesien, positive L-Dopa-Antwort seit fünf Jahren oder mehr und einen Verlauf von mindestens zehn Jahren. Zusätzlich gibt es Kriterien, die die klinische Diagnose eines IPS ausschließen (Ausschlusskriterien). Dazu gehören zum einen klinische Hinweise für eine symptomatische Ursache des Parkinson-Syndroms und zum anderen Warnsymptome, die für das Vorliegen eines atypischen Parkinson-Syndroms (APS) sprechen. Zu den Warnsymptomen gehören Nichtansprechen auf hohe Dosen von L-Dopa, früh auftretende schwere autonome Störungen, zerebelläre Zeichen, positives Babinski-Zeichen, ausgeprägter Antecollis, vertikale supranukleäre Blickparese, frühe posturale Instabilität und Stürze, Apraxie, Demenz innerhalb des ersten Jahres und fluktuierende visuelle Halluzinationen innerhalb des ersten Jahres. Liegen eines oder mehrere dieser Warnsymptome vor, sollte die Diagnose eines IPS hinterfragt werden und geklärt werden, ob der Patient die Kriterien eines der atypischen Parkinson-Syndrome erfüllt. Zu den atypischen Parkinson-Syndromen gehören die Progressive Supranukleäre Paralyse (PSP), das Corticobasale Syndrom (CBS), die Multisystematrophie (MSA) und die Lewy-Körper-Demenz (LBD).

Die PSP stellt als atypisches Parkinson-Syndrom eine wichtige Differenzialdiagnose des IPS dar. Ihre Prävalenz wird auf 3–6 pro 100.000 Einwohner geschätzt. Im Vergleich zum IPS haben Patienten mit PSP eine deutlich schlechtere Prognose: die Erkrankungsdauer bis zum Tod beträgt im Durchschnitt ca. sechs bis neun Jahre. Die PSP ist eine neuropathologisch definierte Krankheitsentität, deren klinische Manifestation insbesondere in den ersten Krankheitsjahren ganz unterschiedlich sein kann. Typische Symptome, die aber längst nicht bei allen Patienten auftreten, sind eine frühe posturale Instabilität mit Stürzen und eine supranukleäre Blickparese. Nach der im Vordergrund stehenden klinischen Symptomatik werden bei der PSP daher verschiedene klinische Manifestationsformen unterschieden, die als Prädominanztypen bezeichnet werden. Die häufigsten sind die PSP mit prädominantem Richardson-Syndrom (PSP-RS) und die PSP mit prädominantem Parkinson-Syndrom (PSP-P) (Respondek et al. 2014).

In Ermangelung zuverlässiger Biomarker bzw. Bildgebungsmarker für die Diagnose der PSP und des IPS sind Anamnese, detaillierte klinisch-neurologische Untersuchung durch einen in Bewegungsstörungen erfahrenen Neurologen für die Differenzialdiagnose besonders wichtig.

Anhand dieses Falles soll den Fragen nachgegangen werden, 1. welche Kriterien bei der klinischen Unterscheidung zwischen einem IPS und einer PSP hilfreich sind, 2. wie sicher und wie früh die richtige klinische Diagnose gestellt werden kann und 3. welche Relevanz die klinische Diagnose für den Patienten hat.

Falldarstellung

Anamnese

Wir befinden uns in der Ambulanz für Bewegungsstörungen im Klinikum rechts der Isar in München im Sommer 2017. Herr S. stellt sich in Begleitung seiner Ehefrau erstmals für eine diagnostische Zweitmeinung vor. Der aktuell 63-jährige Patient habe im Jahr 2011 die Diagnose eines IPS von einem damals aufgesuchten niedergelassenen Neurologen erhalten. Begonnen habe die Symptomatik ebenfalls im Jahr 2011 mit einer Feinmotorikstörung und einem gelegentlichen Zittern der rechten Hand. Eine REM-Schlafverhaltensstörung oder eine Hyposmie hätten damals wie heute nicht bestanden. Autonome Funktionsstörungen, wie orthostatischer Schwindel und Blasenstörung bestünden nicht. Bei Herrn S. hätten bisher weder er selbst noch seine Ehefrau Einschränkungen des Gedächtnisses oder der Orientierung wahrgenommen. Lediglich die Multitasking-Fähigkeit sei reduziert. Nennenswerte Vorerkrankungen seien ebenfalls nicht bekannt. Die Familienanamnese sei bezüglich neurodegenerativer Erkrankungen negativ.

Feinmotorikstörung und gelegentliches Zittern der rechten Hand

Therapeutisch habe Herr S. im Jahr 2011 zunächst Dopaminagonisten erhalten (Präparat und Dosierung unklar). Hierunter sei es jedoch zu einer ausgeprägten Tagesmüdigkeit und nur einer fraglichen Besserung der Symptomatik gekommen, sodass bald eine Therapie mit L-Dopa initiiert worden sei. Mit einer Dosierung von 600 mg pro Tag habe sich die Feinmotorikstörung zunächst deutlich gebessert. Dennoch sei im Jahr 2012 bereits eine Steigerung auf 800 mg L-Dopa pro Tag nötig gewesen, um eine ausreichende Linderung der Symptome zu bewirken.

Sehstörungen

Im Jahr 2014 seien Sehstörungen hinzugekommen, die Herr S. als Verschwommensehen und Fokussierungsprobleme beim Lesen beschreibt. Daher sei ein Augenarzt konsultiert worden, der allerdings außer einem Sicca-Syndrom keine Auffälligkeiten habe finden können. Die zunehmende, nun auch die linke Hand betreffende Feinmotorikstörung sowie eine seit 2015 bestehende und seit 2016 zu Stürzen führende Gleichgewichtsstörung hätten Herrn S. schließlich zur aktuellen Vorstellung veranlasst. Herr S. sei nun innerhalb eines Jahres dreimal gestürzt, ohne dass hierfür eine unmittelbare Ursache erkennbar gewesen sei. Mittlerweile habe Herr S. in Eigenregie die L-Dopa-Dosis reduziert, da er ersten nach einer Dosissteigerung auf 1.000 mg pro Tag keine Besserung bemerkt habe und es zweitens nach Auslassversuchen zu keiner Verschlechterung der Symptomatik gekommen sei. Nun nehme Herr S. 3 x täglich 100 mg L-Dopa ein.

Zusätzliche Gleichgewichtsstörung

Klinisch-neurologische Untersuchung

Kognition: Voll orientiert, keine Aphasie, kein Neglect.
Kopf/Hals: Kein axialer Rigor, kein Antecollis, keine dystone Fehlstellung.
Hirnnerven: Pupillomotorik intakt, Blickfolge glatt, keine Angabe von Doppelbildern, verlangsamte Sakkaden bei Blick nach oben und unten, keine Blickparese, vestibulo-okulärer Reflex intakt, Hypomimie, reduzierte Lidschlagfrequenz, Hypophonie und leichte Dysarthrie, laut Patient und Ehefrau keine Dysphagie. Übrige Hirnnerven unauffällig.
Motorik: Keine Paresen, Muskeleigenreflexe symmetrisch und mittellebhaft.
Sensorik: unauffällig
Koordination: rechts-betonter Rigor der Extremitäten (rechts mit eingeschränktem Bewegungsumfang), intermittierenden Ruhetremor der rechten Hand, rechts-betonte Hypokinese im Finger- und Fußtapping. Keine Ataxie.
Gang und Stand: Aufstehen aus dem Stuhl und Gehen ohne Unterstützung möglich. Gangbild etwas kleinschrittig und breitbasig, kein Freezing, fehlendes Mitschwingen des rechten Armes. Im Pull-Test benötigt der Patient drei Ausgleichsschritte nach hinten.

Zusatzuntersuchungen

Die Kernspintomografie des Schädels von Sommer 2017 ist in Abbildung 4.1 gezeigt. Es findet sich eine Mittelhirnatrophie. Darüber hinaus zeigen sich keine Auffälligkeiten. Die Liquordiagnostik ist unauffällig.

Kernspintomografie des Schädels

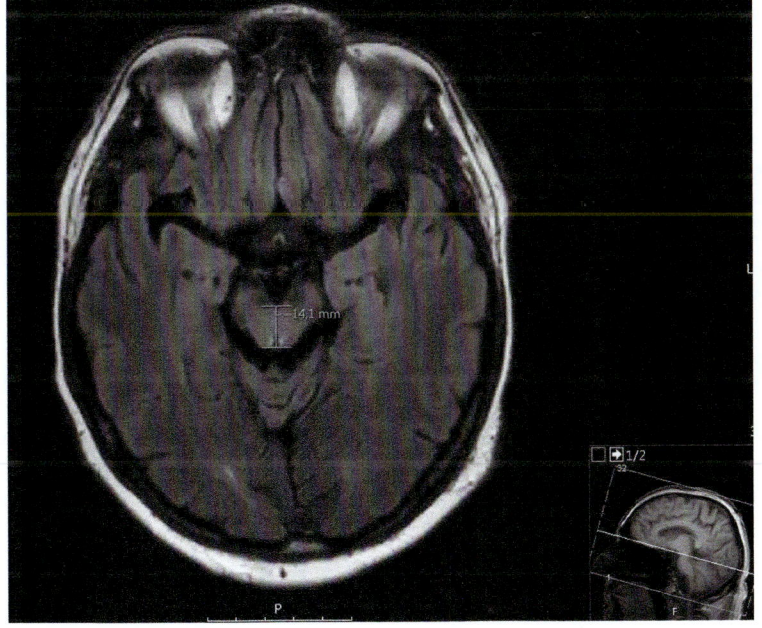

Abb. 4.1a: Axiale MRT-Bildgebung des Hirnstamms mit reduziertem Mittelhirndurchmesser

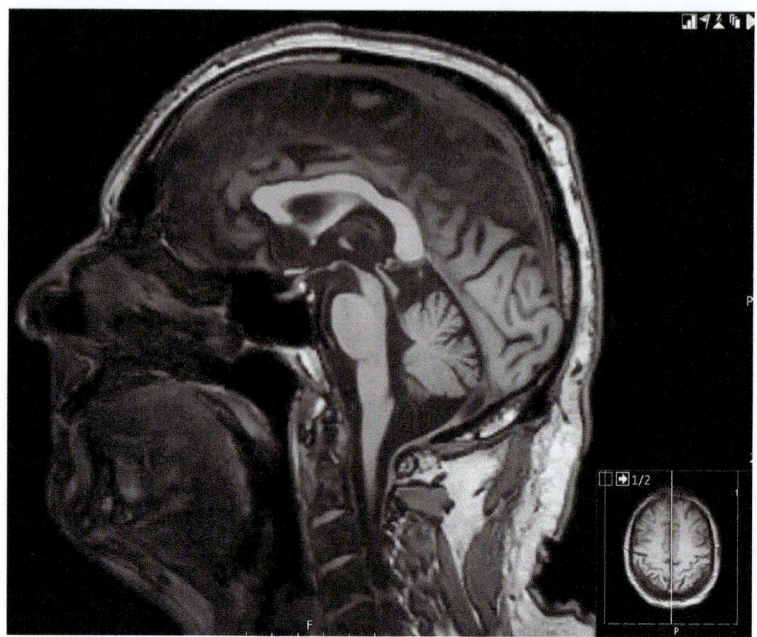

Abb. 4.1b:
Sagittale MRT-Bildgebung des Hirnstamms. Es zeigt sich eine Abflachung des Mittelhirndachs (Kolibri-Zeichen)

Diagnose im Sommer 2017

»Mögliche PSP mit prädominantem Parkinson-Syndrom (PSP-P)«

Warnsyndrome

Begründung: Das Nichtansprechen auf hohe Dosen von L-Dopa gehört nach den UK Brain Bank-Kriterien zu den Warnsyndromen, die an das Vorliegen eines atypischen Parkinson-Syndroms denken lassen und die Diagnose eines IPS ausschließen.

MDS-PSP-Kriterien

Die Diagnose einer »möglichen PSP-P« basiert auf den MDS-PSP-Kriterien für die klinische Diagnose der PSP (Höglinger et al. 2017) (▶ Tab. 4.1). Sie ergibt sich aus der Kombination von vertikal verlangsamten Sakkaden (O2, ▶ Tab. 4.1a) und asymmetrischem Parkinson-Syndrom (A3, ▶ Tab. 4.1).

Zusätzliche Zeichen, die für die Diagnose einer PSP-P und gegen die Diagnose IPS sprechen, sind das mittlerweile fehlende Ansprechen auf eine L-Dopa-Therapie (CC1, ▶ Tab. 4.1) und die Mittelhirnatrophie im MRT (▶ Abb. 4.1).

Therapie

Physiotherapie und logopädische Therapie

Wir verordneten die regelmäßige Durchführung von Physiotherapie und logopädischer Therapie. Eine erneute Aufdosierung von L-Dopa wurde aufgrund des anamnestisch fehlenden Ansprechens auf L-Dopa und auf Wunsch des Patienten unterlassen.

Tab. 4.1: Klinische Diagnosekriterien für die Progressive Supranukleäre Paralyse exklusive der Ausschlusskriterien (nach Höglinger et al. 2017)

a) Klinische Domänen mit diagnostischen Kernsymptomen

Sicher-heits-grad*	Klinische Domäne			
	Okulomotorische Dysfunktion	Posturale Instabilität	Akinesie	Kognitive Dysfunktion
Grad 1	O1: vertikale supranukleäre Blickparese	P1: rezidivierende spontane Stürze innerhalb von drei Jahren nach Krankheitsbeginn	A1: progredientes Gang-Freezing	C1: Dysfunktion der Sprache/des Sprechens, d. h. nicht flüssige/agrammatikalische Variante der primär-progredienten Aphasie und/oder progrediente Sprechapraxie
Grad 2	O2: verlangsamte vertikale Sakkaden	P2: Sturztendenz im Pull-Test innerhalb von drei Jahren nach Krankheitsbeginn	A2: akinetisch-rigides, axial betontes, L-Dopa-resistentes Parkinson-Syndrom	C2: frontale kognitive Dysfunktion/frontale Verhaltensstörung
Grad 3	O3: häufige Makro-Square Wave Jerks oder Lidöffner-Apraxie	P3: ≥ 2 Rückwärtsschritte im Pull-Test innerhalb von drei Jahren nach Krankheitsbeginn	A3: Parkinson-Syndrom mit Tremordominanz und/oder Asymmetrie und/oder Ansprechen auf L-Dopa	C3: cortikobasales Syndrom

* Die angenommene diagnostische Sicherheit der Symptome ist mit Grad 1 bis 3 angegeben, wobei die diagnostische Sicherheit mit zunehmendem Grad abnimmt.

b) Diagnosesicherheit und PSP-Varianten

Diagnosesicherheit	Symptomatik	PSP-Prädominanztyp
Voraussetzungen	Sporadische Erkrankung Langsam progredienter Verlauf Beginn ≥ 40. Lebensjahr	
wahrscheinliche PSP	(O1 oder O2) + (P1 or P2)	PSP-RS
	(O1 oder O2) + A1	PSP-PGF
	(O1 oder O2) + (A2 or A3)	PSP-P
	(O1 oder O2) + C2	PSP-F

b) Diagnosesicherheit und PSP-Varianten

Diagnosesicherheit	Symptomatik	PSP-Prädominanztyp
mögliche PSP	O1	PSP-OM
	O2 + P3	PSP-RS
	A1	PSP-PGF
	(O1 oder O2) + C1	PSP-SL
	(O1 oder O2) + C3	PSP-CBS
suggestiv für PSP	O2 oder O3	PSP-OM
	P1 oder P2	PSP-PI
	O3 + (P2 oder P3)	PSP-RS
	(A2 oder A3) + (O3, P1, P2, C1, C2, CC1, CC2, CC3 oder CC4)	PSP-P

Abkürzungen: Für A1 – 3, C1 – 3, O1 – 3 und P1 – 3 siehe Tabelle 4.1a.
CC1 = L-Dopa-Resistenz; CC2 = hypokinetische, spastische Dysarthrie; CC3 = Dysphagie; CC4 = Photophobie
PSP-CBS = PSP mit prädominantem cortikobasalen Syndrom; PSP-F = PSP mit prädominanter frontaler Dysfunktion;
PSP-OM = PSP mit prädominanter Störung der Okulomotorik; PSP-P = PSP mit prädominantem Parkinson-Syndrom;
PSP-PGF = PSP mit progredientem Freezing; PSP-PI = PSP mit prädominanter posturaler Instabilität; PSP-RS = PSP mit prädominantem Richardson-Syndrom;
PSP-SL = PSP mit prädominanter Sprech-/Sprachstörung.

Verlauf

Verwaschenes Sprechen und supranukleäre Blickparese

Herr S. stellt sich im Frühjahr 2018 erneut zusammen mit seiner Ehefrau vor. Seit der letzten Vorstellung sei es zunehmend zu einem verwaschenen Sprechen gekommen. Das Schlucken bereite Herrn S. keine Schwierigkeiten. Die Stürze seien mit einer Frequenz von ca. ein Sturz pro Monat häufiger geworden. Herr S. ziehe sich laut seiner Ehefrau zunehmend aus dem sozialen Umfeld zurück und nehme kaum noch aktiv an Gesprächen teil. In der klinisch-neurologischen Untersuchung lässt sich nun eine supranukleäre Blickparese nach oben und – weniger ausgeprägt – auch nach unten nachweisen. Im Pull-Test kann sich Herr S. mit 4–5 Ausfallschritten aufrecht halten.

Diagnose im Frühjahr 2018

Diagnose PSP-P

Die Diagnose lautet im Frühjahr 2018 »wahrscheinliche PSP-P«, basierend auf der vertikalen supranukleären Blickparese (O1, ▶ Tab. 4.1) und dem asymmetrischen Parkinson-Syndrom (A3, ▶ Tab. 4.1).

Diskussion

Vorgestellt wurde ein 63-jähriger Patient, der über sechs Jahre die Diagnose eines idiopathischen Parkinson-Syndroms trug. Der Krankheitsverlauf in den ersten drei Jahren ließ an der Diagnose eines IPS nicht zweifeln. Dann zeigte das Parkinson-Syndrom jedoch keinerlei Ansprechen mehr auf die Therapie mit L-Dopa. Nach sechs Jahren zeigte der Patient verlangsamte Sakkaden, sodass die Diagnose einer »möglichen PSP-P« gestellt wurde. Im 7. Krankheitsjahr wurde letztlich die Diagnose einer »wahrscheinlichen PSP-P« gestellt, da zu diesem Zeitpunkt eine vertikale supranukleäre Blickparese nachgewiesen wurde.

Eine PSP-P tritt schätzungsweise bei 20 % aller PSP-Patienten auf und ist damit nach der PSP-RS die zweithäufigste klinische Manifestation der PSP (Respondek et al. 2014). Patienten mit PSP-P haben einen günstigeren Krankheitsverlauf und leben länger als Patienten mit PSP-RS. Typisch für die PSP-P ist ein asymmetrisches Parkinson-Syndrom, welches in den ersten Jahren in der Regel auf eine Therapie mit L-Dopa anspricht. Häufig wird auch ein (Ruhe-)Tremor der Extremitäten beobachtet. Kognitive Einschränkungen, Verhaltensstörungen und Persönlichkeitsveränderungen sind am Anfang selten vorhanden. Eine vertikale supranukleäre Blickparese und eine posturale Instabilität, die typisch für die PSP-RS sind, treten bei der PSP-P meist erst nach einigen Jahren, wenn überhaupt, auf. In den ersten Krankheitsjahren fällt dadurch eine klinische Unterscheidung zwischen IPS und PSP-P schwer oder sie ist oftmals gar nicht möglich.

Bei einigen Patienten mit PSP-P können das fehlende Ansprechen auf eine Therapie mit L-Dopa, das frühe Auftreten von Dysphagie und Dysarthrie sowie subtile Augensymptome (z. B. Verschwommensehen, Doppelbilder, Augenlid-Apraxie) auf eine PSP-Diagnose hinweisen (Höglinger et al. 2017).

PSP-P

Anhand welcher Kriterien wurde die Diagnose bei Herrn S. gestellt?

Bei Herrn S. wurden für die Differenzialdiagnose zum einen die UK Brain Bank-Kriterien (Gibb et al.1988) für die klinische Diagnose eines IPS (▶ Kasten 4.1) und zum anderen die Movement Disorder Society Kriterien für die klinische Diagnose der PSP (MDS-PSP-Kriterien) (Höglinger et al. 2017) (▶ Tab. 4.1) angewendet. Nach den MDS-PSP-Kriterien ist das Vorhandensein einer supranukleären Blickparese und einer frühen posturalen Instabilität nicht mehr essentiell, wie es bei den vorausgegangenen Diagnosekriterien für die PSP der Fall war. Vielmehr basiert die klinische Diagnose der PSP nun auf Kombinationen von klinischen Merkmalen aus den vier funktionellen Domänen 1. okulomotorische Störung, 2. posturale Instabilität, 3. Akinese und 4. kognitive Funktionsstörungen (▶ Tab. 4.1a). Diese Änderung wurde eingebracht, um den atypischen Prädominanztypen der PSP (d. h. den nicht-RS-Manifestationen) gerecht zu werden. Die MDS-PSP-Kriterien erlauben bei jedem Patienten die Ermittlung der Diagnosesicherheit (»wahrscheinlich«, »möglich«, und »suggestiv für«) und des klinischen

UK Brain Bank-Kriterien und Movement Disorder Society Kriterien

Prädominanztyps (▶ Tab. 4.1b). Indizien, die gegen eine PSP sprechen sind u. a. klinische Zeichen, die auf andere neurodegenerative Erkrankungen hinweisen, wie früh auftretende mnestische Defizite, frühe und ausgeprägte autonome Störungen sowie visuelle Halluzinationen und Vigilanzschwankungen (Höglinger et al. 2017).

Kasten 4.1: Klinische Diagnosekriterien für das idiopathische Parkinson-Syndrom (aus Oertel et al. 2012, S. 51)

Kriterien

1. Diagnose eines Parkinson-Syndroms durch Feststellung von Akinese/Bradykinese
   Verlangsamung bei der Initiierung und Durchführung willkürlicher Bewegungen, progressive Verlangsamung und Abnahme der Amplitude bei repetitiven Bewegungen in Verbindung mit mind. einem der folgenden Symptome:
   - Muskulärer Rigor
   - Ruhetremor (4–6, selten bis 9Hz; Auftreten in Ruhe, Abnahme bei Bewegung)
   - Posturale Instabilität, die nicht primär durch visuelle, vestibuläre, zerebelläre oder proprio-zeptive Störungen erklärbar ist
2. Vorhandensein unterstützender Kriterien
   - Einseitiger Beginn und persistierende Asymmetrie im Krankheitsverlauf
   - Klassischer Ruhetremor
   - Eindeutig positives Ansprechen (> 30 % UPDRS motorisch) auf L-Dopa
   - Anhaltende L-Dopa-Ansprechbarkeit über mehr als 5 Jahre
   - Auftreten von L-Dopa-induzierten choreatischen Dyskinesien
   - Langsame klinische Progression mit Krankheitsverlauf über mehr als 10 Jahre
3. Fehlen von Ausschlusskriterien für die klinische Diagnose einer Parkinson-Erkrankung
   3.1 Hinweise für ein symptomatisches Parkinson-Syndrom
   - Behandlung mit Neuroleptika oder Exposition gegenüber anderen Parkinson-Erkrankung-auslösenden Medikamenten oder Toxinen in zeitlichem Zusammenhang mit Erstmanifestation der Parkinson-Symptome
   - Nachweis struktureller Basalganglienveränderungen, frontaler Tumoren oder eines Hydrocephaluscommunicans in der zerebralen Bildgebung
   - Wiederholte zerebrale ischämische Insulte, die mit einer stufenweisen Verschlechterung der Parkinson-Symptomatik assoziiert waren
   - Rezidivierende Schädel-Hirn-Traumen in der Vorgeschichte
   - Diagnostisch gesicherte Enzephalitis in der Vorgeschichte
   - Remissionen über längere Perioden

> 3.2 Warnsymptome, die auf ein atypisches Parkinson-Syndrom hinweisen können:
> - Fehlendes Ansprechen auf hohe Dosen L-Dopa (1.000 mg/Tag) nach Ausschluss einer Malresorption (z. B. im Dünndarmbereich) über mehrere Monate.
> - Frühzeitig im Verlauf auftretende schwere Störungen des autonomen Nervensystems (orthostatische Hypotension, Synkopen, Impotenz oder verringerte genitale Empfindlichkeit, Urininkontinenz oder –retention, Anhidrose)
> - Zerebelläre Zeichen
> - Positives Babinski-Zeichen, soweit nicht anderweitig erklärt (z. B. Schlaganfall)
> - Ausgeprägter Antecollis
> - Supranukleäre vertikale Blickparese
> - Frühe posturale Instabilität und Stürze
> - Apraxie
> - Innerhalb des ersten Jahres auftretende Demenz
> - Innerhalb des ersten Jahres auftretende fluktuierende visuelle Halluzinationen

Hätte die Diagnose einer PSP früher gestellt werden können?

Bei Herrn S. wurde im 6. Krankheitsjahr die Diagnose einer »möglichen PSP-P« (O2 + A3, ▶ Tab. 4.1a) und im 7. Krankheitsjahr die Diagnose einer »wahrscheinlichen PSP-P« (O1 + A3, ▶ Tab. 4.1a) nach den MDS-PSP-Kriterien gestellt.

Nach den UK Brain Bank-Kriterien und den MDS-Kriteriensprach bei Herrn S. das Nichtansprechen auf hohe Dosen von L-Dopa schon im 3. Krankheitsjahr gegen die Diagnose eines IPS und für das Vorliegen eines atypischen Parkinson-Syndroms. Aus dem gleichen Grund hätte nach den MDS-PSP-Kriterien schon im 3. Krankheitsjahr die Diagnose »suggestiv für PSP-P« gestellt werden können (CC1 + A3, ▶ Tab. 4.1). Ob Herr S. auch schon zu einem früheren Zeitpunkt verlangsamte Sakkaden hatte, also die Diagnose einer »möglichen PSP-P« schon früher als im 6. Krankheitsjahr hätte gestellt werden können, ließ sich anhand der externen Arztberichte nicht belegen. Details zur Okulomotorik des Patienten waren in den Arztberichten nicht dokumentiert.

Daraus lässt sich schlussfolgern, dass eine detaillierte Untersuchung der Okulomotorik bei Patienten mit einem Parkinson-Syndrom in jedem Fall erfolgen sollte, um eine PSP nicht zu übersehen. Eine vertikale supranukleäre Blickparese ist definiert als eine Einschränkung der Amplitude der Willkür-Sakkaden in der vertikalen Ebene, die mit dem vestibulookulären Reflex (VOR) überwunden werden kann. Als Vorstufe der vertikalen supranukleären Blickparese gilt eine Verlangsamung der vertikalen Willkür-Sakkaden. Die Verlangsamung kann in der klinisch-neurologischen Unter-

Okulomotorik

suchung beurteilt werden. Dafür bittet der Untersucher den Patienten zwischen zwei Zielen hin- und herzuschauen, z. B. zwischen zwei Fingern des Untersuchers. Dabei sollte das Ziel jeweils mehr als 20 Grad von der neutralen Blickposition entfernt sein. Sind die sakkadischen Augenbewegungen so langsam, dass nicht nur anfängliche und endgültige Augenpositionen für den Untersucher sichtbar sind, sondern die Augenbewegungen selbst, dann wird dies als Verlangsamung der Sakkaden gewertet. Optional kann die Sakkadengeschwindigkeit auch mithilfe einer Infrarot- oder Video-Okulografie erfasst werden, welche eine objektivere und genauere Beurteilung erlauben.

MDS-Kriterien   Wie in der Einleitung kurz erwähnt, wurden 2015 die MDS-Kriterien (Postuma et al. 2015) als neue Kriterien für die klinische Diagnose des IPS vorgeschlagen. Im Wesentlichen unterscheiden sich die MDS-Kriterien von den UK Brain Bank-Kriterien durch den Wegfall der posturalen Instabilität als Kardinalsymptom sowie durch einige Warnsymptome und Ausschlusskriterien. Die MDS-Kriterien waren in einer Validierungsstudie 2018 den UK Brain Bank-Kriterien hinsichtlich ihrer Sensitivität und Spezifität überlegen (Postuma et al. 2018). Für den hier vorgestellten Fall hätte die Anwendung der MDS-Kriterien für die klinische Differenzialdiagnose keinen Vorteil gegenüber den UK Brain Bank-Kriterien gebracht.

Wie sicher ist die Diagnose einer PSP bei Herrn S.?

Diagnostischer Goldstandard der PSP   Diagnostischer Goldstandard der PSP ist die neuropathologische Untersuchung *post mortem*. Eine definitive klinische Diagnose kann nach dem heutigen Stand der Wissenschaft leider nicht gestellt werden. Die klinische Diagnose einer PSP sagt die pathologische Diagnose einer PSP mit unterschiedlichen Wahrscheinlichkeiten voraus, je nachdem, wie PSP-spezifisch die Symptome sind, mit denen sich der Patient präsentiert. Nach den MDS-PSP-Kriterien kann die klinische Diagnose mit den Sicherheitsgraden »wahrscheinlich«, »möglich«, und »suggestiv für« PSP gestellt werden. Die Kategorie »suggestiv für« besitzt die geringste Spezifität für die Diagnose einer PSP und wird aktuell noch nicht für die Anwendung in der klinischen Praxis empfohlen, sondern zunächst nur für wissenschaftliche Aspekte. Zuletzt erfüllt Herr S. die Diagnose einer »wahrscheinlichen« PSP. Basierend auf klinisch-pathologischen Untersuchungen sagt eine »wahrscheinliche« PSP zu über 90 % die pathologische Diagnose einer PSP vorher (Respondek et al. 2017).

Verlässliche Biomarker bzw. Bildgebungsmarker wären sehr wünschenswert, sind aber für eine zuverlässige Differenzialdiagnose noch nicht etabliert.

Bildgebende Verfahren wie MRT und PET   Bildgebende Verfahren können bei der Abgrenzung eines atypischen Parkinson-Syndroms vom IPS helfen. Für die klinische Routine ist die konventionelle Magnetresonanztomografie (MRT) etabliert, mit der regionale Atrophiemuster identifiziert werden können. Patienten mit einem IPS zeigen in der Routine-MRT in der Regel einen altersgerechten Normalbefund. Bei Patienten mit einer PSP-RS zeigt sich dagegen häufig ein spezifisches

Atrophiemuster mit prominenter Mittelhirnatrophie (Whitwell et al. 2017), wie es sechs Jahre nach Krankheitsbeginn auch bei Herrn S. zu finden war (▶ Abb. 4.1). Ferner findet sich bei Patienten mit PSP-RS häufig ein regional reduzierter Glukose-Metabolismus im Mittelhirn und im Frontalhirn, der sich mittels F-18-FDG-Positronen-Emissions-Tomografie (PET) nachweisen lässt (Whitwell et al. 2017).

Bei Patienten mit PSP-P und mit anderen nicht-PSP-RS Prädominanztypen wurden bildgebende Verfahren zur Abgrenzung vom IPS und anderen atypischen Parkinson-Syndromen bislang nicht ausreichend untersucht (Whitwell et al. 2017).

Nach dem jetzigen Kenntnisstand können bildgebende Untersuchung bei der Unterscheidung zwischen idiopathischem Parkinson-Syndrom (IPS) und atypischen Parkinson-Syndromen (APS) die klinisch-neurologische Untersuchung nicht ersetzen, sondern sie unterstützen lediglich die klinische Verdachtsdiagnose.

Welche Konsequenzen hat die Diagnose einer PSP für Herrn S.?

In Anbetracht der sehr begrenzten therapeutischen Möglichkeiten ist die Frage nach der Konsequenz der Diagnose für den Patienten nicht einfach zu beantworten. Therapien, die den Krankheitsprozess aufhalten oder verlangsamen können, existieren bislang weder für das IPS noch für die PSP.

Für die symptomatische Therapie ist die richtige Diagnose nicht so sehr entscheidend, da man eine Therapie mit L-Dopa, die bei Herrn S. unter der Verdachtsdiagnose eines IPS begonnen worden war, fortgeführt hätte, wenn sie zu einer Symptomlinderung geführt hätte.

Symptomatische Therapie

Nun erfüllte Herr S. im Frühjahr 2017 die Einschlusskriterien für die gerade laufenden Phase-II Therapiestudie für Patienten mit PSP, in der über ein Jahr in vierwöchentlichen Abständen Placebo-kontrolliert und doppelblind Antikörper gegen das intrazerebrale, pathologisch aggregierte Tau-Protein intravenös verabreicht werden. So erfolgte nach Einwilligung des Patienten der Studieneinschluss, der ohne die PSP-Diagnose nicht möglich gewesen wäre.

Für die Lebensplanung des Patienten und der Angehörigen kann die richtige Diagnose von Bedeutung sein, da die Prognose hinsichtlich des Überlebens und der funktionellen Einschränkungen bei einer PSP deutlich schlechter ist als bei einem IPS. Zu bedenken ist, dass die Diagnose aufgrund der schlechteren Prognose bei dem Patienten zur Entwicklung einer negativen Zukunftssicht und einer depressiven Symptomatik führen kann.

Was haben die Autoren aus diesem Fall gelernt?

Aus dem vorgestellten Fall haben wir gelernt, dass auch bei Patienten, bei denen initial kein Zweifel an der Diagnose eines IPS besteht, im weiteren Verlauf eine Revision der Diagnose notwendig sein kann. Eine aufmerksame Verlaufsbeobachtung mit sorgfältiger Anamnese und detaillierter neurologischer Untersuchung sollte daher auch bei Patienten mit vermeintlich typischer IPS-Symptomatik erfolgen.

Highlights

- Eine relevante Differenzialdiagnose des idiopathsichen Parkinson-Syndroms (IPS) ist die Progressive Supranukleäre Paralyse (PSP);
- Für die Differenzialdiagnose der PSP und des IPS ist eine detaillierte klinisch-neurologische Untersuchung und die Einschätzung eines bei Bewegungsstörungen erfahrenen Neurologen besonders wichtig;
- Die Kenntnis der klinischen Diagnosekriterien ist Voraussetzung für eine fundierte diagnostische Einschätzung;
- Die einfache Untersuchung der Okulomotorik inklusive der Sakkadengeschwindigkeit sollte bei Patienten mit einem Parkinson-Syndrom obligat erfolgen, um eine PSP nicht zu übersehen.
- Die frühzeitige klinische Unterscheidung zwischen einem IPS und einer PSP wird insbesondere dann essenziell, wenn krankheitsmodulierende Therapeutika zur Verfügung stehen.

Literatur

Gibb WR, Lees AJ (1988) The relevance of the Lewy body to the pathogenesis of idiopathic Parkinson's disease. J Neurol Neurosurg Psychiatry 51: 745–752.

Höglinger GU, Respondek G, Stamelou M et al. (2017) Clinical diagnosis of progressive supranuclear palsy: The movement disorder society criteria. Mov Disord. 32: 853–864.

Oertel WH et al. (2012) Parkinson-Syndrome und andere Bewegungsstörungen. Stuttgart: Georg Thieme Verlag KG.

Postuma RB, Berg D, Stern M et al. (2015) MDS clinical diagnostic criteria for Parkinson´s disease. Mov Disord 30: 1591–601.

Postuma RB, Poewe W, Litvan I et al. (2018) Validation of the MDS clinical diagnostic criteria for Parkinson´s disease. Mov Disord. 33: 1601–1608.

Respondek G, Stamelou M, Kurz C et al. (2014) The phenotypic spectrum of progressive supranuclear palsy: A retrospective multicenter study of 100 definite cases. Mov Disord 29: 1758–1766.

Respondek G, Kurz C, Arzberger T et al. (2017) Which ante mortem clinical features predict progressive supranuclear palsy pathology? Mov Disord 32: 995–1005.

Whitwell JL, Höglinger GU, Antonini A et al. (2017) Radiological biomarkers for diagnosis in PSP: Where are we and where do we need to be? Mov Disord 32: 955–971.

5 Wenn Parkinson junge berufstätige Patienten (be)trifft – psychosoziale und sozialmedizinische Herausforderungen

Michael Lorrain[6]

Zusammenfassung

Beschrieben wird der Fall einer jungen, berufstätigen Frau, die »mitten im Leben« an Parkinson erkrankt. Dargestellt werden in der Praxis häufige Aspekte und Probleme bei in jungen Jahren erkrankten Patienten. Zum einen kommt es zu einer verzögerten Diagnosestellung aufgrund vermeintlich isolierter orthopädischer Probleme, mit negativen Auswirkungen auf die Lebensqualität der Patientin. Zum anderen wird zusätzlich nach neurologischer Diagnosestellung eine Therapieeinleitung verzögert. Der Fall offenbart exemplarisch Gesundheitssystem-immanente strukturelle Versorgungsdefizite. Ferner zeigt er, wie sich die Arzt-Patientenbeziehung durch insbesondere Internet-basierte Information der Patienten über ihre Erkrankung geändert hat. Eigenverantwortlich denkende und handelnde Patienten, die ein kooperatives Verhältnis zum behandelnden Neurologen erwarten, verändern auch die traditionelle Rolle des Arztes nicht selten hin zum »Wissensmoderator«. Der Fall zeigt, wie trotz multipler Belastungen im partnerschaftlichen Umfeld und hohen Leistungsanforderungen im Beruf mithilfe von belastungsfähigen Copingstrategien und durch gezielte symptomatische Therapie im Rahmen eines kooperativen Arzt-Patienten-Verhältnis Lebensqualität und Erwerbsfähigkeit trotz Parkinson in befriedigender Weise erhalten werden können.

Häufige Aspekte und Probleme bei in jungen Jahren erkrankten Patienten

Einleitung

Patienten, die in jungen Jahren an Parkinson erkranken, haben aufgrund medizinischer und soziologischer Faktoren im Vergleich zu älteren Patienten besondere Schwierigkeiten zu meistern. Aber auch für die Behandler ergeben sich besondere Herausforderungen. Unspezifische, aber doch retrospektiv-typische Parkinson Frühzeichen werden gerade bei jungen Patienten vom Patienten selbst, aber auch von Ärzten zunächst nicht mit der Erkrankung Parkinson in Zusammenhang gebracht. Dadurch kommt es oft zu Fehldiagnosen, Fehlbehandlungen und zu einer verzögerten Diagnosestellung und Therapieeinleitung. Dies ist besonders fatal für diese Patienten, die in einer »vulnerablen« Lebensphase beruflich, privat, familiär und finanziell in der

Besondere Schwierigkeiten und Herausforderungen

Verzögerte Diagnosestellung Therapieeinleitung

---

6 **Dr. Michael Lorrain**, Nervenarzt, Neuroärzte Gerresheim – Pempelfort.

Regel stark gefordert und belastet sind. In der therapeutischen Begleitung verändert sich die Arzt-Patienten Beziehung zunehmend durch mit- und selbstbestimmende Patienten, die nicht zuletzt durch das Internet anders und oft auch besser informiert sind als früher. Dies ist eine Herausforderung für alle Beteiligten. Einerseits kann es zu nicht-zielführenden Interaktionen kommen, andererseits ermöglicht es den Patienten häufig auch einen besseren informierten, selbstbestimmenden Umgang mit der Erkrankung und kann zu verbesserten Coping-Strategien führen.

Ein weiterer Aspekt ist, dass Patienten, die früh erkranken und dadurch bedingt langjährig behandelt und versorgt werden müssen, häufig mehr oder andere Gesundheitssystem-immante Versorgungsprobleme haben.

Dieser Fall illustriert einen »typischen« labyrinthartigen Weg zur Diagnose Parkinson bei einer jungen Patienten, beschreibt einen aktiven, informierten, selbstbestimmenden Typus Patient, den wir in der Praxis immer häufiger sehen und demonstriert, wie in einer eher partnerschaftlichen Arzt-Patientenbeziehung durch Alters- und Krankheitsstadium adaptierte Therapie in Verbindung mit Copingstrategien durch die Patienten eine suffiziente anhaltende neurologische Behandlung erfolgen kann.

Falldarstellung

Anamnese

Bei der zu jenem Zeitpunkt 49-jährigen Frau wurde im August 2012 wegen starker lumbaler Schmerzen eine perkutane Thermomodulation L4/5 und eine Facettenkoagulation L3 bis S1 durchgeführt. Bei der Nachuntersuchung im Oktober 2012 war die LWS-Beweglichkeit mit ausgeprägtem paravertebralen Hartspann noch deutlich eingeschränkt, die lumbalen Schmerzen jedoch gebessert. Im Laufe des nächsten Jahres traten zunehmende Schmerzen in der Schulter-Arm Region links auf. Als Ursache wurde orthopädisch nach einer cervikalen MRT-Untersuchung degenerative HWS-Veränderungen mit Recessusstenosen HWK 5/6 und HWK 6/7 vermutet. Nichtsteroidale Antiphlogistika, Physiotherapie, Fango und Massage brachten nicht den gewünschten Effekt. Es erfolgte eine 2-malige periradikuläre Therapie (PRT), ebenfalls ohne relevanten Effekt auf die Schmerzen, sodass die Beschwerden im weiteren Verlauf unbefriedigend therapiert blieben.

Im weiteren Verlauf bemerkte die Patientin dann eine zunehmende Steifigkeit der linken Körperseite. Das linke Bein sei »am Boden klebend« wahrgenommen worden. Auch trat nun häufiger kurzzeitig ein Tremor der linken Hand auf. Diesen hatte sie bereits erstmalig 2012 im Rahmen der starken Lumbalgien bemerkt, aber als Stressreaktion auf die Rückenschmerzen interpretiert.

Aufgrund der zunehmenden Symptomatik und Beeinträchtigung begann die Patientin mit Eigenrecherche im Internet. Dabei wurde ihr bewusst, dass die Symptome möglicherweise auf eine Parkinson-Erkrankung hindeuten. Auf Eigeninitiative bemühte sie sich um einen Termin in einer Ambulanz für

Bewegungsstörungen im Krankenhaus und wurde dort nach 10-monatiger Wartezeit im Dezember 2014 untersucht. Die Diagnose Parkinson wurde klinisch bestätigt und eine kranielle MRT Untersuchung sowie ein FP-CIT SPECT (DaTCAN™) angeraten. Es wurde ein Therapiebeginn mit Rasagilin 1 mg/die und Rotigotin in aufsteigender Dosierung empfohlen.

Im Januar 2015 wurden dann von einem niedergelassenen Neurologen die Durchführung von kraniellem MRT und DAT-Scan veranlasst. Die Ergebnisse bestätigten die Diagnose eines neurodegenerativen Parkinson-Syndroms. Die zuvor empfohlene Behandlung wurde jedoch vom Neurologen laut Patientin aufgrund fehlender schwerwiegender Symptome nicht eingeleitet.

Im März 2015, mittlerweile in retrospektiver Betrachtung drei Jahre nach Auftreten erster motorischer Bewegungsstörungen, erfolgte die Erstuntersuchung in unserer Praxis.

Die Patientin berichtete auf Nachfrage über eine schon lange bestehende Hyposmie. Es bestehe ein vermehrter Harndrang, ein erschwertes Umdrehen im Bett sowie eine deutliche Morgensteifigkeit und Schulterschmerzen links. Sie müsse viel grübeln, der Antrieb sei dadurch reduziert. Auch habe sie Angst, im beruflichen Umfeld auf das Zittern der Hand und die Steifigkeit angesprochen zu werden. Der begleitende Ehemann beschrieb gelegentliches Schreien und Rufen in der Nacht sowie Um-sich-Schlagen im Schlaf bei der Patientin.

Relevante Vorerkrankungen: Es bestehe ein Hypertonus, der medikamentös gut eingestellt sei. Mit 36 Jahren seien Eierstöcke und Uterus operiert worden. Seitdem leide sie aufgrund von Senkungsbeschwerden unter verstärktem Harndrang, jedoch ohne Inkontinenz. Vor vielen Jahren habe sie eine tiefe Beinvenenthrombose gehabt.
Familienanamnese: Allergien und Wirbelsäulenproblem. Der Großvater mütterlicherseits habe Parkinson gehabt. Eine der beiden jüngeren Schwestern leide an Mamma-Ca.
Risikoanamnese: Selten Alkohol, kein Nikotin. Früher über 15 Jahre 10 Zigaretten/Tag. Mindestens 4 Tassen Kaffee/Tag. Keine Allergien, Unverträglichkeit von Nüssen.
Vegetative Anamnese: Keine Obstipation. Urgesymptomatik der Blase bei Zustand nach Hysterektomie.
Soziale Anamnese: verheiratet, keine Kinder, sie sei Führungskraft und Mitglied der Geschäftsleitung in einem internationalen Unternehmen, kaufmännische Leiterin in Vollzeit.

Neurologischer Befund

Hyposmie, keine Blickparese, leichte linksbetonte Hypomimie. Hirnnervenstatus regelrecht. Leichter Rigor im linken Arm. Deutliche Bradykinese und mäßige Hypokinese der linken Körperseite. Amplitudenreduktion im Finger-Tapping links. Mäßige Bradydiadochokinese der linken Hand. Im

Vorhalteversuch leichter, aber deutlich erkennbarer Haltetremor der Finger links mit zunehmender Intensität. Keine Paresen. Keine Pyramidenbahnzeichen. Muskeleigenreflexe seitengleich. Aufstehen flüssig. Dezent gebundene Körperhaltung. Beim Gehen wird das linke Bein nachgezogen. Fehlendes Mitschwingen des linken Armes. Ein Wendeschritt. Verminderung des Vibrationsempfindens bimalleolär auf 6/8. Ansonsten keine sensiblen Ausfälle. Retropulsions-Test negativ.

Psychischer Befund

Wach, allseits orientiert. Keine Störung der Mnestik. Kognitiv nicht eingeschränkt. Formales Denken geordnet und flüssig. Inhaltlich keine Halluzinationen, kein Wahn. Affektiv etwas niedergestimmt, jedoch im Kontakt adäquat anregbar und ausreichend schwingungsfähig. Keine Selbstgefährdung.

Diagnose

Idiopathisches Parkinson-Syndrom vom Äquivalenztyp, Stadium I nach Hoehn und Yahr.

Verlauf und Therapie

Zielparameter der Therapie
Die Patientin definierte die für sie wichtigen Zielparameter der Therapie: Tremorunterdrückung und Erhalt einer möglichst flüssigen konstanten Beweglichkeit im beruflichen Alltag. Sie entschied sich, ihre Erkrankung im beruflichen Umfeld nicht öffentlich zu machen. Während des Gespräches wurde deutlich, dass der Partner offensichtlich Schwierigkeiten hatte, die Diagnose der Ehefrau zu verarbeiten. Die Patientin war inzwischen sehr gut über medikamentöse sowie nichtmedikamentöse Therapiemöglichkeiten informiert. Sie äußerte den Wunsch, auch in Zukunft im Rahmen von Praxisbesuchen ihre eigenen Recherchen zum Thema Therapie offen diskutieren zu wollen. Sie wolle sich trotz Krankheit und zu erwartender Einschränkung der Beweglichkeit so gut wie möglich »normal« in ihrem Leben bewegen und arbeiten können.

Therapiebeginn
Bei der Erstvorstellung hier im März 2015 wurde DGN-Leitlinenkonform die Therapie mit 1 mg Rasagilin begonnen und bei nach sechs Wochen unzureichendem Effekt auf die Symptomatik Rotigotin in aufsteigender Dosierung bis 6 mg/Tag hinzugenommen. Es erfolgte die ausführliche Aufklärung über die Nebenwirkungen von Dopaminagonisten einschließlich des Hinweises auf eine mögliche Einschränkung der Reaktionsfähigkeit. Zusätzlich wurden Physiotherapie und Ergotherapie zur Verbesserung der Motorik und Koordination verordnet. Die Patientin betätigte sich bei Erstvorstellung hier bereits sportlich. Der Vorschlag zur Kontaktaufnahme zu einer Patientengruppe berufstätiger Parkinsonpatienten wurde von der Patientin ambivalent aufgenommen.

Es wurden Kontrolltermine in zunächst 6–8-wöchigen Intervallen vereinbart.

Bei der Kontrolluntersuchung im Juli 2015 war die motorische Symptomatik deutlich gebessert. Nebenwirkungen der Therapie waren nicht aufgetreten. Sie fühlte sich subjektiv gut beweglich, lediglich der Tremor störte sie im Alltag etwas. Der Ehemann hatte sie nach Bestätigung der Diagnose verlassen. Dies hatte die Symptomatik zwischenzeitlich etwas verstärkt. Sie habe dann aber für sich eine individuelle Copingstrategie entwickelt, die ihr zunehmend helfe: Der Krankheit hatte sie den Namen »Olaf« gegeben nach einer Zeichentrickfigur eines Comic-Filmes, die Bezeichnung »Parkinson« vermied sie. Des Weiteren hatte sie einen Personal Trainer für ein individuelles Kraft- und Koordinationstraining engagiert, einen Tanzkurs belegt und eine kognitive Verhaltenstherapie begonnen. Psychisch sei sie nach eigener Aussage jetzt, da sie sich aktiv betätige und um die Verarbeitung der Diagnose kümmerte, ausgeglichener. Sie wünschte die Frequenz der Praxisbesuche auf 2–3-mal pro Jahr zu begrenzen. *Kontrolluntersuchung*

Beim nächsten Besuch Anfang 2016 äußerte sie den Wunsch, aus praktischen und kosmetischen Gründen von dem transdermalen Agonisten zu einer oralen Medikation zu wechseln. Daraufhin wurde Rotigotin gegen Piribedil ausgetauscht. Hierunter kam es jedoch zu starker Übelkeit und Schwindelsymptomatik, sodass sie zu der vorherigen Rotigotin Medikation zurückkehrte. Die Pflasterapplikation wurde – optisch für sie verträglicher – 2 und 4 mg verteilt. *Orale Medikation*

Im weiteren Jahresverlauf traten immer häufiger motorische Fluktuationen auf, teilweise mit deutlichem »Wearing-OFF«. Dies wurde von ihr als große Beeinträchtigung empfunden. *Motorische Fluktuationen*

Als (weibliche) Führungskraft in einem (Männer dominierten) internationalen Stahlunternehmen stehe sie unter großer Beobachtung. Eine möglichst unbeeinträchtigte Fassade und ein reibungsloser Bewegungsablauf waren und sind der Patientin daher besonders wichtig. Es wurde daher ein Behandlungsversuch mit 2 x 50 mg L-Dopa/Benserazid/Tag durchgeführt. Da diese Medikation keinen ausreichenden Effekt hatte und jetzt gelegentlich sogar ein »Freezing of Gait« auftrat, wurde die Medikation auf 2 x 50 mg L-Dopa/Carbidopa/Entacapon umgestellt. Gleichzeitig wurde Rasagilin gegen 50 mg, im Verlauf dann 100 mg Safinamid ausgetauscht. Amantadin und Rotigotin wurden in der bisherigen Dosierung beibehalten.

Sie entschloss sich Ende 2016 zu einem stationären Aufenthalt in einer Parkinsonfachklinik mit komplementären Therapieangeboten. Sie fühlte sich nach der Entlassung mit der dort vorgenommenen medikamentösen Einstellung auf 4 x 75 mg L-Dopa/Carbidopa/Entacapon, 20 mg Budipin, Safinamid und Rotigotin sehr gut beweglich.

Im September 2017 kam es zu Durchfällen, als deren Ursache Entacapon identifiziert wurde. Nach Umstellung auf 200 mg L-Dopa/Benserazid plus 50 mg Opicapon/Tag unter Beibehaltung der übrigen Medikamente fühlt sich die Patientin bis heute gut beweglich ohne motorische Fluktuationen.

Die Rückenschmerzen und Schulter-Armschmerzen der anfänglichen Krankheitszeit hatten sich auf ein erträgliches Maß zurückgebildet, das keiner anderen medikamentösen Intervention bedurfte.

»Olaf« war in seine Schranken verwiesen!

Im Mai 2018 klagte sie über krampfartige Schmerzen im linken Fuß. Die neurologische Anamnese und Untersuchung ergaben keine Hinweise auf eine Parkinson-bezogene »ON«- oder »OFF«-Fußdystonie. Orthopädisch wurde ein Fersensporn vermutet und entsprechend therapiert. Wegen anhaltender Beschwerden erfolgte eine native Röntgenaufnahme des Fußes. Diese zeigte Frakturen des 2. und 3. Strahles des Mittefußes. Eine fußchirurgische Therapie wurde eingeleitet.

Diskussion

Jederzeit abrufbares Wissen im Internet

Der Umgang mit Krankheiten hat sich im Allgemeinen durch das jederzeit abrufbare Wissen im Internet in den vergangenen 20 Jahren grundlegend geändert. Der Informationsgrad in der Gesellschaft hat erheblich zugenommen. Das hat natürlich auch Einfluss auf das Patienten-Arzt-Verhältnis.

Gewohnt im privaten und beruflichen Leben Entscheidungen zu treffen und Verantwortung zu übernehmen, werden Menschen, die erkranken, mit Auftreten von Symptomen, die sie in ihrer autarken Lebensweise beeinträchtigen, hilflos gemacht. Auf der Suche nach Hilfe werden neben Arztbesuchen regelhaft auch Internet Recherchen betrieben. Wie wir aus der Praxis wissen, führt diese vom subjektiven Leidensdruck bestimmte Suche nicht immer zielsicher zur richtigen Diagnose.

Die Beschwerden unserer Patientin mit Schmerzen der Wirbelsäule, aber auch der linken Schulter, wurden von orthopädisch-chirurgischen Fachärzten bei als passend gewerteten bildmorphologischen Befunden symptomatisch konservativ, cervikal infiltrativ und lumbal operativ behandelt. Anzunehmen ist, dass der Schulter-Arm Schmerz links ganz wesentlich, die Lumbalgien möglicherwesie teilweise durch den nicht-erkannten M. Parkinson bedingt war. Die Patientin selbst hat durch ihre Internetrecherche wesentlich dazu beigetragen, dass die Parkinson-Erkrankung diagnostiziert wurde. Dies geschah jedoch später als wünschenswert für eine beruflich stark geforderte junge Patientin, die früh und schnell bestmöglich therapiert werden sollte. Die verzögerte Diagnose war zum einen bedingt durch die ausschließliche Fokussierung auf orthopädische Probleme, zum anderen durch die dann lange Wartezeit auf einen Termin in einer Ambulanz für Bewegungsstörungen. Des Weiteren verzögerte sich eine suffiziente Behandlung, da der weiterbehandelnde Neurologe eine Frühtherapie bei objektiv fehlenden ausgeprägten Symptomen (Stadium 1 nach Hoehn und Yahr) laut Patientin zu jenem Zeitpunkt nicht für nötig erachtete.

Verzögerte Diagnose

Patienten sind heutzutage durch das Internet mündiger und informierter. Dadurch bedingt sind sie selbstbestimmter und gestalten das Procedere oft mit. Das ist zwar nicht immer zielführend, kann aber auch sinnvoll sein, wie in diesem Fall. Ärztlicher Rückzug in ablehnende Positionen ist kontraproduktiv. In Zukunft wird sich wahrscheinlich die Behandlung von Patienten zunehmend im Sinne eines kooperativen Arzt-Patienten-Verhältnisses gestalten und dem Arzt mehr als heute die Rolle des kritisch moderierenden Wissensvermittlers zu teil werden. Dies ist nicht immer einfach für den Behandler. Ein kooperatives Therapiebündnis zwischen Patient und Neurologe bildet jedoch sicher in den meisten Fällen die Grundlage für einen stabilen Verlauf. Komplikationen können dadurch frühzeitiger erkannt und spezifisch behandelt werden.

Kooperatives Arzt-Patienten-Verhältnis

Die im vorliegenden Fallbericht geschilderte Betroffene repräsentiert diesen Typus von Patient/Patientin, die in zunehmender Weise in neurologische Praxen kommen.

Der geschilderte Fall beinhaltet verschiedene Aspekte, mit denen Neurologen in der Praxis in der Behandlung von Parkinson-Patienten häufiger konfrontiert sein dürften.

Zum einen eine Fokussierung auf orthopädische Probleme bei einseitigem Schulter/Arm-Schmerz, insbesondere dann, wenn bildmorphologisch degenerative Veränderungen an der Wirbelsäule passend oder scheinbar passend sind. Nicht berücksichtigt wird dann häufig, dass diese Beschwerden typische Frühzeichen eines Parkinson-Syndroms sein können und es so zu einer Verzögerung in der Diagnosestellung Parkinson kommt. Die Patientin hatte über mehrere Jahre starke Schmerzen, zunächst im Wirbelsäulenbereich, dann in der linken Schulter. Muskuloskelettale Schmerzen sind die häufigste Schmerzform bei Parkinson-Patienten und Orthopädie die Fachrichtung, die am häufigsten Schmerzen bei Parkinson-Patienten behandelt (Buhmann et al. 2017). Die konservativen (Analgetika) und die operative Therapie waren letztlich nicht erfolgreich. Erst nach Beginn der Anti-Parkinson-Therapie kam es dann zu einer anhaltenden Linderung der Schmerzen. Zum Thema der Schmerzbehandlung bei Parkinson finden sich in der Literatur nur wenige in der Praxis hilfreiche Empfehlungen (z. B. Buhmann et al. 2018). Nichtmotorische Symptome (NMS) mindern die Lebensqualität bei Parkinson-Patienten häufig stärker als motorische Symptome (Barone et al 2009) und basierend auf den Empfehlungen der Internationalen Movement Disorder Society (MDS) sind EBM-basierte Therapieempfehlungen erarbeitet worden. Im Update der MDS 2018 (Fox et al. 2018) finden sich Empfehlungen zur Behandlung der NMS bei Patienten mit IPS.

Verzögerung in der Diagnosestellung

Anti-Parkinson-Therapie

Zum anderen zeigt der Fall, dass mündige und (auch durch das Internet) aufgeklärte Patienten oft selbst mit »Diagnosestellungen« in unsere Praxen kommen. Ein pauschales Ablehnen von »Internetwissen« bei Patienten ist in der heutigen und insbesondere zukünftigen Arzt-Patientenbeziehung nicht hilfreich. Ein dritter Aspekt dieses Falles ist die bis heute immer wieder vorkommende fehlende Therapieeinleitung nach Diagnosestellung durch den Arzt bei vermeintlich nicht relevanter Beeinträchtigung durch die Erkrankung. Dies kann verschiedene Gründe haben, oft aus Sorge vor Nebenwirkungen der Medikation, oder man möchte »sein Pulver zu früh verschießen« (»wait and watch policy«) oder auch aufgrund von Bedenken der Patienten »vor Chemie«. Es ist jedoch gezeigt worden, dass gerade zu Beginn der Erkrankung die relative Verschlechterung am größten ist und

»Internetwissen«

unbehandelte Patienten bereits neun Monate nach Diagnosestellung eine signifikant schlechtere Lebensqualität haben als behandelte (Grosset et al 2007). Dies ist besonders nachteilig, wenn es um junge, dynamische Patienten mit hohen Anforderungen im familiären und beruflichen Umfeld geht, d. h., wenn die Erkrankung die Patienten früh und in dieser »vulnerablen« Lebensphase trifft.

Aktive Mitwirkung der Patientin bei der Diagnosefindung

Gerade junge Patienten haben häufig deshalb den Druck, die Energie, aber auch die psychischen und physischen Kapazitäten, durch aktive Mitarbeit ihre Erkrankung alltagstauglich in den Griff zu bekommen. So hat unsere Patientin nicht nur aktiv an der Diagnosefindung mitgewirkt, sondern sich intensiv sportlich betätigt, psychologische Hilfe bei der Verarbeitung der Erkrankung der dadurch bedingten veränderten Lebensumstände geholt und für sich eine Coping Strategie entwickelt, mit der Bezeichnung »Olaf« statt »Parkinson«, um sich von der Erkrankung auch begrifflich nicht vereinnahmen zu lassen.

Probleme der Versorgungsstruktur

Der Fall weist auch auf ein Problem in der Versorgungsstruktur für Parkinson-Patienten hin. Auf der Suche nach einer auf Parkinson spezialisierten Behandlungsstelle wurde die Patientin im Internet fündig, wartete dann aber zehn Monate auf einen Untersuchungstermin in einer Bewegungsambulanz. Dies ist zwar eine im europäischen Vergleich übliche Wartezeit für neurologische Spezialambulanzen. Für die Betroffenen ist dies jedoch eine Zeit, in der eine Krankheit unbehandelt bleibt und sich große Unsicherheit und Ängste manifestieren können. Eine prädiagnostische Zeit mit fortschreitender Symptomatik wie im vorliegenden Fall von rückblickend mindestens drei Jahren ist in der Praxis nicht ungewöhnlich. Hier wird nochmals deutlich, dass trotz hohem Aufklärungsgrad einer kognitivintellektuellen Patientin auch eine dem deutschen Gesundheitssystem immanente Ressourcenknappheit an Bewegungsstörungszentren Anteil an einem verzögerten Therapiebeginn hat. Kurz gesagt, es gibt in Deutschland 2018 zu wenig solcher Ambulanzen/Zentren für Bewegungsstörungen, um der wachsenden Anzahl der Parkinson-Patienten gerecht zu werden (Heinzel et al. 2018).

Da die Anzahl der Parkinson-Patienten in den nächsten Jahren epidemiologisch bedingt zunehmen wird, sind alle in der Behandlung und mit der Betreuung der Erkrankten befassten Berufsgruppen gefragt, die bestehenden Konzepte anzupassen. Drohender Fachärztemangel in Praxen, Pflegenotstand, zunehmende Single-Haushalte und damit Wegfall familiärer Unterstützungsstrukturen sind nur einige Probleme, die sich in den nächsten 20 Jahren als Herausforderungen für alle im Gesundheitswesen Tätigen und die Gesellschaft ergeben. Die momentanen Strukturen der Versorgung können diese bereits in Anfängen erkennbare Situation nicht auffangen. Dabei wäre es sinnvoll und erhellend, wenn nicht notwendig, einen Blick in andere Systeme wie z. B. das der Niederlande zu werfen. Hier besteht beispielsweise in Nijmegen mit »parkinsonnet« ein Netzwerk mit über 3.000 Helfern, vom Neurologen über Physio- und Ergotherapeuten, Logopäden und Pflegekräften, unterstützt von der holländischen Parkinson-Patientenbewegung und wissenschaftlich begleitet durch die Universität Nijmegen (www.parkinsonnet.info).

In Deutschland gibt es neue Ansätze der Versorgung, die vielversprechend sind. Ein Beispiel ist die ambulante Video-unterstützte Therapie, die in zunehmenden Maß von den Krankenkassen genutzt wird. Auch »Wearables« und »Apps« gewinnen an Bedeutung, da Bewegungsprofile den Behandlern einen Überblick über den Tag oder eine Woche vermitteln können, um so die Therapie den Bedürfnissen der Patienten und dem Krankheitsverlauf anzupassen (Klucken et al. 2019). Neben der Entwicklung neuer Medikamente sind es diese technischen Helfer, die uns vor allen Dingen den Verlauf der fortgeschrittenen Krankheit zwischen den Praxisbesuchen verstehen hilft. Ferner wurden bereits erste spezifische Tageskliniken für Parkinson-Patienten in Deutschland etabliert, um ein Angebot für die Patienten zu schaffen, die für eine rein ambulante Versorgung zu (zeit)aufwändig sind, aber noch nicht zwingend stationär behandelt werden müssen (Frundt et al. 2018).

Neue Ansätze der Versorgung

In späteren Krankheitsstadien besteht die Problematik, dass Patienten nach Umzug in ein Pflegeheim aus der zuvor etablierten Versorgungsstruktur herausfallen. Oft endet damit auch die neurologische Behandlung in der bisherigen Praxis. Komplikationen sind dann die Regel. Hausärzten werden ein komplexes Therapiemanagement und erhebliche Behandlungskosten unter dem Damoklesschwert eines Regresses zugemutet. Insbesondere die Weiterführung einer komplexen Therapie im weit fortgeschrittenem Krankheitsstadien ist dann gefährdet. Natürlicher Krankheitsverlauf in Kombination mit externen Faktoren führen regelhaft zu Komplikationen. Der im August 2018 gefasste Beschluss der Landesregierung NRW, die Gründung einer Pflegekammer wie schon in einigen Bundesländern bestehend zu unterstützen und damit eine Aufwertung dieses Berufes zu betreiben, ist ein kleiner Hoffnungsschimmer in Richtung einer Verbesserung der Pflegesituation. Damit besteht die Möglichkeit von Beginn an sinnvoll vernetzte Therapiestrukturen im ambulanten und Heimsektor zu schaffen. Den Betroffenen käme es zugute und die Kosten für die Behandlung von Komplikationen durch unzureichende Pflege könnten gesenkt werden. Eine sinnvoll vernetzte Versorgungsstruktur ist in der Lage, den Anforderungen der wachsenden Patientenzahlen gerecht zu werden (Eggers et al. 2018) Dabei sind technische Systeme und patientennahe Betreuung durch zu Spezialnurses ausgebildete MFA von wesentlicher Bedeutung. Erste Entwicklungen in diese Richtung zeichnen sich ab (Kruger et al. 2017). Krankenkassen und Politik bewegen sich in der ihnen eigenen Dynamik in die grundsätzlich richtige Richtung.

Sinnvoll vernetzte Versorgungsstruktur

Es bleiben aber trotz neuer Ansätze gegenwärtig und in absehbarer Zukunft erhebliche Probleme und Engpässe in der ambulanten Versorgung von Parkinson-Patienten bestehen. Es gibt viel zu tun!

Literatur

Barone P, Antonini A, Colosimo C et al. (2009) The PRIAMO study: A multicenter assessment of nonmotor symptoms and their impact on quality of life in Parkinson's disease. Mov Disord 24(11): 1641–1649.

Buhmann C, Ip CW, Oehlwein C et al. (2018) Parkinson Disease and Pain – diagnostic and therapeutic approaches to a challenging non-motor symptom. Fortschr Neurol Psychiatr 86(S 01): S48–S58.

Buhmann C, Wrobel N, Grashorn W et al. (2017) Pain in Parkinson disease: a cross-sectional survey of its prevalence, specifics, and therapy. J Neurol 264(4): 758–769.

Eggers C, Dano R, Schill J et al. (2018) Patient-centered integrated healthcare improves quality of life in Parkinson's disease patients: a randomized controlled trial. J Neurol 265(4): 764–773.

Fox SH, Katzenschlager R, Lim SY et al. (2018) International Parkinson and movement disorder society evidence-based medicine review: Update on treatments for the motor symptoms of Parkinson's disease. Mov Disord 33(8): 1248–1266.

Fründt O, Mainka T, Schonwald B et al. (2018) The Hamburg Parkinson day-clinic: a new treatment concept at the border of in- and outpatient care. J Neural Transm (Vienna) 125(10): 1461–1472.

Grosset D, Taurah L, Burn DJ et al. (2007) A multicentre longitudinal observational study of changes in self reported health status in people with Parkinson's disease left untreated at diagnosis. J Neurol Neurosurg Psychiatry 78(5): 465–469.

Heinzel S, Berg D, Binder S et al. (2018) Do We Need to Rethink the Epidemiology and Healthcare Utilization of Parkinson's Disease in Germany? Front Neurol 9: 500.

Klucken J, Gladow T, Hilgert JG et al. (2019) Wearables in the treatment of neurological diseases-where do we stand today? Nervenarzt 90(8): 787–795.

Kruger R, Klucken J, Weiss D et al. (2017) Classification of advanced stages of Parkinson's disease: translation into stratified treatments. J Neural Transm (Vienna) 124(8): 1015–1027.

6 Der zitternde Patient

David Pedrosa[7]

Zusammenfassung

Tremor stellt eines der motorischen Kardinalsymptome beim idiopathischen Parkinson-Syndrom (IPS) dar und ist gleichzeitig ein Leitsymptom für wichtige Differenzialdiagnosen. Eine ausführliche Anamnese und die körperliche Untersuchung sind Grundpfeiler zur Einschätzung zugrundeliegender Erkrankungen eines Tremors. In den allermeisten Fällen gelingt bei Parkinson-Patienten bereits klinisch die Abgrenzung zu anderen Tremorformen, wie bspw. dem essenziellen Tremor oder einem symptomatischen Tremor im Rahmen zerebellärer Schädigungen. Bei dem vorgestellten Patienten zeigte sich im Alter von ca. 60 Jahren ein Tremor beider oberen Extremitäten, der angesichts einer ungewöhnlichen Manifestation und des langsamen Verlaufs zunächst ätiologisch nicht sicher zugeordnet werden konnte. Es erfolgten unterschiedliche Therapieversuche, bis durch das Auftreten zusätzlicher Symptome und infolge der Ergebnisse apparativer Diagnostik ein IPS als wahrscheinlich angesehen werden musste. Erst durch eine Tiefe Hirnstimulation (THS) war es schließlich möglich, bei dem Patienten eine zufriedenstellende Linderung zu erreichen. An diesem Beispiel soll deutlich gemacht werden, dass Tremor im Rahmen eines IPS eine diagnostische und therapeutische Herausforderung darstellen kann, besonders wenn dieser unzureichend auf eine dopaminerge Medikation anspricht. In der Diskussion werden daher verfügbare Wirkstoffe und ihre Vor- und Nachteile dargelegt, aber auch die Problematik und Fallstricke der jeweiligen Anwendung erörtert.

Einleitung

Tremor ist eines der kardinalen Symptome in der Diagnosestellung eines IPS. Die Prävalenz von Tremor im Krankheitsverlauf wird dabei auf über 70 % geschätzt (Baumann 2012). Bereits anhand klinischer Untersuchungen lassen sich oftmals klassische Manifestationen des Zitterns feststellen: So weisen IPS Patienten überwiegend einen Ruhetremor mittlerer Frequenz und Intensität auf. Zusätzlich finden sich oftmals Haltetremores nach kurzer

> Tremor als eines der kardinalen Symptome in der Diagnosestellung eines IPS

---

7 **PD Dr. David Pedrosa**, Oberarzt, Klinik für Neurologie, Universitätsklinikum Gießen und Marburg, Standort Marburg.

Zeit intendierter Haltebewegungen (engl.: »re-emergent tremor«). Jedoch kann eine alleinige klinische Zuordnung durch Überschneidungen mit anderen Tremor-Entitäten erschwert werden.

Besonders Patienten in frühen Stadien eines tremordominanten IPS stellen eine diagnostische Herausforderung dar, insbesondere bei sehr milder bis gar nicht feststellbarer hypokinetisch-rigider Symptomatik. Die apparative Diagnostik erleichtert in solchen Fällen die Diagnose eines IPS. Einerseits dienen elektrophysiologische Untersuchungen bspw. die Analyse der Tremor-Frequenz und besonders deren Variabilität der Abgrenzung zu einem essenziellen Tremor (di Biase et al. 2017). Andererseits kann die Gabe von Medikamenten wie L-Dopa beim IPS oder die Responsivität auf Alkohol beim essenziellen Tremor wichtige Hinweise auf die Genese eines Tremors liefern. Zudem erleichtern bildgebende Untersuchungen die weitere Eingrenzung. Beispielsweise lassen strukturelle MRT-Aufnahmen ereignete Ischämien oder degenerative bzw. entzündliche Erkrankungen des Gehirns im Falle eines symptomatischen Tremors erkennen oder es kann mittels Dopamintransporter-Szintigrafie (FP-CIT-SPECT; DaTSCAN®) die Dichte präsynaptischer Dopaminrezeptoren erfasst und damit der klinische Verdacht auf ein neurodegeneratives Parkinson-Syndrom erhärtet werden. Eine sorgfältige klinische Untersuchung und ggf. die zusätzliche apparative Diagnostik sind demnach die Grundlage für die Wahl einer den Bedürfnissen der Patienten zugeschnittenen Therapie.

Für eine bedarfsgerechte Therapie des Tremors beim IPS stehen unterschiedliche Substanzklassen und invasive stimulierende oder läsionelle Verfahren zur Auswahl. Neben der Reduktion der Tremoramplitude ist das Ziel die Verbesserung der Lebensqualität des Patienten. Dies wird einerseits durch die erneut gewonnene Funktion der zitternden Extremität erreicht, andererseits durch Reduktion des Stigmas, das der gut wahrnehmbare Tremor bedeutet. Die Therapieempfehlung sollte sich primär am Nutzen orientieren, aber auch an Nebenwirkungen, welche möglicherweise in Kauf zu nehmen sind. Im folgenden Beispiel soll anhand eines Patienten dargestellt werden, welche Therapiemöglichkeiten bei Parkinson-Tremor bestehen, aber auch deren Einschränkungen, die Behandler berücksichtigen sollten.

Falldarstellung

Anamnese

Der 66-jährige Patient stellte sich in unserer Sprechstunde für Bewegungsstörungen in Begleitung seiner Ehefrau zur Einschätzung weiterer therapeutischer Optionen des bestehenden IPS vor. Die endgültige Diagnose sei ca. 1,5 Jahre zuvor gestellt worden, allerdings habe bereits drei Jahre zuvor ein Ruhe- und Haltetremor in beiden Armen, überwiegend jedoch im linken Arm, eingesetzt. Das Zittern habe sich anfangs nur bei Aufregung oder Anstrengung gezeigt, im Laufe der Zeit jedoch kontinuierlich an Intensität zugenommen. Nach erstmaliger Vorstellung bei einem Neurologen sei angesichts fehlender hypokinetisch-rigider Symptomatik und einem für ein IPS eher ungewöhnlichen Haltetremor die Möglichkeit eines essenziellen Tremors erwogen worden. Ein erster Therapieversuch habe in der langsamen Eindosierung von Propranolol, einem nicht-selektiven -Blocker, bestanden. Diese war erwogen worden zur gleichzeitigen Therapie des Tremors, aber auch einer Tachyarrhythmia absoluta und auf eine Tagesdosis von 120 mg gesteigert worden. Über etwas mehr als ein halbes Jahr hatte dies jedoch zu keiner deutlichen Besserung geführt. Von einer höheren Dosis sei abgesehen worden, besonders wegen einer gelegentlichen arteriellen Hypotonie. Anamnestisch berichtete der Patient, über 30 Jahre zuvor an einer Myokarditis erkrankt zu sein, in deren Folge das Herz arrhythmisch schlage. Zusätzlich leide er als Folge der Myokarditis an einer zunehmenden dilatativen Kardiomyopathie. Er befinde sich demnach in regelmäßiger kardiologischer Behandlung und nehme u. a. eine orale Antikoagulation ein. Bei seinem Besuch in unserer Sprechstunde berichtete der Patient, dass die anschließende Therapie in der Einnahme von Primidon bestanden habe. Beginnend mit 62,5 mg, sei die Medikation binnen 7–10 Tagen auf 125 mg gesteigert worden. Er erinnere sich nicht genau an die Reduktion des Tremors, jedoch seien ihm die ausgeprägte Müdigkeit und die Konzentrationsprobleme erinnerlich, sodass er die weitere Einnahme des Wirkstoffs nach Rücksprache mit dem behandelnden Neurologen abgesetzt habe. Besonders habe der passionierte Autofahrer unter der Fahruntüchtigkeit gelitten. Im Anschluss seien unter der weiterhin bestehenden Annahme eines essenziellen Tremors erfolglose *OFF-Label* Therapieversuche mit Topiramat und Gabapentin erfolgt. Seiner Erinnerung zufolge seien etwa zur gleichen Zeit Zweifel an der Diagnose eines essenziellen Tremors aufgekommen, besonders aufgrund der damals zusätzlich auftretenden Symptome. So habe er auf der linken Körperseite eine verminderte Beweglichkeit festgestellt und es sei dort auch häufiger zu Schmerzen und Verkrampfungen gekommen.

Infolge der zusätzlichen Symptomatik sei ein FP-CIT-SPECT angefertigt worden, bei der sich eine Minderanreicherung in den rechten Basalganglien zeigte. Unter der Annahme eines möglichen Parkinson-Syndroms habe er eine dopaminerge Medikation bestehend aus Pramipexol begonnen und auf 2,1 mg tgl. gesteigert. Diese sei seither unverändert, jedoch nach Aussage des Patienten nicht sonderlich wirksam. Gleichwohl räumte der Patient ein, dass sich die fehlende Besserung überwiegend auf den Tremor beziehe. Das besondere Augenmerk des Patienten auf das Zittern äußerte sich ebenfalls während des gesamten Gesprächs, bei dem der Patient unentwegt seine linke Hand festhielt bzw. gezielte Bewegungen mit dieser Hand vermied. Zusätzlich gab er an, dass er sich eine Serie von »Schonhaltungen« und Verlegenheitsbewegungen antrainiert habe, um besonders unter fremden Menschen möglichst wenig von seiner Erkrankung preiszugeben und gab darüber hinaus an, dass das Stigma des Tremors für ihn das größte Problem darstelle. Mit dem Rigor bzw. der Bradykinese könne er gut leben bzw. fühle sich hierdurch kaum eingeschränkt.

Schließlich wurden zusätzliche Symptome bei dem Patienten erfragt. Übereinstimmend mit seiner Ehefrau berichtete er eine gedrückte Stim-

FP-CIT-SPECT (DaTSCAN®)

mung und dass es ihm zunehmend schwerfalle, sich zu Handlungen zu motivieren. Wann genau diese Antriebsminderung angefangen habe, wisse er nicht. Ebenfalls bestehe ein Interessenverlust und auch Durchschlafstörungen seien über die vergangenen Jahre aufgetreten. Schließlich bejahte er diverse nicht-motorische Symptome wie eine Obstipation sowie Symptome einer leichtgradigen orthostatischen Dysregulation.

Sozialanamnese

Der Patient sei gelernter Fernmeldetechniker und als solcher bis zu seinem 56. Lebensjahr tätig gewesen. Im Anschluss sei er aufgrund der bestehenden Herzerkrankungen berentet worden. Er lebe zusammen mit seiner Ehefrau in einer ländlichen Gegend und verbringe regelmäßig einen Teil des Jahres in Südeuropa, wo er ein Haus besitze. Er habe zwei erwachsene Kinder, die in seiner unmittelbaren Umgebung wohnten. Schließlich gab er an, dass es keine Fälle von Parkinson-Syndromen bei Angehörigen ersten Grades gäbe.

Klinischer Befund

Internistischer Befund: Rachen reizlos, keine Schwellung der Lymphknoten, seitengleiches vesikuläres Atemgeräusch; rhythmische Herzgeräusche, bandförmiges Holosystolikum mit Ausstrahlung in die Axilla (2/6), Abdomen weich ohne Resistenzen oder Druckdolenz, Peristaltik über allen Quadranten regelrecht, Nierenlager und Wirbelsäule nicht klopfdolent.

Neurologischer Befund: Wacher, bewusstseinsklarer und zu allen Qualitäten orientierter Patient. Kein Meningismus. Pupillen isokor, mittelweit und mit prompter direkter sowie indirekter Lichtreaktion beidseits. Konvergenz unauffällig. Sonstiger Hirnnervenstatus: Hypomimie, Dysarthrophonie sowie Hyposmie, darüber hinaus Hirnnerven unauffällig. Muskeleigenreflexe seitengleich mittellebhaft, Zeichen nach Babinski beidseits negativ. Keine Paresen oder Atrophien. Sensibilität unauffällig. Parkinson-Syndrom mit linksbetonter Bradydysdiadochokinese und Rigor. Weiterhin klein- bis mittelamplitudiger Ruhetremor mit einer Frequenz von 5–6 Hz und darüber hinaus mittel- bis hochamplitudiger Tremor nach länger dauernder Halteaktionen (»re-emergent tremor«). Bisweilen leichtgradiger Intentionstremor, beidseitig von geringer Amplitude. Kleinschrittig und nach vorne geneigtes Gangbild mit erhöhter Wendeschrittzahl. Keine posturale Instabilität.

Psychopathologischer Befund: Im Kontakt offen und freundlich, zeitweise läppisch. Keine Gedächtnis- oder Aufmerksamkeitsstörung. Stimmung gedrückt, gering reduzierte affektive Schwingungsfähigkeit. Antrieb reduziert. Der formale Gedankengang war geordnet und flüssig. Keine inhaltlichen Denkstörungen oder Ich-Störungen. Kein Anhalt für Zwangsgedanken, Tics oder pathologischen Ängste. Von suizidalen Gedanken klar distanziert. Kein Anhalt für akute Eigen- oder Fremdgefährdung.

Apparative Diagnostik in der Vorgeschichte

An dieser Stelle soll ein Überblick über die bisherige zusätzliche Diagnostik gegeben werden, die bei dem Patienten durchgeführt wurde.

Kranielle Magnetresonanztomografie

Schädelkalotte unauffällig. Keine verdächtigen Zonen erhöhter Signalintensität in den Mastoidzellen beidseits. Mäßige, symmetrische Erweiterung der basalen Zisternen, des Ventrikelsystems und der *Sulci* im Hemisphärenbereich. Keine Mittellinienverlagerung. Im periventrikulären Marklager beidseits punktförmige Zonen erhöhter Signalintensität in den T2-gewichteten Sequenzen, erniedrigter Signalintensität in T1-Wichtung, a. e. mikroangiopathisch. Einzelne Signalsteigerungen in der FLAIR periventrikulär. Die Substantia nigra lässt sich regelrecht darstellen. Keine Hypotrophie des Hirnstamms oder des Kleinhirns. In den Diffusionssequenzen keine Diffusionsstörung. Regelrechte Darstellung der hirnversorgenden Gefäße in der TOF-Angiografie. Keine Exkavation der Sella, keine Hypophysenvergrößerung. In der Zusammenschau keine Hinweise für eine sekundäre Ursache eines Parkinson-Syndroms.

Befund kranielle Magnetresonanztomografie

Laborchemische Untersuchungen

Kein Hinweis für Schilddrüsenerkrankungen oder schwer eingeschränkte Nierenfunktionsstörungen. Keine Blutbildveränderungen.

Befund laborchemische Untersuchungen

FP-CIT[8] SPECT (DaTSCAN®) zur Darstellung der zerebralen Dopamintransporter

Im schriftlichen Befund findet sich: »[…] Verminderung der präsynaptischen Strukturen der Basalganglien beidseits dorsal und rechts ventral. Der Befund spricht aufgrund der Asymmetrie […] für ein primäres [idiopathisches] Parkinson-Syndrom«.

Angesichts des klinischen Befundes, dieser Ergebnisse sowie bei gleichzeitig fehlenden Warnsignalen (engl.: »red flags«) für ein atypisches oder symptomatisches Parkinson-Syndrom und absoluten Ausschlusskriterien (Postuma et al. 2016) wurde demnach die Diagnose eines wahrscheinlichen idiopathischen Parkinson-Syndroms gestellt.

Befund FP-CIT SPECT (DaTSCAN®)

Diagnose

Tremordominantes idiopathisches Parkinson-Syndrom mit Ruhetremor, re-emergent-Tremor und Intentionstremorkomponenten

---

8 ^{123}I–N–fluoropropyl-2-carbomethoxy-3-(4-iodophenyl)nortropane

Therapie und Verlauf

Weitere medikamentöse und invasive Therapien

Es wurde mit dem Patienten vereinbart, im Rahmen eines stationären Aufenthaltes weitere medikamentöse sowie invasive Therapieoptionen zu erörtern. Im Rahmen dieses Aufenthaltes erfolgte zunächst die formale Austestung der Wirksamkeit der dopaminergen Therapie. Dazu wurde die Medikation für 48 Stunden pausiert und anschließend eine einmalige Gabe von 200 mg schnell wirksamen L-Dopa (L-Dopa-Test) verabreicht. Trotz deutlichen Ansprechens von 64 Punkten im OFF auf 41 Punkte im ON (36 % Verbesserung) bestätigte sich der Eindruck des Patienten, dass die Wirkung des L-Dopa auf den Tremor deutlich geringer war als die auf die Bradykinese. Besonders der leichte Intentionstremor links zeigte sich annähernd unverändert. Auch eine kontinuierliche Beobachtung der Wirkung über 72 Stunden (»Bewegungsbogen«) untermauerte diesen Eindruck, da keine Veränderung des Tremors berichtet wurde, während Rigor und Hypokinese besonders in den Morgenstunden und gegen Abend zunahmen. Im Hinblick auf die bereits unternommenen medikamentösen Therapieversuche erschien eine Therapie mit Clozapin denkbar, da dies in einigen Fällen zu einer Besserung führen kann. Jedoch stand der Patient dem angesichts notwendigen laborchemischen Kontrollen sehr skeptisch gegenüber. Da intensivierte medikamentöse Therapieverfahren wie eine Apomorphin- oder Dudopapumpe bei medikamentös therapierefraktärem Tremor nicht erfolgversprechend sind, wurde folglich die Option einer Tiefen Hirnstimulation (THS) als invasive Therapie angeboten. In der erweiterten präoperativen Diagnostik fanden sich insbesondere in der neuropsychologischen, psychiatrischen und kardiologischen Evaluation keine Kontraindikationen für eine THS. In der interdisziplinären Besprechung kamen alle beteiligten Fachdisziplinen überein, dass die Einschränkung durch die hypokinetische Symptomatik zwar vergleichsweise wenig wahrgenommen, jedoch deutlich einschränkend sein könnte, insbesondere bei zu erwartendem Fortschreiten. Daher wurde ein Zielpunkt vereinbart, der die Möglichkeit der Beeinflussung sowohl von hypokinetisch-rigider Symptomatik als auch des Tremors ermöglicht, der *Nucleus subthalamicus*.

Tiefe Hirnstimulation (THS)

Einige Wochen nach der erstmaligen stationären Aufnahme erfolgten in einem zweiten stationären Aufenthalt die präoperative Planung und die Elektrodenimplantation. In der klinischen Austestung während der Operation konnte bereits durch die Applikation geringer Stromimpulse eine deutliche Linderung des Tremors erreicht werden und es zeigte sich gleichzeitig ein positiver Effekt auf den Rigor und die Bradykinese. Der postoperative Verlauf und die weitere Versorgung gestalteten sich komplikationslos und der Patient konnte zufriedenstellend therapiert werden.

Diskussion

Tremor-Frequenz und -Amplitude

Tremor bezeichnet eine rhythmische, oszillierende Bewegung einer oder mehrerer Körperregionen. Eine Einteilung erfolgt anhand von Tremor-

Frequenz und -Amplitude sowie durch die Beschreibung von Situationen, in denen Zittern auftritt (Bhatia et al. 2018). In der überwiegenden Anzahl der Fälle findet sich bei für IPS typischem Ruhetremor oder »re-emergent tremor« eine Frequenz um die 4–8 Hz, die jedoch anders als beim essenziellen Tremor stark variieren kann (di Biase et al. 2017). Die Amplitude kann sich ebenfalls sehr heterogen zeigen, und zwar von kaum wahrnehmbar bis zu grobschlägig. Eine differenzierte Therapieempfehlung setzt die sorgfältige klinische Untersuchung voraus.

Die medikamentöse Therapie eines Parkinson-Tremors bedarf eines stufenweisen Vorgehens und geht oftmals über die standardmäßige Anwendung dopaminerger Substanzen hinaus. Der erste medikamentöse Ansatz sollte dennoch, analog der Leitlinie der Deutschen Gesellschaft für Neurologie, bei jungen Patienten in der Gabe eines Dopaminagonisten oder bei älteren Patienten von L-Dopa bestehen. Es empfiehlt sich zudem, die Therapie bereits frühzeitig beim Auftreten von Symptomen zu initiieren (Deuschl et al. 2012). Bleibt trotz ausreichender Dosierung über einen längeren Zeitraum eine deutliche Linderung des Tremors aus, sollte als nächster Schritt die Therapieerweiterung oder -umstellung mit der Patientin/dem Patienten besprochen werden. Dabei gilt es zunächst, das Ansprechen differenziert zu betrachten. Im Falle eines tremordominanten IPS mit ausgeprägten Symptomen ist ein Ansprechen auf Therapie als Veränderung der Tremor-Amplitude meist offensichtlich. Im Zweifel hilft die formale Testung im Rahmen des sog. »L-Dopa-Tests«, bei dem nach ausreichender Medikamenten-Karenz (siehe Halbwertzeiten der eingesetzten dopaminergen Wirkstoffe bzw. deren Formulierungen) eine Testdosis schnell resorbierbaren L-Dopas verabreicht wird. Vergleiche des UPDRS III (»motor score«) vor und nach Gabe der Medikation erlauben die Feststellung der Wirksamkeit sowohl für Tremor als auch für die Bradykinese. Liegt ausschließlich oder überwiegend ein Tremor vor, der sich unverändert auf L-Dopa zeigt, wäre als nächster Schritt der Ersatz der dopaminergen Medikation zu erwägen; bei Besserung einer Bradykinese jedoch bei gleichzeitiger unzureichender Therapie des Tremors stellt der zusätzliche Einsatz anderer Wirkstoffe einen sinnvollen nächsten Schritt dar.

Patienten mit einem IPS können an zusätzlichen Erkrankungen leiden sowie nicht-motorische Symptome aufweisen, die Kontraindikation für den Einsatz anderer Wirkstoffe darstellen. Die Empfehlung der weiteren Therapie hängt daher neben der Wirksamkeit maßgeblich von dem Nebenwirkungsprofil ab.

Nebenwirkungen limitieren insbesondere den Einsatz von Anticholinergika, die bereits von Charcot Ende des 19. Jahrhunderts zur Behandlung von Tremor eingesetzt wurden. Dem häufig recht guten Effekt auf Tremores bei Parkinson (Deuschl et al. 2016) stehen aufgrund der zentral anticholinergen Wirkung insbesondere bei älteren Patienten Nebenwirkungen wie kognitive Störungen oder Halluzinationen gegenüber. Am ehesten können Anticholinergika bei jüngeren Patienten ohne relevante kognitive Einschränkung mit anderweitig nicht behandelbarem Tremor angewendet werden. Die kognitiven Funktionen sollten unter der Therapie überwacht und vor dem

Einsatz eine obstruktive Blasenstörung (Prostataadenom) ausgeschlossen werden. Eine Sonderform stellt das Clozapin dar, das als atypisches Neuroleptikum neben der Antagonisierung der serotoninergen Signaltransmission ebenfalls einen anticholinergen Effekt zeigt. Anders als klassische Anticholinergika kann es im Falle einer zusätzlichen Demenz bei IPS oder bei visuellen Halluzinationen hilfreich sein, aber auch bei älteren Patienten Anwendung finden. Jedoch sollte vor dem Einsatz der Patient aufgeklärt werden, dass regelmäßige EKG- und Blutbild-Kontrollen notwendig sind. Im Falle des oben geschilderten Patienten hätte die bestehende kardiale Vorerkrankung demnach eine relative Kontraindikation dargestellt. Der zweite Botenstoff im Gehirn, der einen Ansatzpunkt für die Behandlung eines Tremors bietet, ist Gamma-Aminobuttersäure (GABA). Zwar liegen wenige Studien für den Einsatz bei Tremor im Rahmen eines IPS vor, jedoch ist besonders bei Halte- oder Intentionstremores der Einsatz von Primidon prinzipiell denkbar, wenngleich die Datenlage sehr spärlich ist (Deuschl et al. 2016). Als Antikonvulsivum entwickelt, wirkt es an GABA-Rezeptoren und verhindert möglicherweise Synchronisierungsvorgänge während des Tremors (Pedrosa et al. 2012).

Unerwünschte Wirkungen Unerwünschte Wirkungen wie Müdigkeit, Antriebslosigkeit und Schlafattacken machen indes ein sehr langsames Eindosieren notwendig. Im Falle des oben vorgestellten Patienten hätte möglicherweise der Einsatz eines Saftes zu einem langsameren Titrieren der Wirkung geführt und damit eine erfolgreiche Therapie des Tremors ermöglicht. Andererseits ist analog zu Anticholinergika auch bei dieser Behandlung Vorsicht geboten, da kognitive Einschränkungen potenziert werden können. Außerdem sollten die zahlreichen Interaktionen bedacht werden, die die Einsatzmöglichkeiten dieses Wirkstoffs beschränken. In unserem Beispiel könnte es zu einer schnelleren Verstoffwechslung der bestehenden oralen Antikoagulation führen, und damit wären zusätzliche Gerinnungskontrollen erforderlich gewesen. Der dritte und letzte zentralnervöse Ansatzpunkt zur Behandlung von Tremor sind NMDA-Rezeptoren. Es ist anzunehmen, dass die Wirkung von Budipin auf den Antagonismus an diesem Rezeptor zurückzuführen ist. Einige Studien legen zwar eine gute Wirkung sowohl auf Tremor als auch auf die Bradykinese nahe, allerdings traten diverse Fälle schwerer kardialer Nebenwirkungen auf, was eine engmaschige EKG Kontrolle notwendig machte und eine Kontraindikation bei etlichen Patienten darstellte. Inzwischen wurde Budipin aufgrund der Entstehung von Benzol im Herstellungsprozess vom Hersteller vom Markt genommen.

Schwere kardiale Nebenwirkungen

Betablocker als Option zur symptomatischen Therapie des posturalen (Halte-)Tremors Betablocker, insbesondere nicht-selektive wie Propranolol (Deuschl et al. 2012; Deuschl et al. 2018) sind eine Option zur symptomatischen Therapie des posturalen (Halte-)Tremors von ausgewählten Parkinson-Patienten. Während im Gegensatz zu oben genannten Alternativmedikamenten zentral-nervöse Nebenwirkungen weniger problematisch sind, sollten insbesondere nicht-selektive ß-Blocker bei zusätzlich bestehenden obstruktiven Lungenerkrankungen oder, wie im Falle des hier beschriebenen Patienten, Vorliegen einer Herzerkrankung nicht oder nur mit Vorsicht angewendet werden. Es empfiehlt sich außerdem eine langsame Dosisfindung, besonders bei niedrigem Blutdruck oder bei orthostatischer Dysregulation. Schließlich ist die erektile Dysfunktion als unerwünschte Wirkung zu thematisieren, welche oftmals erst auf explizite Nachfrage Erwähnung findet.

Die unterschiedlichen Substanzen sowie eine Auswahl von Nebenwirkungen und die möglichen Einsatzgebiete finden sich auch zusammengefasst in Abbildung 6.1. Diese Abbildung stellt die Erfahrung des Autors in der Behandlung von Tremores bei IPS dar und basiert nicht auf Studienergebnissen.

Erektile Dysfunktion als unerwünschte Wirkung

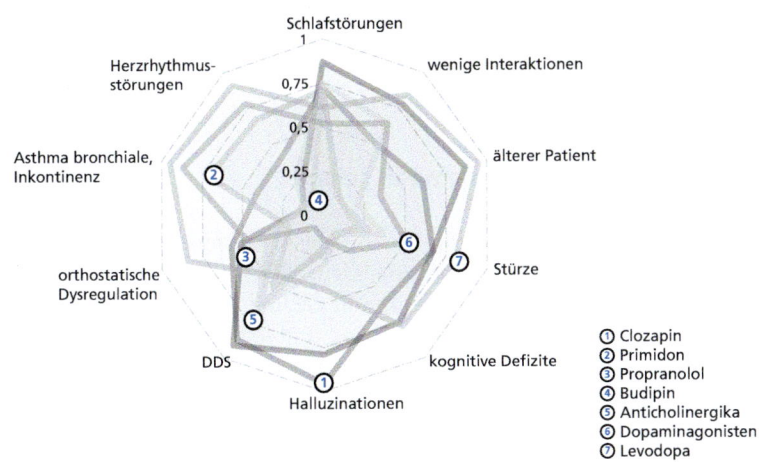

Abb. 6.1: Symptome, Komorbiditäten und Eigenschaften von Parkinson-Patienten mit Tremor sowie das Risiko des Einsatzes der unterschiedlichen Wirkstoffe. Ein geringer Wert bedeutet, dass bei dem Symptom/Merkmal der Einsatz eher problematisch ist, während hohe Werte eine relative Unbedenklichkeit widerspiegeln (es handelt sich hierbei um Erfahrungswerte). Demnach ist zur Vermeidung einer unerwünschten Wirkung bzw. bei bestehendem Merkmal ein Präparat zu wählen, das einen möglichst hohen Wert aufweist.

In vielen Fällen gelingt jedoch die Linderung des Tremors mit den beschriebenen Wirkstoffen nicht oder es liegen Gründe vor, die eine Anwendung der vorgestellten Substanzen nicht ratsam erscheinen lassen. In solchen Fällen kann mit dem Patienten eine invasive Therapie besprochen werden. Das heutzutage am häufigsten angewendete Verfahren ist die THS. Nach stereotaktisch geführter Implantation von Elektroden können Hochfrequenz-Impulse appliziert werden, die wahrscheinlich zu einer Unterbrechung des hypersynchronisierten Netzwerks, das für Tremor verantwortlich ist, führen. Moderne Elektroden haben nicht nur unterschiedliche Kontakte, sondern bieten zusätzlich die Möglichkeit, diese differenziert anzusteuern und dadurch die Therapie bedarfsgerecht anzupassen. Drei Zielpunkte liegen vor und sollten idealerweise in einer interdisziplinären Konferenz in Abhängigkeit der anatomischen und chirurgischen Gegebenheiten, aber auch zusätzlicher Probleme und bisheriger Nebenwirkungen, ausgewählt werden. Etwas vereinfacht dargestellt ist im Falle eines IPS vom Äquivalenztyp i. d. R. der *Nucleus subthalamicus* (STN) der favorisierte Zielpunkt, da eine STN-THS neben dem Tremor auch wirksam auf die Symptome Akinese und Rigor ist und neben einer Reduktion motorischer Wirkfluktuationen und Dyskinesien zu einer Reduktion der Medikation führt. Im Falle eines reinen Tremors oder bei Gefahr zusätzlicher kognitiver Einschränkungen oder Impulskontrollstörungen kann die Elektrodenimplantation auch im vent-

THS als das am häufigsten angewendete Verfahren, wenn die Linderung des Tremors nicht gelingt

MRT geführter Fokussierter Ultraschall

rolateralen Thalamus erfolgen. Dieser Eingriff kann auch unilateral und bei älteren Patienten durchgeführt werden, hat aber keinen Effekt auf Akinese oder Rigor. Die Entscheidung, ob eine THS sinnvoll ist und der operative Eingriff selbst, sollte erfahrenen Zentren vorbehalten bleiben. Eine neue, in der Praxis jedoch noch nicht etablierte Methode stellt der MRT geführte fokussierte Ultraschall im Thalamus dar, mit dem ein Effekt auf den Tremor während der Intervention zunächst ausprobiert werden kann und bei dem perioperative Risiken wegfallen (Elias 2016). Ob und für wen eine solche Therapie, die als läsionelles Verfahren momentan nur einseitig beim tremordominanten Parkinson-Syndrom i. R. von individuellen Heilversuchen oder Studien angewendet werden kann, interessant sein könnte bzw. was die langfristigen Auswirkungen sind, bleibt abzuwarten, wenngleich die ersten Ergebnisse sehr vielversprechend sind.

Was hat der Autor aus diesem Fall gelernt?

Dieser Patient führte dem Autor vor Augen, wie schwerwiegend Tremor beim IPS sein kann und welch erhebliche Belastung er für Betroffene darstellen kann. Weiterhin beeindruckte die Geduld, nicht nur des Patienten, sondern auch des behandelnden Kollegens, und seine systematische Herangehensweise bei der Behandlung des Tremors bei dem Patienten.

Highlights

- Tremor stellt vielfach ein schweres Symptom mit deutlicher Einschränkung im Alltag vieler IPS Patienten dar.
- Medikamentöse Therapien von Tremor bei IPS gestalten sich oftmals herausfordernd und führen dabei in häufigen Fällen zu keiner zufriedenstellenden Symptomkontrolle.
- Wenn medikamentöse Behandlungen bei Patienten mit IPS zu keiner deutlichen Besserung führen, ist frühzeitig an invasive Therapieoptionen zu denken, um unerwünschte Arzneiwirkungen zu vermeiden und eine ausreichende Tremorreduktion zu erreichen.

Literatur

Baumann CR (2012) Epidemiology, diagnosis and differential diagnosis in Parkinson's disease tremor. Parkinsonism Relat Disord 18(1): S90–2.
Bhatia KP et al. (2018) Consensus Statement on the classification of tremors. from the task force on tremor of the International Parkinson and Movement Disorder Society. Mov Disord 33(1): 75–87.
Deuschl G et al. (2012) S1 Leitlinie zur Diagnostik und Therapie von Tremor. Leitlinien für Diagnostik und Therapie in der Neurologie. (https://www.dgn.org/images/red_leitlinien/LL_2012/pdf/030-011l_S1_Tremor_2012-verlaengert.pdf, Zugriff am 13.03.2020).
Deuschl G et al. (2016) S3 Leitlinie zur Diagnostik und Therapie des Idiopathischen Parkinson-Syndrom, Hrsg. Deutsche Gesellschaft für Neurologie. (https://www.

dgn.org/images/red_leitlinien/LL_2016/PDFs_Download/030010_LL_langfassung_ips_2016.pdf, Zugriff am 13.02.2020).

di Biase L et al. (2017) Tremor stability index: a new tool for differential diagnosis in tremor syndromes. Brain 140(7): 1977–1986.

Elias WJ (2016) A Trial of Focused Ultrasound Thalamotomy for Essential Tremor. N Engl J Med 375(22): 2202–3.

Pedrosa DJ et al. (2012) Essential tremor and tremor in Parkinson's disease are associated with distinct ›tremor clusters‹ in the ventral thalamus. Exp Neurol 237(2): 435–43.

Postuma R.B. et al. (2016) The new definition and diagnostic criteria of Parkinson's disease. Lancet Neurol 15(6): 546–8.

7 Wenn L-Dopa nicht hilft

Dirk Woitalla[9]

Zusammenfassung

L-Dopa-Test

Der L-Dopa-Test hat eine gewisse Bedeutung in der Diagnose und Differenzialdiagnose des Parkinson-Syndroms. Die Therapieeinleitung und Durchführung weiterer diagnostischer Verfahren wird vom Ergebnis dieses Tests abhängig gemacht. Dabei wird übersehen, dass dieser Test nur einen positiven prädiktiven Wert von 0,63 hat, seine Bedeutung daher für die Diagnose und Therapie relativiert werden sollte.

Einleitung

L-Dopa-Test zeigt nicht immer die erhoffte motorische Verbesserung

Die Erstbehandlung von Parkinson-Patienten führt nicht in allen Fällen zum erwünschten Erfolg. Die Bedeutung des L-Dopa-Tests für die Diagnose der Erkrankung wird von verschiedenen Autoren hervorgehoben. Im klinischen Alltag ist jedoch zu beobachten, dass der L-Dopa-Test nicht immer die erhoffte motorische Verbesserung zeigt und daraus Zweifel an der Diagnose abgeleitet werden. In diesem Zusammenhang ist auf die eingeschränkte Sensitivität und Spezifität nicht nur des L-Dopa-Tests, sondern auch der anderen zur Diagnose und Differenzialdiagnose genutzten Verfahren hinzuweisen. Dies gilt insbesondere für Patienten mit einem akinetisch-rigiden Subtyp der Erkrankung.

Falldarstellung

Anamnese

Anamnestisch war bei dem 54- jährigen Patienten erstmals drei Jahre vor dem Erstkontakt eine progrediente Verlangsamung der Beweglichkeit aufgefallen, die den Patienten bei der Verrichtung feinmotorischer Tätigkeiten beeinträchtigte. Ein Tremor wurde nicht beobachtet. Der Patient gab an, dass keine Seitenbetonung der Symptomatik vorgelegen habe. Autonome Störungen, die auf eine Beteiligung der urogenitalen Funktion oder eine

---

[9] **Prof. Dr. Dirk Woitalla**, Chefarzt Klinik für Neurologie, St. Josef Krankenhaus, Katholische Kliniken der Ruhrhalbinsel.

Störung der Blutdruckregulation hindeuten würden, wurden ebenfalls nicht berichtet.

Die allgemeine Bewegungsverlangsamung wurde auch von den Angehörigen festgestellt. Insbesondere beim Gehen fiel der Ehefrau auf, dass ihr Mann zurückblieb und das gemeinsame Schritttempo nicht halten konnte. Auch die beruflichen Tätigkeiten waren zunehmend erschwert, der Patient arbeitet als Maschinenschlosser in einem mittelständischen Betrieb.

Es erfolgte die Vorstellung beim Neurologen, nachdem der Hausarzt den Verdacht auf ein Parkinson Syndrom geäußert hatte. Der Neurologe behandelte unter dieser Verdachtsdiagnose zunächst mit einem Dopaminagonisten in aufsteigender Dosierung (Pramipexol bis 1,57 mg/Tag). Der Patient gab bei der stationären Aufnahme an, dass diese Therapie nicht zu einem befriedigenden Behandlungserfolg geführt habe. Er habe in dieser Zeit kognitive Einbußen verspürt, das Gefühl gehabt, nicht mehr klar denken zu können.

Der Neurologe entschloss sich in der Folge, das Pramipexol auszuschleichen und begann mit einer Therapie mit L-Dopa in einer Dosis bis 300 mg/Tag. Nach Aussage des Patienten habe auch diese Medikation nicht den erhofften Erfolg gezeigt und sei deshalb abgesetzt worden.

Es wurde eine I-123 FP-CIT SPECT (DaTSCAN®) Untersuchung angefertigt, die eine pathologische linksbetonte Verminderung der präsynaptischen Dopamintransporterdichte zeigte. Der Befund wurde als Nachweis einer Neurodegeneration interpretiert und vereinbar mit einem idiopathischen Parkinson Syndrom eingeschätzt und der Patient zur weiteren Diagnostik und Therapie in unserer Klinik vorgestellt.

I-123-CIT SPECT (DaTSCAN®)

Untersuchungsbefund

In der klinischen Aufnahmeuntersuchung zeigte sich ein rechtsbetonter Rigor, einhergehend mit einer Reduktion der Mitbewegungen der Arme, die sich beim Gehen und beim Pendeltest manifestierte. Die Ausführung alternierender Bewegungen war rechtsbetont im Sinne einer Bradydysdiadochokinesie reduziert. Bei dem Patienten fand sich kein Tremor.

In der Eigenanamnese bestanden lebhafte Träume, zum Teil mit Abwehrbewegungen, die von der Ehefrau bestätigt wurden. Der Patient war zum Zeitpunkt der stationären Aufnahme unbehandelt.

Therapie und Verlauf

Der Patient wurde im Rahmen der stationären Behandlung zunächst auf eine Gesamtdosis von 500 mg L-Dopa/Tag aufdosiert. Diese Therapie wurde mit der intravenösen Therapie mit Amantadin kombiniert. Unter dieser Therapie zeigte der Patient nach fünf Tagen eine signifikante Besserung des Rigors und der Hypokinesie. Amantadin wurde daraufhin oralisiert und der Patient aufgrund des Erkrankungsalters mit einem Dopaminagonisten (Piribedil) eingestellt. Nach der Entlassung aus der stationären Behandlung wurde in der weiteren ambulanten Behandlung das L-Dopa auf eine Tagesdosis von 300 mg reduziert und der Dopaminagonist in der Dosis erhöht (250 mg/Tag Piribedil).

In der ambulanten Kontrolluntersuchung drei Monate nach Entlassung gab der Patient eine zufriedenstellende Besserung seiner Symptome an, die dem klinischen Eindruck entsprach.

Diskussion

Der vorbeschriebene Patient verdeutlicht die Schwierigkeiten der Differenzialdiagnose des Parkinson-Syndroms. Neben einem idiopathischen Parkinson-Syndrom (IPS) vom akinetisch-rigiden Typ ist in erster Linie an eine Multisystematrophie vom Parkinson Typ (MSA-P) zu denken.

Diagnostische Kriterien der MSA-P

Die diagnostischen Kriterien der MSA-P umfassen neben einem unzureichend L-Dopa-responsiven Parkinson Syndrom autonome Störungen, die sich entweder als Blaseninkontinenz oder erektile Impotenz, oder als Störung der orthostatischen Blutdruckregulation mit einem systolischen Blutdruckabfall > 30 mm Hg nach orthostatischer Belastung manifestieren.

Autonome Störungen

Autonome Störungen sind kein Alleinstellungsmerkmal der Multisystematrophie, sie finden sich auch bei den meisten Patienten mit IPS (Barone et al. 2009). Die Häufigkeit und Schwere nicht-motorischer Symptome ist der bedeutendste Prädiktor für die Lebensqualität beim IPS (Barone et al. 2009). Im Unterschied zur MSA sind sie zu Beginn der Erkrankung meist nur diskret vorhanden, bzw. werden von den meisten Patienten nicht in den Vordergrund der Beschwerdesymptomatik gestellt. Insbesondere die Inkontinenz ist ein fakultativ auftretendes spätes Symptom des IPS, bei der MSA findet sie sich bereits früh im Krankheitsverlauf. Gleiches gilt für orthostatische Probleme, die beim IPS häufig erst nach der Einstellung auf Medikamente festgestellt werden.

Zu Beginn der Erkrankung ist eine sichere Unterscheidung zwischen beiden neurodegenerativen Parkinson-Syndromen auf Basis der klinischen Untersuchung nicht sicher möglich. Der therapeutische Nutzen der Stimulation des dopaminergen Systems wird dann als Kriterium hinzugezogen. Doch welche Therapieform, welche Dosis und welche Dauer der Therapie beweisen die mangelnde dopaminerge Responsivität?

L-Dopa-Test und Apomorphin-Test

Der L-Dopa-Test und auch der Apomorphin-Test werden üblicherweise als beweisend für die Diagnose eines IPS betrachtet. Der Apomorphin-Test wird üblicherweise (nach antiemetischer Vorbehandlung) mit aufsteigenden Dosen Apomorphin s. c. durchgeführt, der L-Dopatest entweder mit 200–275 mg L-Dopa als Einzelgabe oder bis 1.000 mg/Tag über einen längeren Zeitraum. Es wird oft übersehen, dass beide Testverfahren nur einen positiven prädiktiven Wert von 0,63 (L-Dopa-Test) bis 0,76 (Apomorphin-Test) haben und daher keine höhere Wertigkeit in der Differenzialdiagnose haben, als eine probatorische Standardtherapie mit L-Dopa über einen längeren Zeitraum. Dies gilt insbesondere für de-novo Patienten, bei denen der Test in der Differenzialdiagnostik von besonderer Bedeutung ist. In den

Leitlinien der DGN zum Parkinson Syndrom wird deshalb darauf hingewiesen, dass dieser Test nicht routinemäßig in der Differentialdiagnostik eingesetzt werden sollte (Diener 2012).

	Sensitivität IPS (Konfidenzintervall)	Spezifität IPS (Konfidenzintervall)
Apormorphin-Test	0.86 (0.78–0.94)	0.85 (0.74–0.96)
L-Dopa-Test, akut	0.75 (0.64–0.89)	0.85 (0.77–0.97)
L-Dopa, chronisch	0.91 (0.85–0.99)	0.95 (0.61–0.82)

Tab. 7.1: Sensitivität und Spezifität verschiedener Tests für das Vorliegen eines idiopathischen Parkinsonsyndroms

In den letzten Jahren wurde de prämotorischen Stadium der Parkinson Erkrankung viel Aufmerksamkeit zuteil. In diesem Zusammenhang haben die REM-Schlaf Verhaltensstörungen (RBD) eine große Bedeutung erlangt. 60–70 % der Patienten mit einer RBD entwickeln im weiteren Leben ein Parkinson Syndrom. Das Auftreten der RBD lässt sich differenzialdiagnostisch jedoch nicht verwerten, da es auch bei den Patienten mit MSA beobachtet wird.

Das DaTSCAN® ist ein bildgebendes Verfahren zur Darstellung der Dopamintransporter. Sie kennzeichnen die präsynaptische Integrität der dopaminergen Transmission und korrelieren mit dem dopaminergen Zellverlust beim M. Parkinson. Eine sichere Unterscheidung zu anderen atypischen neurodegenerativen Parkinson Syndromen ist jedoch nicht möglich, da bei diesen die präsynaptischen Strukturen ebenfalls in Mitleidenschaft gezogen werden. Das DaTSCAN® dient in erster Linie der Differenzierung zwischen einem essenziellen Tremor und einem tremordominanten Parkinson Syndrom.

Alternativ kann auch die MIBG-SPECT Untersuchung des Herzens angewandt werden, die entgegen der Vermutung die kardiale Minderinnervation beim M. Parkinson zeigt, jedoch eine intakte sympathische Innervation bei der MSA. Eine Abgrenzung ist nur gegenüber der MSA möglich, nicht den anderen atypischen Parkinson Syndromen. Die Verfügbarkeit des Tracers und die Erfahrung mit dieser Untersuchung limitieren ihren Einsatz im klinischen Alltag.

Die strukturelle Bildgebung zeigt bei einem Teil der Patienten mit MSA eine Signalabschwächung im lateralen Putamen (Putaminal rim sign) (Watanabe et al. 2002) und/oder eine kreuzförmige Hyperintensität im Mittelhirn (hot cross bun sign). Beim IPS werden Veränderungen im Bereich der S. nigra beobachtet, die als Schwalbenschwanzzeichen (swallow-tail sign) bezeichnet werden, jedoch einen hohen Standard der Bildauflösung im MRT voraussetzen (Schwarz et al. 2014).

Unabhängig von der diagnostischen Zuordnung ist es ärztliche Aufgabe und Herausforderung, durch geeignete medikamentöse Therapien eine Besserung der funktionellen Defizite bei den Patienten mit neurodegenerativen Erkrankungen im Bereich der Basalganglien zu erreichen.

Wir behandelten unseren Patienten aufgrund der frustranen Vorversuche mit L-Dopa zunächst mit dem NMDA Antagonisten Amantadin im Rahmen einer Infusionsbehandlung. Die Therapie wurde nach drei Tagen von einer erneuten Therapie mit L-Dopa gefolgt, um Wirkung und Nebenwirkung der Therapien auseinanderhalten zu können. Erstaunlicherweise führte die Kombination dieser Medikamente zu einem deutlichen Ansprechen der motorischen Symptome des Patienten. Es besserte sich insbesondere die Hypokinesie, aber auch der Rigor. In der Folge wurden die Bewegungen des Patienten deutlich flüssiger und führten zu einer Besserung der funktionellen Störungen.

NMDA Antagonismus
Das Konzept des NMDA Antagonismus beruht auf der Beobachtung der abnormal erhöhten Aktivität glutamaterger Rezeptoren beim IPS (Calbresi et al. 2000; Conn et al. 2005). Hierdurch werden sekundär die dopaminerge Transmission im direkten striato-pallidalen Pathway beeinflusst, aber auch einer vermehrten GABAergen Hemmung des Thalamus (Duty 2012). Möglicherweise erklärt dies den Behandlungserfolg der Therapie mit Amantadin.

Drei Dominanztypen
Das klinische Spektrum des IPS ist groß. Klassischerweise werden drei Dominanztypen differenziert:

- Tremordominanztyp
- Äquivalenztyp
- Akinetischer-rigider Dominanztyp.

Offensichtlich unterscheiden sich diese Typen auch in ihrer Pathologie, insbesondere hinsichtlich der gleichzeitig auftretenden Amyloidpathologie. Diese Veränderungen scheinen für die Prognose mitverantwortlich zu sein. Diese klinische Differenzierung hat bisher keinen Eingang in die differenzierte Therapie gefunden.

Während jüngere Patienten und jene, die unabhängig vom Alter einen Tremordominanztyp aufweisen, grundsätzlich stärker von der Therapie mit einem Dopaminagonisten profitieren, ist die Therapie mit L-Dopa, aber auch mit Amantadin, bei den akinetisch-rigid dominanten Phänotypen überlegen. Ob der klinische Phänotyp mit dem Auftreten bestimmter motorischer Komplikationen assoziiert ist, dieses Kriterium bestimmt die Auswahl der Wirkstoffgruppe bislang maßgeblich, ist nicht untersucht.

Das Fehlen dominanter autonomer Störungen und das positive Ansprechen auf die Therapie sprechen dafür, dass der von uns behandelte Patient unter einem IPS leidet. Allerdings muss der weitere Verlauf kritisch begleitet werden, um die Diagnosesicherheit zu erhöhen. Es ist zu erwarten, dass mit den Erkenntnissen der Biomarkerforschung weitere Subtypen der Parkinson Erkrankung definiert werden, die eine differenzierte und personalisierte Therapie erlauben.

Was hat der Autor aus diesem Fall gelernt?

Ich habe aus der Behandlung dieser Patienten gelernt, dass die endgültige diagnostische Zuordnung eines Krankheitsbildes zu Beginn einer neurodegenerativen Erkrankung mit einer großen Unsicherheit verbunden ist, aber dies das therapeutische Bemühen, die Symptome des Patienten zu lindern, nicht verhindern sollte. Dabei ist oftmals Geduld notwendig.

Highlights

- Neurodegenerative Parkinson-Syndrome können insbesondere zu Beginn große diagnostische Schwierigkeiten bereiten.
- Die etablierten diagnostischen Verfahren (L-Dopa-Test, Apomorphin-Test, Riechtest, Bildgebung, Schlaflabor zur Detektion von RBD) sind bei der diagnostischen Einordnung hilfreich, aber nicht beweisend.
- Die Behandlung von Parkinson-Patienten sollte sich nach dem klinischen Phänotyp ausrichten und erfordert einen ausreichenden Behandlungszeitraum und eine ausreichende Dosis, bevor der Behandlungserfolg beurteilt werden kann.

Literatur

Barone P, Antonini A, Colosimo C, Marconi R, Morgante L, Avarello TP, Bottacchi E, Cannas A, Ceravolo G, Ceravolo R, Cicarelli G, Gaglio RM, Giglia RM, Iemolo F, Manfredi M, Meco G, Nicoletti A, Pederzoli M, Petrone A, Pisani A, Pontieri FE, Quatrale R, Ramat S, Scala R, Volpe G, Zappulla S, Bentivoglio AR, Stocchi F, Trianni G, Dotto PD (2009) The PRIAMO study: A multicenter assessment of nonmotor symptoms and their impact on quality of life in Parkinson's disease. Mov Disord 24: 1641–1649 (http://www.ncbi.nlm.nih.gov/entrez/query.fcgi?cmd=Retrieve&db=PubMed&dopt=Citation&list_uids=19514014, Zugriff am 13.02.2020).

Calabresi P, Giacomini P, Centonze D, Bernardi G (2000) Levodopa-induced dyskinesia: a pathological form of striatal synaptic plasticity? Ann Neurol 47(4): 60–68.

Conn PJ, Battaglia G, Marino MJ, Nicoletti F (2005) Metabotropic glutamate receptors in the basal ganglia motor circuit. Nat Rev Neurosci 6(10): 77–198.

Diener H-C (2012) Leitlinien für Diagnostik und Therapie in der Neurologie. 5., vollst. überarb. Aufl. Stuttgart: Thieme. (http://deposit.d-nb.de/cgi-bin/dokserv?id=4054919&prov=M&dok_var=1&dok_ext=htm, Zugriff am 13.02.2020).

Duty S (2012) Targeting glutamate receptors to tackle the pathogenesis, clinical symptoms and levodopa-induced dyskinesia associated with Parkinson's disease. CNS Drugs 26(12): 1017 1032.

Schwarz ST, Afzal M, Morgan PS, Bajaj N, Gowland PA, Auer DP (2014) The »swallow tail« appearance of the healthy nigrosome - A new accurate test of Parkinson's disease: A case-control and retrospective cross-sectional MRI study at 3T. PLoS One 9(4): e93814.

Watanabe H, Saito Y, Terao S, Ando T, Kachi T, Mukai E, Aiba I, Abe Y, Tamakoshi A, Doyu M, Hirayama M, Sobue G (2002) Progression and prognosis in multiple system atrophy: an analysis of 230 Japanese patients. Brain: a journal of neurology 125(Pt 5): 1070–1083.

8 Der Patient mit Freezing

Ann-Kristin Hoffmann und Björn Hauptmann[10]

Zusammenfassung

»Freezing of Gait« ist eine häufige Ursache für Gangstörungen und Sturzereignisse

›Freezing of Gait‹ (FOG) ist eine häufige Ursache für Gangstörungen und Sturzereignisse bei Patienten mit idiopathischem Parkinson-Syndrom (IPS). Ein wichtiger Behandlungsschwerpunkt ist, neben der Optimierung der Pharmakotherapie, der Einsatz übender Therapieverfahren. In dem vorliegenden Fallbeispiel besteht sowohl ein dopa-sensitives OFF-Freezing als auch ein ON-Freezing, wobei die Optimierung der dopaminergen Medikation zunächst durch eine Zunahme einer Kreislaufdysregulation mit Verschlechterung des Gehens kompliziert war. Kern der übenden Therapieverfahren war die Auswahl und Erarbeitung geeigneter Cues sowie deren oftmals sehr schwieriger Transfer in den Alltag unter Berücksichtigung parkinsonspezifischer Therapiestrategien. Um eine für das Lernen der Cueing Strategien und den Transfer in den Alltag ausreichend hohe Repetitionsrate zu erreichen, erfolgte die nicht-medikamentöse Therapie streng zielorientiert und interdisziplinär unter Einbeziehung der Pflege und der Angehörigen. Zur Erlangung eines nachhaltigen Therapieeffektes in der Häuslichkeit sollte auch sektorenübergreifend ambulant ein koordiniertes interdisziplinäres Vorgehen gewählt werden, was zukünftig durch die Etablierung von regionalen Parkinsonnetzen gefördert werden könnte.

Einleitung

»Freezing of Gait« ist eine vorübergehend auftretende Blockade des Gehens

›Freezing of Gait‹ (FOG) ist eine vorübergehend auftretende Blockade des Gehens, die bei ca. 50–70 % der Patienten mit einem idiopathischen Parkinson-Syndrom innerhalb der ersten zehn Jahre nach der Diagnosestellung auftritt (Giladi und Nieuwboer 2008). ›Freezing of Gait‹ stellt zusammen mit der im Verlauf der Parkinson-Erkrankung schlechter werdenden Gleichgewichtsleistung eine wesentliche Sturzursache im Alltag dar. Patienten mit FOG sind nicht nur sturzgefährdeter, sondern haben auch ein höheres Risiko, sich relevant zu verletzen (Ziegler et al. 2017). Die damit

---

10 **Ann-Kristin Hoffmann,** Physiotherapeutin, Fachklinik für Parkinson und Bewegungsstörungen, Neurologisches Zentrum, Segeberger Kliniken.
Prof. Dr. Björn Hauptmann, Chefarzt, Fachklinik für Parkinson und Bewegungsstörungen, Neurologisches Zentrum, Segeberger Kliniken, Department Performance, Neuroscience, Therapy and Health, MSH – Medical School Hamburg.

oftmals einhergehende Angst vor Stürzen führt ebenfalls zu einer Reduktion der Wegstrecke, sozialem Rückzug, zunehmender Immobilität und eingeschränkter Lebensqualität (Martens et al. 2018a; Moore et al. 2007). Als typisches axiales Symptom korreliert FOG mit kognitiven Leistungseinbußen und eingeschränkter Prognose (Martens et al. 2018b).

FOG wird durch kognitiv fordernde und emotional belastende Situationen begünstigt (Martens et al. 2018) und tritt typischerweise in charakteristischen Situationen wie beim Starten des Gehens, bei Drehungen, in räumlicher Enge sowie bei Zielerreichung und auf offener Strecke auf (Fahn 1995).

> FOG wird durch kognitiv fordernde und emotional belastende Situationen begünstigt

Konzeptionell werden zwei Arten des ›Freezing of Gait‹ unterschieden. OFF-Freezing oder auch Dopa-sensitives Freezing kann in der Regel durch einen Ausgleich des zugrundeliegenden dopaminergen Defizits, also einer Optimierung der Medikation, erfolgreich reduziert oder vollkommen gelindert werden. Das ON-Freezing tritt zumeist in fortgeschrittener Krankheitsphase auf und spricht nur ungenügend auf dopaminerge Behandlung an. Vor allem bei dieser Freezingform spielt die nicht-medikamentöse therapeutische Intervention eine große Rolle, wobei immer auch pharmakotherapeutisch der Versuch einer Optimierung der Medikation unternommen werden sollte.

> OFF-Freezing und ON-Freezing

Therapeutisch werden zur Behandlung des FOG in erster Linie ›Cues‹ eingesetzt. Dabei wird der bei Parkinson-Patienten eher unbeeinträchtigte prämotorische Cortex durch externe Stimuli (Cues; cue: Signal, to cue: Hinweis geben) aktiviert, um dadurch die Bewegungsinitiierung über die geschädigten Basalganglien-abhängigen Strukturen wie der SMA kompensatorisch zu triggern. Technisch wird zwischen einem ›One-OFF-Cueing‹, das die Bewegungsinitiierung erleichtert, und einem ›Rhythmischen Cueing‹, das die Durchführung automatisierter Bewegungen unterstützt, unterschieden. In beiden Fällen können visuelle, akustische, taktile oder auch mentale Modalitäten als Cues genutzt werden (Ziegler et al. 2017).

> Einsatz von »Cues« bei therapeutischer Behandlung des FOG

Ziel der nicht-medikamentösen Therapie ist, die Aufmerksamkeit bewusst auf den Gang zu lenken und durch externe Cues eine Verbesserung der Gangsicherheit zu erreichen. Dafür muss zunächst ein für den Alltag passender Cue für den jeweiligen Patienten gefunden werden, was aus Sicht der Therapeuten normalerweise kein Problem darstellt. Aus unserer Erfahrung und im Einklang mit der Literatur ist es jedoch schwieriger, die für das Erlernen der Cues notwendig hohe Wiederholungsrate zu erreichen (Fietzek et al. 2014; Plotnik et al. 2014). Diese Problematik bezieht sich nicht nur auf die unter lerntheoretischen Gesichtspunkten sowohl im ambulanten als auch vollstationären Bereich oftmals unzureichende Anzahl an Therapieeinheiten pro Woche, sondern auch auf die teilweise herabgesetzte Leistungsfähigkeit der Patienten. Die notwendigen hohen Wiederholungszahlen mit erschwertem Transfer des Gelernten in den Alltag verzögern den Behandlungserfolg. Auch ist es für Patienten häufig sehr schwer, die gelernten Cues selbstständig in Alltagshandlungen umzusetzen. Vor allem in Dual-Task Situationen, wie z. B. dem Öffnen von Türen, dem Zubereiten von Mahlzeiten oder einer Unterhaltung während des Gehens, ergeben sich

> Externe Cues verbessern Gangsicherheit

deutliche Umsetzungsschwierigkeiten der gelernten Cues (Nieuwboer und Giladi 2013). Aus diesem Grund ist es wichtig, schon mit Therapiebeginn die Angehörigen zu schulen sowie, soweit es den vollstationären Bereich betrifft, auch das Pflegepersonal und die anderen Therapiebereiche in das alltagsbezogene Cue-Training einzubeziehen.

Zusammenfassend zeigt sich, dass für eine optimale Behandlung eines Patienten mit einem Freezing of Gait (FOG) zunächst die differentialdiagnostische Zuordnung bezüglich des Vorliegens eines dopaminsensitiven OFF-Freezing oder ON-Freezing getroffen werden muss. Im Falle des OFF-Freezing wird eine Optimierung der dopaminergen Medikation eine Verbesserung bringen, während bei Vorliegen eines ON-Freezing der Schwerpunkt auf übenden Therapieverfahren liegt. In diesem Fall muss ein Cue gefunden werden, der später in einem interdisziplinären Team sinnvollerweise unter Einbeziehung von Angehörigen beübt werden muss, um eine hohe Wiederholungsrate für einen optimalen Lernerfolg des Cues zu gewährleisten. Durch die Nutzung der Cues können die Freezing-Momente und die Sturzgefahr reduziert und eine verbesserte Gangsicherheit erreicht werden.

Falldarstellung

Anamnese

Verschlechterung der Gehfähigkeit

Der 82-jährige Herr H. wurde durch die behandelnde Neurologin wegen einer Verschlechterung der Gehfähigkeit stationär zur Parkinsonkomplexbehandlung (PKB) eingewiesen. Herr H. berichtet, dass er innerhalb der letzten Monate eine deutliche Verschlechterung des Gehens bemerkt habe. Eine gute Beweglichkeit würde immer seltener auftreten und die Phasen schlechter Beweglichkeit überwiegen. So habe er dann das Gefühl, dass die Beine plötzlich am Boden festkleben würden. Hierbei würde er ›Trippelschritte‹ machen und sehr schlecht ›vom Fleck kommen‹. Beim Gehen würden die Trippelschritte, insbesondere kurz vor dem Ziel bzw. wenn er mehrere Aufgaben gleichzeitig mache, auftreten. Auch habe er den Eindruck, dass das Gleichgewicht nachgelassen habe, sodass er ›nicht mehr einen Fuß vor den anderen‹ setzen könne. Stürze seien bislang nicht aufgetreten. Hinsichtlich nicht-motorischer Symptome beklagt Herr H. einen gelegentlich auftretenden Schwankschwindel beim Aufstehen, ein gehäuftes Wasserlassen im Sinne einer Dranginkontinenz und Nykturie sowie gelegentlich auftretende visuelle Verkennungen. Die weitere vegetative Anamnese ist bis auf eine Obstipationsneigung unauffällig.

Die Parkinson-Erkrankung sei vor zehn Jahren diagnostiziert worden, wobei erste Symptome mit einem Zittern der rechten Hand und einer allgemeinen Bewegungsverlangsamung schon mindestens ein Jahr vorher aufgetreten seien. Die Symptome hätten gut auf die initiale Medikation mit Pramipexol angesprochen. Aufgrund von Halluzinationen wurde dieses zuletzt vor vier Jahren reduziert.

Bei Aufnahme besteht eine Kombinationstherapie aus Pramipexol 1.05 mg/d, Levodopa/Benserazid 150 mg am Morgen, dreimal 150 mg Levodopa/Carbidopa/Entacapon (LCE) in vierstündigen Abständen sowie 200 mg retardiertes Levodopa/Carbidopa zur Nacht. Zusätzlich Einnahme von Hydrochlorothiazid 12,5 mg tgl. und Substitution von Vitamin B12 oral. Bedarfsweise Einnahme von Movicol.

Sozialanamnestisch ist zu erwähnen, dass der Architekt im Ruhestand zusammen mit seiner Ehefrau ein Einfamilienhaus bewohnt, in dem bis zum Eingang sechs Treppenstufen zu bewältigen seien, was bislang aber kein Problem bereitet hätte. Es bestünden kein Pflegegrad und bislang keine Hilfsmittelversorgung.

Klinischer Befund

Internistischer Befund: Größe 180 cm, 80 kg. Haut trocken. Pulmo seitengleich, vesikulär. Cor rein, rhythmisch. Abdomen weich, keine Druckdolenz, Peristaltik über allen vier Quadranten regelrecht, Nierenlager bds. sowie Wirbelsäule nicht klopfdolent.

Neurologischer Befund: Bekannte Hyposmie, Visus mit Lesebrille korrigiert, Gesichtsfeld fingerperimetrisch frei. Pupillen isokor, mittelweit mit prompter Lichtreaktion bds. Glatte Blickfolge, metrische Sakkaden. Geringe Hypomimie und Dysarthrophonie, sonst regelrecht. Im AHV und BHV weder Pronation noch Absinken, geringgradiger Haltetremor, kein Ruhetremor. Allseits volle Kraftgrade. Muskeleigenreflexe seitengleich mittellebhaft auslösbar, ASR bds. nicht erhältlich. Zeichen nach Babinski bds. negativ. Ausgeprägtes Rigorphänomen rechts > links. Rechtsbetonte Bradydysdiadochokinese, Rechtshändigkeit. Gangbild gebunden mit flektierter Haltung, leicht breitbasig, erschwerte Gangproben nicht möglich. Geringe posturale Instabilität. Versuch nach Romberg positiv. Pallhypästhsie malleolär 4/8, sonst keine sensiblen Defizite. Im Motorikteil III der UPDRS werden 34 Punkte erreicht.

Psychopathologischer Befund: Wach, bewusstseinsklar, zu allen Qualitäten orientiert. Im Kontakt offen und freundlich, affektiv schwingungsfähig, Antrieb nicht gemindert. Aufmerksamkeit und Konzentration orientierend nicht eingeschränkt. Gedächtnis orientierend intakt. Zurzeit keine visuellen Verkennungen und/oder Halluzinationen.

Diagnostik

In der Verhaltensbeobachtung und sensorgestützt mittels PKG™ (Parkinson's KinetiGraph®) bestätigt, zeigte sich eine insbesondere in den Morgen- und frühen Vormittagsstunden auftretende Minderbeweglichkeit sowie ein regelhaft auftretendes Wearing-OFF vor LCE Einnahme. Das von Herrn H. beklagte Freezing trat vorwiegend, aber nicht ausschließlich in diesen Phasen auf. In der vegetativen Funktionsdiagnostik (EKG, Langzeit-RR und Schellong-Test) zeigte sich eine morgendlich und nach den Mahlzeiten auftretende arterielle Hypotonie sowie eine orthostatische Dysregulation. Auffällig war in der Verhaltensbeobachtung eine damit einhergehende Verschlechterung des Gehens. Bei subjektiv wahrgenommener Gleichgewichtsstörung und leicht breitbasigem Gangbild sowie klinischen Zeichen einer distal symmetrischen PNP ergab die Elektrophysiologie (SEP, NLG) Hinweise auf eine allenfalls geringgradig ausgeprägte sensible Polyneuropathie. Die erweiterte Labordiagnostik ergab einen Vitamin B6 Mangel. In der Gleichgewichtstestung mittels Berg-Balance-Skala wurden bei Aufnahme 42 Punkte erreicht. Ein neuropsychologisches Screening mittels Montreal Cognitive Assessment (MoCA) ergab 27 von 30 Punkten.

Diagnose

Akinetisch-rigider Typ — Idiopathisches Parkinson-Syndrom vom akinetisch-rigidem Typ (ED 2008, EM 2007, Hoehn und Yahr III, Schwab und England 80%)

- mit geringgradigem Haltetremor
- ohne Demenz
- mit axialen Symptomen (Freezing of Gait (FOG) beim Starten, beim Drehen, in räumlicher Enge; Haltungsstörung; Dysarthrophonie)
- mit anamnestisch illusionären Verkennungen und Halluzinationen
- mit nicht-motorischen Symptomen (orthostatische Dysregulation, postprandiale Hypotonie, Hyposmie, Dranginkontinenz, Obstipation, Durchschlafstörung)
- ohne Impulskontrollstörung
- bisherige Therapie mit Pramipexol, L-Dopa, Entacapon, LCE
- keine bekannten Unverträglichkeiten

Z. n. Knie TEP rechts 2008, Gonarthrose links

Therapie und Verlauf

Medikamentöse Therapie: Unter der Vorstellung eines OFF-Freezing erfolgte zunächst die sukzessive Erhöhung der LCE Medikation auf vier vierstündige Intervalle von jeweils 175 mg beginnend um 7 Uhr. Das morgendliche Levodopa/Benserazid wurde somit gegen eine erhöhte LCE Dosierung ausgetauscht. Aufgrund einer damit einhergehenden Zunahme der arteriellen Hypotonie am Vormittag, die sich klinisch in einem vermehrten unspezifischen Schwankschwindel mit Verschlechterung des Gehens ausdrückte, wurde eine medikamentöse Stabilisierung des Blutdrucks notwendig. So wurde HCT pausiert und Midodrin 2,5 mg um 7 Uhr und 11 Uhr angesetzt. Der Vitamin B6-Mangel wurde substituiert.

Nicht-medikamentöse Therapien: Parallel zur medikamentösen Kreislaufstabilisierung wurde Herr H. angehalten die Trinkmenge zu erhöhen. Aufgrund der auch postprandial auftretenden Hypotonie wurde zusätzlich eine Leibbinde verordnet. Unter Berücksichtigung des o. g klinischen

Befundes sowie aufgrund von weiterhin bestehendem Freezing in Zusammenhang mit Drehungen im Stand bzw. Dual-Task Situationen, stand bei der Gestaltung des therapeutischen Settings die Erhöhung der Gangsicherheit im Vordergrund. Demzufolge wurden unter der Erlernung von Cueing-Strategien ein intensives Gangtraining und ein Training der posturalen Stabilität durchgeführt (▶ Tab 8.1). Da Herr H. über ein bereits früher absolviertes RAS-Training (Rhythmisch auditorische Stimulation) berichtete, welches positive Effekte in Form von reduzierten Freezing-Momenten zeigte, das er aber ambulant jedoch nicht weitergeführt hatte, wurde dieses wieder aufgenommen.

Das Gangtraining diente schwerpunktmäßig der Sturzprophylaxe. Nach Testung unterschiedlicher Modalitäten (visuell, akustisch, taktil) konnte Herr H. den akustischen Cue durch Anzählen beim Starten bzw. eine rhythmische Taktvorgabe beim Gehen am besten umsetzen. Ein visueller Cue in Form von Linien oder Markierungen führte zu Stresssituationen, die sich in einer erhöhten Gehgeschwindigkeit bzw. unkoordinierten Handlungen äußerten, wodurch sich die Sturzgefahr erhöhte. Zur Erhöhung der Gangsicherheit wurde die Zuhilfenahme eines Handstocks getestet.

Gangtraining

Herr H. zeigte sich durch äußere Einflüsse (Mitpatienten, Therapeuten, Pflegepersonal) schnell ablenkbar, was zu häufigen Dual-Task-Situationen und einem Freezing führte. Eine Unterteilung des Bewegungsablaufs bei Drehungen oder beim Starten sowie das Nutzen von Feedbackstrategien (z. B positive Verstärkung) führte in der Therapie zu einer Abnahme der Freezing-Momente in Verbindung mit einem dynamischen und sicheren Gangbild. Therapieunterstützend wurde die Pflege und die anderen Mitglieder des Behandlungsteams (Neuropsychologie, Ergotherapie, Ärzte; Musiktherapie siehe unten) über die für Herrn H. geeigneten Cues instruiert. Trotzdem zeigte sich der Transfer in den Alltag problematisch, da die schnelle Ablenkbarkeit und die (für einen ausreichenden Lernerfolg) relativ wenigen Wiederholungen den Lernprozess erschwerten. Gegen Ende des Aufenthaltes wurde sich von therapeutischer Seite gegen einen Handstock entschieden, da Herr H. den Stockeinsatz nur schlecht beherrschte, was mit einer erhöhten Sturzgefahr einherging.

Beim Training der posturalen Stabilität wurden großamplitudige Bewegungen durchgeführt, die vor allem das dynamische Gleichgewicht und die Rumpfmobilität förderten. Im Verlauf der Therapie zeigte sich eine verbesserte Rumpfrotation, die in den Gangzyklus integriert werden konnte und ein beginnendes Armpendel wieder auslöste.

Das Rhythmisch audtorische Stimulation (RAS)-Training wurde im interdisziplinären Team in Kombination mit der Musiktherapie getestet und regelmäßig durchgeführt. Herr H. zeigte bei einer Frequenz von 112–118 Schritten pro Minute eine vergrößerte Schrittlänge sowie eine Abnahme der Freezing-Momente bei Drehungen im Stand.

Rhythmisch auditorische Stimulation (RAS)-Training

Nach dem dreiwöchigen stationären Aufenthalt konnten erste Erfolge hinsichtlich der Cueing-Strategien erreicht werden. So konnten durch rhythmisches Cueing die Freezing-Momente reduziert werden. Unter einer regelmäßigen Anleitung war Herr H. in der Lage verschiedene Verhaltensregeln, wie das Unterteilen von komplexen Bewegungen in einzelne Bewegungsabschnitte oder die Vermeidung von Dual-Task Situationen, anzuwenden. Herr H. führte das RAS-Training ca. 1–2 x pro Woche selbstständig durch. Zusätzlich erfolgte eine Schulung der Ehefrau in den angewandten Therapieprinzipien. Ein weiteres Training ist jedoch nötig, um einen kontinuierlichen Transfer in den Alltag zu erreichen. Zum Zeitpunkt der Entlassung verbesserte sich der Patient auf 45 Punkte in der Berg Balance Skala.

Tab. 8.1: Übersicht der Therapieansätze

Übung	Cue	Therapiestrategie	Problem
Training Handstockhandling im Alltag	Akustisch (1,2, …)	Kognitive Bewegungsstrategien[1], Cueing-Strategien	Reduzierte Konzentration, mehrere Bewegungsprogramme gleichzeitig vorhanden
Großamplitudige Bewegungsübungen im Stand	Visuell (Linien auf dem Boden)	Feedback, Rekalibrierung, Intensität	Erhöhte Geschwindigkeit reduziert die Bewegungsamplitude, externer Stopp nötig
RAS-Training (112-118 bpm)	Akustisch	Rekalibrierung, Wiederholung	Reduzierte Konzentration, erhöhte Geschwindigkeit, dual task

[1] bewusste Ausführung von Bewegungen und Unterteilung in einzelne Bewegungsschritte, z. B Große Drehungen beim Richtungswechsel, Stehenbleiben beim Reden, einen bewussten großen Schritt zum Starten nutzen, Vermeidung von dual task.

Diskussion

Gangstörungen mit Freezing of Gait

Gangstörungen mit Freezing of Gait (FOG) können multifaktoriell bedingt sein und bedürfen einer interdisziplinären und sektorübergreifenden Behandlung.

Im vorliegenden Fallbeispiel war angesichts der Anamnese zunächst an ein typisches OFF-Freezing mit entsprechender Therapiemaßnahme, nämlich einer Erhöhung der dopaminergen Medikation, zu denken. Daraus resultierte zwar eine geringe, aber zu bestimmten Tageszeiten sicher nicht ausreichende und kaum zufriedenstellende Verbesserung des Gehens. Fälschlicherweise hätte aus dem ungenügenden Ansprechen auf die Anpassung der Pharmakotherapie unter Umständen der Schluss gezogen werden können, dass das Freezing doch nicht dopa-sensitiv ist. Die Ursache für den fehlenden Therapieerfolg lag jedoch darin begründet, dass es infolge der Erhöhung der dopaminergen Medikation, für Parkinson-Patienten durchaus nicht ungewöhnlich, zu einer Akzentuierung einer arteriellen Hypotonie und orthostatischen Dysregulation kam. Diese war klinisch relevant, indem sie tageszeitlich- bzw. dosisabhängig eine Verschlechterung der Beweglichkeit und des Gehens bedingte und unter Umständen auch zu einer vermehrten Sturzneigung hätte führen können. Zur diagnostischen Zuordnung waren sowohl Verhaltensbeobachtung als auch neurovegetative Diagnostik notwendig, um durch medikamentöse und nicht-medikamentöse Stabilisierung des Blutdrucks die Grundlage für eine Erhöhung der LCE-Medikation zu schaffen. Im weiteren Verlauf zeigte sich, dass trotz medikamentöser Optimierung das Gehen zwar deutlich gebessert war, vereinzelt jedoch weiterhin Freezingsituationen auftraten. Somit lag nicht nur ein OFF-, sondern auch zusätzlich ein ON-Freezing vor, womit die Indikation zur hochfrequenten Durchführung übender Therapieverfahren gegeben war.

Diesbezüglich hat sich eine interdisziplinäre Zusammenarbeit zwischen Ärzten, Neuropsychologen und Therapeuten (Physiotherapie, Ergotherapie, Musiktherapie) als vorteilhaft erwiesen. Notwendig ist dabei insbesondere ein gemeinsames Verständnis über das zugrundeliegende Zielsymptom, um durch die therapeutischen Fachdisziplinen geeignete Cueing-Strategien auszuarbeiten und zu erproben. Mindestens ebenso wichtig ist der anschließende stetige Austausch der therapeutischen Fachrichtungen und des Pflegepersonals über Zustand des Patienten hinsichtlich Beweglichkeit, Gangblockaden sowie Kognition, damit die geeigneten Cues sowohl im stationären Alltag als auch anderen Therapiesituationen umgesetzt werden können. Nur so ist annähernd die notwendige hohe Wiederholungsrate zum Erlernen der Cues zu erreichen. Bei kognitiven Einschränkungen sollte im Zusammenhang mit Gangstörungen auch der niedrigschwellige Einsatz von Cholinesterasehemmern erwogen werden, was im vorliegenden Fall jedoch nicht notwendig war.

Vorteilhafte interdisziplinäre Zusammenarbeit

Aus therapeutischer Sicht zeigt der vorliegende Fall typischerweise wie im Therapieverlauf ein Cue zunächst in Therapiesituationen vergleichsweise gut umgesetzt werden kann und sich der Therapieerfolg durch eine rasche Abnahme der Freezing-Momente äußert. Erfahrungsgemäß bestehen jedoch Probleme, die gelernten Cues sowie Handlungsinstruktionen in den Alltag zu transferieren. Sowohl die Patienten, als auch ihre Angehörigen beklagen dann, dass die Gangblockaden in der Häuslichkeit wieder auftreten und sich die gewonnene Sicherheit im Gang und Stand dadurch reduziert. Abhilfe können in diesem Fall in der Häuslichkeit geeignete Cues schaffen. Bereits während der Parkinsonkomplexbehandlung (PKB) sollte daher gemeinsam mit Patient und Angehörigen herausgefunden werden, inwieweit sich die häuslichen Gegebenheiten hierfür eignen bzw. unter Umständen negativ auswirken können. So wird möglicherweise ein Freezing durch enge Flure, kleine Räume oder Engstellen durch viele Möbel begünstigt. In diesem Zusammenhang ist es auch wichtig, dem Patienten die Effekte der Repetition des Cues zu erläutern und ihn zum Eigentraining zu motivieren.

Parkinsonkomplexbehandlung

Aus diesem Grund ist nicht nur eine interdisziplinäre Betreuung unter Einbeziehung und Schulung der Angehörigen wünschenswert, sondern auch die *zielgerichtete* ärztliche *und* therapeutische ambulante Weiterbetreuung. Gefördert werden kann dies durch einen separaten therapeutischen Abschlussbericht mit einer genauen Zielformulierung, Nennung der während des Klinikaufenthaltes angewandten Cues sowie Therapieempfehlungen und Eigentraining für zu Hause (Keus et al. 2014). Dabei sollte die ambulante Physiotherapie möglichst durch Therapeuten ausgeführt werden, die auf dem Gebiet der Parkinson-Erkrankung spezifische Expertise vorweisen können. Hilfreich könnte diesbezüglich ein zu etablierendes regionales »Parkinsonnetz« sein, in dem durch regelmäßige Schulung Expertise über die unterschiedlichen Berufsgruppen hinweg geschaffen wird und komplexe, interdisziplinäre Behandlungsansätze, wie im Fall des Freezing of Gait, koordiniert werden können.

Was haben die Autoren aus diesem Fall gelernt?

Bei Patienten mit idiopathischem Parkinson-Syndrom und Gangstörungen mit Freezing of Gait (FOG) müssen neben der Unterscheidung zwischen ON- und OFF-Freezing bei mangelndem Behandlungserfolg weitergehende diagnostische Maßnahmen erfolgen.

Highlights

- Die Unterscheidung zwischen dopa-sensitivem OFF-Freezing und dem pharmakotherapeutisch schwierig zu beeinflussenden ON-Freezing ist Grundlage für die Auswahl der passenden Therapiestrategie.
- Die Behandlung des ON-Freezing und der Transfer der beübten Cues in den Alltag ist oftmals frustran.
- Neben der Auswahl eines geeigneten Cues ist eine hohe Wiederholungsrate des beübten Cues notwendig, um einen Transfer der Cueing-Strategien in den Alltag zu erreichen.
- Im stationären Bereich ist ein interdisziplinäres Therapiekonzept unter Einbeziehung aller Berufsgruppen, inklusive Schulung der Angehörigen, Voraussetzungen für den Therapieerfolg.
- Die komplexe Problematik des ›Freezing of Gait‹ zeigt, dass eine Verbesserung der sektorenübergreifenden Therapiekonzepte, wie z. B. im Rahmen von regionalen Parkinsonnetzen, angestrebt werden muss.

Literatur

Fahn S (1995) The freezing phenomenon in parkinsonism. Neurology 67: 53–63.
Fietzek U M, Schroeteler F E, Ziegler K, Zwosta J, Ceballos-Baumann A O (2014) Randomized cross-over trial to investigate the efficacy of a two-week physiotherapy programme with repetitive exercises of cueing to reduce the severity of freezing of gait in patients with Parkinson's disease. Clinical rehabilitation 28(9): 902–911.
Giladi N, Nieuwboer A (2008) Understanding and treating freezing of gait in parkinsonism, proposed working definition, and setting the stage. Movement disorders 23(S2): 423–425.
Keus S H J, Munneke M, Graziano M et al. (2014) Europäische Physiotherapie-Leitlinie beim idiopathischen Parkinson-Syndrom; KNGF/ParkinsonNet, die Niederlande. (www.parkinsonnet.info/euguideline).

Martens K A E, Shine J M, Walton C C, Georgiades M J, Gilat M, Hall J M, Müller A, Szeto J Y Y, Lewis S J (2018a) Evidence for subtypes of freezing of gait in Parkinson's disease. Movement Disorders 33(7): 1174–1178.

Martens K A E, Hall J M, Georgiades M J, Gilat M, Walton CC, Matar E, Lewis S J G, Shine J M (2018b) The functional network signature of heterogeneity in freezing of gait. Brain 141: 1145–60.

Moore O, Peretz C, Giladi N (2007) Freezing of gait affects quality of life of peoples with Parkinson's disease beyond its relationships with mobility and gait. Movement disorders 22(15): 2192–2195.

Nieuwboer A, Giladi N (2013) Characterizing freezing of gait in Parkinson's disease: models of an episodic phenomenon. Movement Disorders 28(11): 1509–1519.

Plotnik M, Shema S, Dorfman M, Gazit E, Brozgol M, Giladi N, Hausdorff J M (2014) A motor learning-based intervention to ameliorate freezing of gait in subjects with Parkinson's disease. Journal of neurology 261(7): 1329–1339.

Ziegler K, Ceballos-Baumann A O, Fietzek U M (2017) Behandlung von Freezing und Gleichgewichtsstörungen. Neurologie & Rehabilitation 23(2): 131–143.

9 Der ältere und multimorbide Patient

Matthias Löhle[11]

Zusammenfassung

Herausforderungen bei der Behandlung älterer, multimorbider Parkinson-Patienten

Die Behandlung älterer, multimorbider Parkinson-Patienten stellt den Behandler nicht selten vor erhebliche Herausforderungen. Während seitens der betagten Patienten der berechtigte Wunsch nach einer bestmöglichen Kontrolle der motorischen und nicht-motorischen Symptome der Parkinson-Erkrankung besteht, werden die therapeutischen Möglichkeiten durch im Alter häufiger auftretende Nebenwirkungen der Medikamente und die Komorbidität der Patienten eingeschränkt. Oft muss daher ein individualisierter Therapieansatz gefunden werden, der die Limitationen der Pharmakotherapie im höheren Lebensalter berücksichtigt und supportive Therapieformen einbezieht. Besonderes Augenmerk sollte bei älteren Patienten auf eine hinreichende Therapiesicherheit und Maßnahmen zur Begrenzung von Polypharmazie gelegt werden, um die aus der Parkinson-Erkrankung ohnehin erwachsenden Defizite nicht durch Verordnung potenziell inadäquater Präparate noch zusätzlich medikamentös zu verstärken. Das Hauptziel der Behandlung älterer Parkinson-Patienten liegt häufig weniger in einer perfekten Kontrolle der Parkinsonsymptome, sondern vielmehr im Erhalt einer zufriedenstellenden Lebensqualität und dem Vermeiden therapieassoziierter Komplikationen.

Hauptziel der Behandlung

Einleitung

Zunahme der Prävalenz des idiopathischen Parkinson-Syndroms

Angesichts einer steigenden Lebenserwartung wird die Prävalenz des idiopathischen Parkinson-Syndroms (IPS) in den westlichen Industrienationen in den kommenden Jahrzehnten weiter zunehmen (Bach et al. 2011). Somit wird auch die Anzahl älterer Parkinson-Patienten immer größer, die sich im Hinblick auf das Ansprechen auf die Therapie sowie den zu erwartenden Nebenwirkungen deutlich von jüngeren Patienten unterscheidet. In einer kürzlich veröffentlichten Studie konnte zum Beispiel gezeigt werden, dass ältere Patienten klinisch weniger von einer Therapie mit dem Dopaminagonisten Rotigotin profitieren und häufiger unter Nebenwirkun-

---

[11] **Dr. Matthias Löhle**, Oberarzt, Leiter der Neurologischen Ambulanz/Spezialsprechstunde für Bewegungsstörungen, Klinik und Poliklinik für Neurologie, Universitätsmedizin Rostock & Deutsches Zentrum für Neurodegenerative Erkrankungen (DZNE), Rostock.

gen leiden als jüngere Parkinson-Patienten (Woitalla et al. 2018), was der klinischen Erfahrung nach auch für andere Dopaminagonisten gelten dürfte. Ähnliche Unterschiede lassen sich auch bei der Tiefen Hirnstimulation (THS) beobachten. Während Tremor und motorische Wirkfluktuationen beim älteren Parkinson-Patienten sehr gut auf die THS ansprechen, sind deren Effekte auf Rigor und die Aktivitäten des täglichen Lebens deutlich geringer ausgeprägt als bei jüngeren Patienten (Chiou 2016). *Tiefe Hirnstimulation (THS)*

Ein weiteres Problem im höheren Lebensalter stellt eine oftmals bestehende Polypharmazie dar, die einerseits aus der Komorbidität der Patienten resultiert, andererseits aber auch einer unkritischen Verschreibung von Medikamenten geschuldet sein kann. Das nun folgende Fallbeispiel soll diese Aspekte der Parkinsonbehandlung beim älteren, multimorbiden Patienten verdeutlichen. *Polypharmazie*

Falldarstellung

Anamnese

Frau B. stellt sich im Beisein ihrer Tochter nach längerer Zeit wieder zur Kontrolle in der Spezialambulanz für Bewegungsstörungen vor. Bei der 90-jährigen und im Pflegeheim lebenden Patientin wurde im Alter von 80 Jahren die Diagnose eines tremordominanten, idiopathischen Parkinson-Syndroms gestellt, nachdem die Patientin bereits seit ihrem 75. Lebensjahr unter einem linksbetonten Ruhetremor gelitten hatte. Nach unzureichendem Ansprechen des Tremors auf medikamentöse Therapieversuche wurde wenig später trotz eines Alters von bereits 81 Jahren eine Implantation von Elektroden zur Tiefen Hirnstimulation in den Nucleus subthalamicus beidseits vorgenommen, von der Frau B. hinsichtlich ihres Tremors auch anhaltend profitierte. Als Nebenerkrankungen sind unter anderem ein Konvexitätsmeningeom, ein Z. n. kardioembolischem Hirninfarkt im Stromgebiet der A. cerebri media links bei Vorhofflimmern, eine koronare Herzkrankheit, eine chronisch-obstruktive Lungenerkrankung, Osteoporose, seronegative Rheumatoidarthritis, Z. n. Cholezystitis, Z. n. Laparotomie bei Strangulationsileus, Z. n. Pneumonie sowie Z. n. pseudomembranöser Colitis bekannt.

Die Patientin berichtet, dass es neben einer leichten, morgendlichen Unterbeweglichkeit aktuell im Tagesverlauf immer wieder zu einer Akzentuierung ihrer Parkinsonsymptomatik vor der nächsten Einnahme von Levodopa (L-Dopa) (Levodopa/Benserazid; Madopar® T) komme. Nach der Einnahme von L-Dopa würden dann häufig Müdigkeit sowie Übelkeit auftreten, gegen die sie auch verschiedene Medikamente erhalte. Abends leide sie häufiger unter unruhigen Beinen und könne dadurch schlecht einschlafen. Halluzinationen seien unter der aktuellen Medikation nicht auffällig. Der von der Patientin zur aktuellen Konsultation mitgebrachte Medikamentenplan umfasst insgesamt 21 Präparate. Unter anderem nimmt die Patientin mit Omeprazol und Pantoprazol offenbar gleich zwei Protonenpumpenhemmer sowie dauerhaft Domperidon und Dimenhydrinat gegen ihre Übelkeit ein (▶ Tab. 9.1).

Tab. 9.1: Medikation der im Fallbeispiel vorgestellten Patientin

Handelsname	Wirkstoff	Applikation	Dosis	Einnahmeschema
Madopar 125 mg T	Levodopa/Benserazid	p. o.	100/28,54 mg	1 – 1 – 1 – 1
Lactulose AL	Lactulose	p. o.	3,335 g/5 ml	1 – 1 – 1 – 1
Isoket 20 mg	Isosorbiddinitrat	p. o.	20 mg	1 – 1 – 0 – 0
L-Thyroxin 25	Levothyroxin	p. o.	25 µg	1 – 0 – 0 – 0
ACC long 600 mg	Acetylcystein	p. o.	600 mg	1 – 0 – 0 – 0
Domperidon 10 mg	Domperidon	p. o.	10 mg	1 – 1 – 1 – 0
Movicol V	Macrogol	p. o.	13,6 g	bei Bedarf
Vomex A Dragees	Dimenhydrinat	p. o.	50 mg	1 – 0 – 1 – 0
Eliquis 2,5 mg	Apixaban	p. o.	2,5 mg	1 – 0 – 1 – 0
Torasemid 5 mg	Torasemid	p. o.	5 mg	1 – 0 – 0 – 0
ASS 100 mg	Acetylsalicylsäure	p. o.	100 mg	1 – 0 – 0 – 0
Novaminsulfon 500 mg	Metamizol	p. o.	Tropfen	30 – 30 – 30 – 30
Pantoprazol 20 mg	Pantoprazol	p. o.	20 mg	1 – 0 – 0 – 0
Omeprazol 40 mg	Omeprazol	p. o.	40 mg	1 – 0 – 0 – 0
Nitrolingual akut Spray	Glyceroltrinitrat	s. l.	Sprühstoß	bei Bedarf
Atrovent N	Ipratropiumbromid	Resp	0,02 mg	1 – 0 – 0 – 0 (Hub)
Salbutamol AL N	Salbutamol	Resp	0,1 mg	bei Bedarf
Fentanyl Matrixpflaster	Fentanyl	Transdermal	25 µg/h	Wechsel jeden 3. Tag
Voltaren Emulgel	Diclofenac	Kutan	9,31 mg/1 g	bei Bedarf
Herba-Vision Augentrost	-	konj.	Tropfen	1 – 0 – 0 – 0
Herba-Vision Blaubeere	-	konj.	Tropfen	1 – 0 – 0 – 0

Klinischer Befund

In der neurologischen Untersuchung finden sich neben einer ausgeprägten Dysarthrie und einer deutlichen Hypomimie ein armbetonter, mäßig ausgeprägter Ruhetremor der linksseitigen Extremitäten, ein leichter bis mäßiger, linksseitiger Rigor sowie eine deutliche Bradykinese, wobei hier auch die Vorerkrankungen der Patientin deutlichen Einfluss zu haben scheinen (Z. n. Handfraktur links sowie Rheumatoidarthritis). Das Aufstehen ist der Patientin nur noch mithilfe möglich, das Gehen gelingt der Patientin nach kurzzeitiger Starthemmung in Begleitung des Untersuchers, wobei sich eine deutlich verkürzte Schrittlänge sowie eine erhöhte Wendeschrittzahl zeigen. Daneben finden sich eine deutliche Kamptokormie sowie eine bereits spontan sichtbare posturale Instabilität, sodass auf die Durchführung des Zugtests verzichtet wird.

Diagnostik

Blutuntersuchung: Blutbild: Hämoglobin 8,2 mmol/l (7,4–9,9), Hämatokrit 0,41 (0,35–0,47), Erythrozyten 4,13 10^{12}/l (4–5), MCV 98,5 fl (83–93), MCH 1,99 fmol (1,55–1,9), MCHC 20,1 mmol/l (18,5–22,5), Leukozyten 7,51 10^9/l (4–9), Thrombozyten 167 10^9/l (150–450), Neutrophile 80,1 % (36–84), Neutrophile absolut 6,01 10^9/l (2–8), Lymphozyten 12,1 % (20–42), Lymphozyten absolut 0,91 10^9/l (1–3,2), Monozyten 7,3 % (<15), Eosinophile 0,4 % (<5), Basophile 0,1 % (<1). *Gerinnung:* Thromboplastinzeit (Quick) 95 % (70–130), INR 1,03 (0,80–1,25), Part. Thromboplastinzeit (aPTT) 38,9 s (27–37). *Elektrolyte:* Eisen 10,4 µmol/l (5–30,4). Ferritin 27 µg/l (13–300), Transferrin 2,8 g/l (2–3,6), Transferrin-Sättigung 14,8 % (15–45). *Substrate/Metabolite:* Creatinin 75,5 µmol/l (49–90), Creatinin-Clearance (MDRD) $>60,0$ ml/min (94,8–159,6). *Vitamine:* Vitamin B12 548 pg/ml (197–771), Holotranscobalamin >128 pmol/l (>35), Folsäure 15,9 ng/ml (3,89–26,8).

Überprüfung des Neurostimulators: Beim Auslesen des nicht-wiederaufladbaren Neurostimulationssystems der Patientin (Modell Activa® PC, Firma Medtronic) zeigen sich folgende Parameter: Elektrode im Nucleus subthalamicus links: Pol 1 (-) und Pol 2 (-)/Gehäuse (+), Spannung 2,0 V, Impulsdauer 90 µs, Frequenz 130 Hz. Elektrode im Nucleus subthalamicus rechts: Pol 5 (-) und Pol 6 (-)/Gehäuse (+), Spannung 2,0 V, Impulsdauer 90 µs, Frequenz 130 Hz. Die Elektrodenimpedanzen liegen im Normbereich. Der Batteriestatus beträgt 2,56 V, entsprechend hierzu zeigt das Gerät die Warnung ERI (elective replacement indicator) an.

Diagnosen

- Idiopathisches Parkinson-Syndrom (tremordominant, linksbetont, Hoehn und Yahr Stadium 5 unter Medikation) mit hypokinetischen Wirkfluktuationen in Form von Wearing-OFF und nächtlichen OFF-Zuständen

- Restless-legs-Syndrom in leichter Ausprägung bei relativem Eisenspeichermangel
- Polypharmazie mit mehreren Doppelverordnungen und L-Dopa assoziierten Nebenwirkungen (Übelkeit, Tagesmüdigkeit)
- Batterieerschöpfung des Impulsgebers

Therapie

Medikamentöse Therapie: Angesichts der von der Patientin geschilderten dopaminergen Nebenwirkungen (Übelkeit, Müdigkeit) unter der Behandlung mit Levodopa/Benserazid wird probatorisch ein Wechsel auf Levodopa/Carbidopa vorgenommen. Frau B. wird zudem empfohlen, zum Schlafengehen eine Tablette mit unretardiertem L-Dopa einzunehmen, um die abends auftretende Restless-legs-Symptomatik und die daraus erwachsenden Einschlafstörungen abzumildern. Hinsichtlich der Restless-legs-Symptomatik wird zudem eine Blutuntersuchung veranlasst, die zwar keine Hinweise auf eine Niereninsuffizienz erbringt, aber ein niedrig normales Ferritin und somit einen relativen Eisenspeichermangel als möglichen Provokationsfaktor der Restless-legs-Symptomatik nachweisen kann. Auf eine Eisensubstitution wird jedoch zunächst verzichtet und zunächst der Effekt der Umstellung der dopaminergen Medikation abgewartet. Gegen die täglich auftretenden Wearing-OFFs der Patientin wird der neue COMT-Hemmer Opicapon rezeptiert. Omeprazol wird abgesetzt und im Brief an den Heimarzt ein schrittweises Absetzen der Dauerbehandlung mit Dimenhydrinat und Domperidon empfohlen, zumal bereits im Jahr 2014 mittels Rote-Hand-Brief vor den kardialen Nebenwirkungen von Domperidon, insbesondere des Risikos von Verlängerungen der QTc-Zeit und schwerwiegenden ventrikulären Arrhythmien, explizit gewarnt wurde.

Nicht-medikamentöse Therapie: Ergänzend zur medikamentösen Therapie werden physiotherapeutische Behandlungen mit Hausbesuch rezeptiert und im Arztbrief um kontinuierliche Weiterverordnung gebeten. Angesichts der Batterieerschöpfung des Impulsgebers der Tiefen Hirnstimulation werden Nutzen und Risiken eines Wechsels inkl. der hierfür notwendigen Pausierung der Antikoagulation sowie der Narkoserisiken ausführlich mit der Patientin und Ihrer Tochter erörtert. Nach reiflicher Überlegung entscheidet sich die Patientin, einen Wechsel des Impulsgebers vornehmen zu lassen, worauf Kontakt mit den Kollegen der Neurochirurgie zur Planung des Wechsels aufgenommen wird.

Ergänzend zur ambulanten nervenärztlichen Versorgung wird mit der Patientin eine ambulante Verlaufskontrolle in der Spezialambulanz in sechs Monaten vereinbart.

Verlauf

Bereits zwei Wochen nach Vorstellung in unserer Spezialambulanz wird nach Pausieren der oralen Antikoagulation der Impulsgeber der Patientin in

Intubationsnarkose gewechselt, ohne dass es hierbei zu Komplikationen kommt. Die Wundverhältnisse sind reizlos, sodass Frau B. am 2. postoperativen Tag aus der Neurochirurgie wieder ins Heim entlassen werden kann.

Im Rahmen einer ambulanten neurologischen Verlaufskontrolle nach sechs Monaten berichtet die Patientin, dass die Beweglichkeit jetzt tagsüber zufriedenstellend sei, da die Wearing-OFF-Zustände zurückgegangen seien, während sie sich nachts noch etwas unterbeweglich fühle. Auch die Restless-legs-Symptomatik habe sich gebessert. Die Übelkeit nach Tabletteneinnahme sei zurückgegangen und trete nun nur noch gelegentlich abends auf. In der neurologischen Untersuchung finden sich dementgegen keine relevanten Änderungen des extrapyramidal-motorischen Befundes. Der Blick auf den Verordnungsplan gibt zudem wenig Anlass zur Euphorie: hier finden sich noch immer 18 Präparate.

Diskussion

Der Fall von Frau B. beschreibt ein klassisches Dilemma in der Behandlung älterer, multimorbider Parkinson-Patienten. So besteht einerseits der berechtigte Wunsch der nicht nur motorisch beeinträchtigten Patienten nach einer besseren Kontrolle der Parkinsonsymptomatik, andererseits sind die therapeutischen Möglichkeiten häufig durch Nebenwirkungen und Komorbidität limitiert, sodass der betreuende Arzt unweigerlich Kompromisse eingehen und individualisierte Lösungen für die Behandlung seines Patienten finden muss.

Individuelle Anpassung der Parkinsonmedikation

Von Seiten der Pharmakotherapie wurde bei Frau B. angesichts der unter Levodopa/Benserazid beschriebenen Nebenwirkungen versuchsweise eine Umstellung auf Levodopa/Carbidopa vorgenommen. Dies geschah aus der klinischen Erfahrung heraus, dass Patienten gelegentlich über Unterschiede in Wirkung und Verträglichkeit von Levodopa-Präparaten berichten. Möglicherweise resultierte die bessere Verträglichkeit nach der Umstellung im vorliegenden Fall auch daraus, dass die Kombination aus L-Dopa und Carbidopa mit etwas geringeren Spitzenkonzentrationen (C_{max}) von L-Dopa nach der Einnahme einhergeht als die Kombination aus L-Dopa und Benserazid (Nyholm et al. 2012). Aufgrund der Wearing-OFF-Symptomatik entschieden wir uns darüber hinaus für die Hinzunahme von Opicapon, einem COMT-Hemmer der dritten Generation, welcher z. B. im direkten Vergleich zum Entacapon seltener Übelkeit zu verursachen scheint (Ferreira et al. 2016) und somit die bessere Wahl für Frau B. darstellte. Zudem ist bei Opicapon eine einmal tägliche Einnahme ausreichend, was angesichts des ohnehin mehr als umfangreichen Medikamentenplans unserer Patientin einen weiteren Vorteil darstellte. Auf die Erhöhung der Levodopa-Dosis oder die Hinzunahme weiterer Parkinsonmedikamente wurde hingegen angesichts der ohnehin bestehenden dopaminergen Nebenwirkungen bewusst

Wearing-OFF-Symptomatik

verzichtet, auch wenn dies für eine bessere Kontrolle der Parkinsonsymptome vielleicht wünschenswert gewesen wäre.

Maßnahmen gegen Polypharmazie und zur Verbesserung der Therapiesicherheit bei älteren Patienten

Polypharmazie

Als sehr hartnäckiges Problem erwies sich im vorliegenden Fall die Polypharmazie der Patientin, die leider bei ca. 70 % der Heimpatienten anzutreffen ist. Wie in vielen Fällen war diese keineswegs allein dem Alter und der Komorbidität der Patientin geschuldet, sondern anteilig auch auf eigentlich einfach zu erkennende Verordnungsfehler, wie z. B. Doppelverordnung von zwei Protonenpumpenhemmern, zurückzuführen. Da es ab einer bestimmten Anzahl von Präparaten durchaus schwierig ist, den Überblick über mögliche Interaktionen und Mehrfachverordnungen zu behalten, empfiehlt sich die Nutzung entsprechender Klinik- oder Praxissoftware, von spezialisierten Internetseiten (z. B. https://www.drugs.com/drug_interactions.html) oder Apps für das Mobiltelefon (z. B. i:fox® Check in der App »Arznei aktuell«, ifap GmbH), um Verordnungsfehler zu vermeiden. Eine Eingabe der Medikation in ein entsprechendes Arzneimittelportal, wie z. B. das in unserer Klinik genutzte AiD Klinik (Dosing GmbH, Heidelberg), hätte bei Frau B. zwei schwere Interaktionen, zwei potenziell relevante mittelschwere Interaktionen sowie drei Doppelverordnungen im Medikamentenplan identifiziert und den verschreibenden Arzt zu einer Überprüfung seiner Verordnung veranlassen können (▶ Abb. 9.1).

Klinik- und Praxissoftware

PRISCUS- und FORTA-Liste

Schon seit längerem stehen zudem bereits Listen, wie z. B. die PRISCUS-Liste (http://priscus.net/download/PRISCUS-Liste_PRISCUS-TP3_2011.pdf) und die FORTA-Liste (https://www.umm.uni-heidelberg.de/ag/forta/FORTA_Liste_2015_deutsche_Version.pdf) zur Verfügung, in denen nach Expertenkonsens potenziell inadäquate Medikamente (PIM) für ältere Menschen aufgeführt werden. Diese Listen enthalten unter anderem Arzneimittel mit anticholinerger Wirkung, die bei älteren Patienten die kognitive Leistung verschlechtern, delirante Zustände auslösen und das Sturzrisiko erhöhen können und daher möglichst nicht verschrieben werden sollten. In der PRISCUS-Liste werden darüber hinaus Therapie-Alternativen aufgeführt und konkrete Maßnahmen für den Fall empfohlen, dass PIM trotzdem verwendet werden müssen.

Verschreibungskaskaden

Werden Nebenwirkungen nicht als Folge der verordneten Medikation erkannt, kommt es oft zu Verschreibungskaskaden, d. h. es werden weitere Präparate verschrieben, um die Nebenwirkungen der vorher angesetzten Substanzen abzumildern. Ältere Menschen sind hiervon überproportional häufiger betroffen, da sie häufiger als jüngere Patienten unter Nebenwirkungen leiden. Bei Frau B. waren z. B. Domperidon und Dimenhydrinat als Folgepräparate verordnet worden, weil es unter der Levodopa-Behandlung zu Schwindel und Übelkeit gekommen war. Bei Auftreten neuer Symptome sollte vor dem Verschreiben neuer Medikation daher immer zunächst geprüft werden, ob diese Symptome nicht auch unerwünschten

9 Der ältere und multimorbide Patient

Fallnummer:	
Patient:	
Geb.:	Universitätsmedizin Rostock
Niere:	
Station:	**Wichtige Hinweise zur**
Mitarbeiter:	**Arzneimitteltherapiesicherheit**
Aufnahmedatum:	

Interaktionen (IA)

Klinisch schwerwiegende Interaktion

Unerwünschte Arzneimittelwirkung	Klinisches Management
Acetylsalicylsäure ASS-RATIOPHARM 100mg TAH, Tabl.... **Metamizol natrium-1-Wasser** NOVAMINSULFON 500mg Lichtenste.... Die zeitgleiche Gabe von Metamizol kann die Hemmung der Thrombozytenaggregation durch Acetylsalicylsäure fast komplett aufheben. Dies tritt nicht ein, wenn Acetylsalicylsäure (2 h) vor Metamizol eingenommen wird, und wurde bei Diclofenac, Celecoxib oder Paracetamol nicht beobachtet.	Diese Kombination sollte insbesondere bei akuten KHK-Episoden vermieden werden und Acetylsalicylsäure sollte grundsätzlich 2 h vor der Metamizol verabreicht werden. Alternativ kann als Schmerzmittel Paracetamol verwendet werden, das nicht zu dieser Interaktion führt.
Acetylsalicylsäure ASS-RATIOPHARM 100mg TAH, Tabl.... **Apixaban** ELIQUIS 2,5mg, FiTab (Bristol.... Niedrig dosiertes ASS (325 mg täglich) zeigte keine pharmakokinetische oder pharmakodynamische Interaktion mit Apicaban. Allerdings wurden bei Gaben höheren Apixabandosen vermehrt schwerwiegende und tödliche Blutungen beobachtet (inkl. intrakranielle Blutungen).	Kombination kritisch überdenken, ggf. Monitoring der Patienten bezüglich Blutungen.

Pot. klin. relevante mittelschwere IA

Unerwünschte Arzneimittelwirkung	Klinisches Management
Isosorbid dinitrat ISOKET 20mg, Tabl. (Merus Labs) **Acetylcystein** ACC long 600mg, BrauT (Hexal)	Verstärkung des vasodilatatorischen und thrombozytenaggregationshemmenden Effekts von Isosorbiddinitrat möglich.	Wirksamkeit und Nebenwirkungen von Isosorbiddinitrat beachten, ggf. Dosisanpassung.
Glyceroltrinitrat NITROLINGUAL akut Spray, DosSp... **Acetylcystein** ACC long 600mg, BrauT (Hexal)	Verstärkung des vasodilatatorischen und thrombozytenaggregationshemmenden Effekts von Glyceroltrinitrat möglich.	Wirksamkeit und Nebenwirkungen von Glyceroltrinitrat beachten, ggf. Dosisanpassung.

Doppelverordnungen (systemisch wirksame Präparate)

MOVICOL V. Pulve (Norgine)	LACTULOSE AL Sirup (ALIUD)	Nahe verwandte Präparate
NITROLINGUAL akut Spray, DosSp (Pohl-Boskamp)	ISOKET 20mg, Tabl. (Merus Labs)	Nahe verwandte Präparate
PANTOPRAZOL HEXAL 20mg, TabMR (Hexal)	OMEPRAZOL AbZ 40mg, KapMR (AbZ-Pharma)	Austauschbare Präparate

Abb. 9.1: Prüfung der Medikation auf Interaktionen und Doppelverordnungen mittels Software (Software: AiD Klinik; Dosing GmbH, Heidelberg)

Arzneimittelwirkungen bisher verordneter Präparate entsprechen könnten und in diesem Fall zunächst ein Absetzen oder eine Dosisreduktion der für die Nebenwirkung verantwortlichen Medikation erwogen werden. So können z. B. mit zunehmendem Alter insbesondere bei immobilen Parkinson-Patienten häufig Antihypertensiva abgesetzt oder in der Dosis reduziert werden, da diese nicht mehr im ursprünglichen Umfang benötigt werden und dann Schwindel und orthostatische Dysregulation bis hin zu Synkopen verursachen können. Ähnliches gilt für Opiat-Präparate, die die bei älteren Patienten ohnehin häufig bereits bestehende Obstipation zusätzlich verstärken können und durch die langsamere Verstoffwechslung zudem mit einer höheren Suszeptilität für Sedierung einhergehen. Für das systematische Absetzen von Medikation auf Basis einer individuellen Nutzen-Risiko-Bewertung, welches auch als »Deprescribing« bezeichnet wird, existieren darüber hinaus mittlerweile auf Expertenkonsensus beruhende Leitlinien und Algorithmen, in denen z. B. praxisnahe Anleitungen für ein strukturiertes Absetzen von Protonenpumpenhemmern, Psychopharmaka und Lipidsenkern gegeben werden (https://deprescribing.org/resources). Insgesamt stehen dem behandelnden Arzt somit eine ganze Reihe Maßnahmen zur Verfügung, mit deren Hilfe die Arzneimittelsicherheit beim älteren Menschen verbessert werden kann (▶ Abb. 9.2).

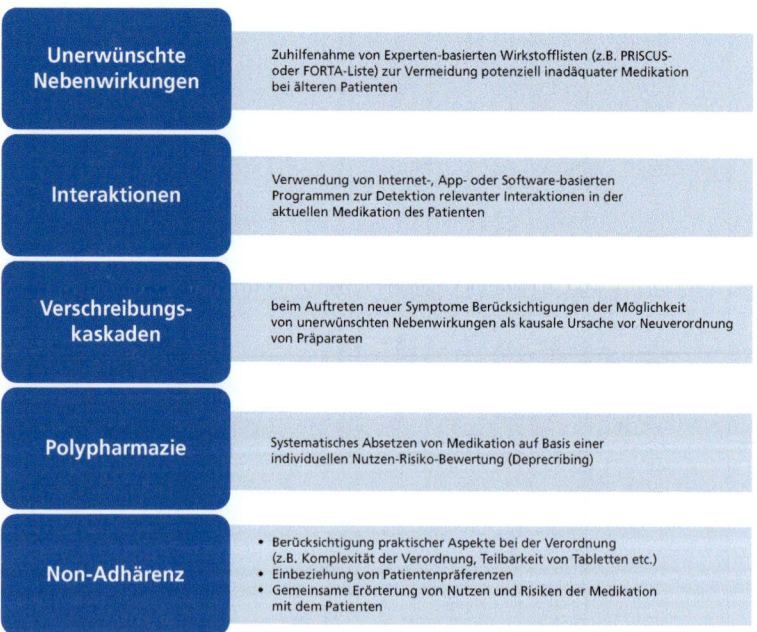

Abb. 9.2: Maßnahmen zur Verbesserung der Arzneimittelsicherheit beim älteren Menschen

Bedeutung nicht-medikamentöser Therapieansätze

Supportive Therapien, wie z. B. Physiotherapie und Logopädie, stellen eine ganz wesentliche Säule in der Behandlung der Parkinson-Erkrankung dar. Dies gilt insbesondere für ältere Patienten, die nur niedrige Dosierungen der Parkinsonmedikamente tolerieren oder die unter axialen Parkinsonsymptomen, wie z. B. posturale Instabilität und Kamptokormie, leiden, welche nicht oder nur wenig auf die dopaminerge Therapie ansprechen und rasch zur Rollstuhlpflichtigkeit führen können. In der Regel sind aktive Therapieformen zu bevorzugen, in denen die Defizite der Patienten individuell und fokussiert beübt werden. So kann ein Gang- und Gleichgewichtstraining beim älteren Menschen helfen, die Mobilität lange aufrechtzuerhalten und das Sturzrisiko zu reduzieren. Bei Pflegeheimpatienten wie Frau B. lassen sich supportive Therapiemaßnahmen zudem relativ leicht umsetzen, da hier ohnehin Physiotherapeuten das Pflegeheim ein- oder zweimal in der Woche aufsuchen. Bei noch zuhause lebenden, immobilen Patienten ist es hingegen v. a. im ländlichen Raum deutlich schwerer, Therapeuten zu finden, die den Aufwand eines Hausbesuchs auf sich nehmen. Dies liegt neben mangelnden personellen Kapazitäten sicherlich vor allem auch an der nach wie vor schlechten Vergütung von Hausbesuchen. Hier ist dringend ein Umdenken der Kostenträger gefragt, um eine Schlechtstellung dieser ohnehin benachteiligten Patientengruppe zu verhindern.

Supportive Therapien

Aktive supportive Therapieformen

Neben der Einleitung von physiotherapeutischen Maßnahmen war es im speziellen Fall von Frau B. angesichts der Limitationen der medikamentösen Therapie zudem sehr wichtig, durch einen Wechsel des Impulsgebers die positiven Effekte der Neurostimulation auf die Parkinsonsymptomatik aufrechtzuerhalten. Während beim jüngeren Parkinson-Patienten ein Wechsel des Impulsgebers bei Batterieerschöpfung heutzutage zur Routine gehört, ist das bei einer 90-jährigen Patientin keineswegs der Fall. So waren neben dem Operations- und dem Narkoserisiko bei Frau B. u. a. die Risiken eines Pausierens der oralen Antikoagulation, wie z. B. das Auftreten eines erneuten kardioembolischen Schlaganfalls, zu bedenken und die Patientin entsprechend aufzuklären. Letzten Endes konnte aber durch den komplikationslos erfolgten Wechsel des Impulsgebers eine wichtige, nicht-medikamentöse Therapie aufrechterhalten werden, von der die Patientin bis zum heutigen Tag profitiert.

Wechsel des THS-Impulsgebers bei alten Patienten

Was hat der Autor aus diesem Fall gelernt?

Bei der Behandlung multimorbider, älterer Parkinson-Patienten sollte ein individualisierter, multimodaler Therapieansatz verfolgt und der häufig eingeschränkten Verträglichkeit von Medikamenten Rechnung getragen werden. Mit zunehmendem Alter der Patienten sollte immer wieder hinterfragt werden, ob bislang verordnete Medikamente, wie z. B. Antihypertensiva oder Opiate, überhaupt noch benötigt werden und ob diese nicht in der Dosis reduziert oder abgesetzt werden können.

Highlights

- Für die Behandlung multimorbider, älterer Parkinson-Patienten sind häufig individualisierte multimodale Therapieansätze notwendig.
- Auf Expertenkonsensus basierte Medikationslisten, wie die PRISCUS-Liste oder die FORTA-Liste, können helfen, den Einsatz von potenziell inadäquaten Medikamenten bei älteren Patienten zu vermeiden oder zu reduzieren.
- Bei Patienten mit vielen parallel verordneten Arzneimitteln ist der Einsatz von entsprechender Software oder Apps sinnvoll, um relevante Interaktionen zu erkennen und Doppelverordnungen zu verhindern.
- Vor dem Verschreiben neuer Medikation sollte auch das Absetzen von Medikation als Therapieoption erwogen werden, vor allem wenn sich Patienten mit neuen Symptomen vorstellen, die möglicherweise Nebenwirkungen der bisherigen Medikation entsprechen könnten.
- Supportive Therapien, wie z. B. Physiotherapie und Logopädie, sollten bei älteren Patienten fester Bestandteil der Parkinsonbehandlung sein.

Literatur

Bach JP, Ziegler U, Deuschl G, Dodel R, Doblhammer-Reiter G (2011) Projected numbers of people with movement disorders in the years 2030 and 2050. Mov Disord 26: 2286–2290.

Chiou SM (2016) Benefits of subthalamic stimulation for elderly parkinsonian patients aged 70 years or older. Clin Neurol Neurosurg 149: 81–86.

Ferreira JJ, Lees A, Rocha JF et al. (2016) Opicapone as an adjunct to levodopa in patients with Parkinson's disease and end-of-dose motor fluctuations: a randomised, double-blind, controlled trial. Lancet Neurol 15: 154–165.

Nyholm D, Lewander T, Gomes-Trolin C et al. (2012) Pharmacokinetics of levodopa/carbidopa microtablets versus levodopa/benserazide and levodopa/carbidopa in healthy volunteers. Clin Neuropharmacol 35: 111–117.

Woitalla D, Dunac A, Safavi A et al. (2018) A noninterventional study evaluating the effectiveness of rotigotine and levodopa combination therapy in younger versus older patients with Parkinson's disease. Expert Opin Pharmacother 19: 937–945.

10 Der stürzende Patient

Michael Weiss und Walter Maetzler[12]

Zusammenfassung

Stürze sind ein häufiges Problem bei Patienten mit idiopathischem Parkinson-Syndrom (IPS), mit Zunahme von Inzidenz und Prävalenz mit Dauer der Erkrankung. Die Verschlechterung der motorischen und nicht-motorischen Funktionen im Krankheitsverlauf tragen substanziell zu diesem Problem bei. Orthostatische Dysregulation, weibliches Geschlecht, Unsicherheit in Bezug auf die Syndromdiagnose, Dyskinesien, Halluzinationen, Tiefe Hirnstimulation, Hinzunahme von Amantadin, Diagnosestellung einer Krebserkrankung oder Osteoarthritis, vermehrte Inanspruchnahme medizinischer Systeme und niedrige Lebensqualität sind weitere Risikofaktoren. Es gibt auch zunehmend Hinweise auf das Vorliegen spezifischer Risikofaktoren für Stürze innerhalb von Mobilitätsparametern. In einer Metaanalyse kinematischer Daten waren eine verringerte Ganggeschwindigkeit und Schrittfrequenz (Kadenz), Kurzschrittigkeit und vermehrte mediolaterale Auslenkung von Kopf und Becken assoziiert mit dem zukünftigen Auftreten von Stürzen. Konkrete Sturzgefährdungen erwachsen bei Freezing und im Rahmen von Dual-Tasking-Situationen. Eine einzelne spezifische Therapie für Sturzneigung existiert nicht. Der therapeutische Ansatz muss bei praktisch immer gegebener Multikausalität von Stürzen multimodal sein, inklusive Physio- und Ergotherapie und adaptierter Hilfsmittelversorgung. Pharmakologische Therapieansätze sind bisher relativ wenig untersucht und wenig effektiv.

Stürze

Sturzgefährdungen

Einleitung/Hintergrund

Stürze sind mit einer Inzidenz von 54 bis 79 % ein ausgesprochen häufiges Problem von Patienten mit idiopathischem Parkinson-Syndrom (IPS) mit teils gravierenden unmittelbaren Konsequenzen. Je nach Literatur ziehen sich bis zu 34 % der stürzenden Patienten Verletzungen zu. Der Sturz stellt praktisch immer die Endstrecke eines Prozesses dar, in den verschiedene

Konsequenzen von Stürzen

---

12 **Dr. Michael Weiss,** Oberarzt, Christian-Albrechts-Universität zu Kiel, Klinik für Neurologie, UKSH, Campus Kiel, Klinik für Neurologie und Klinische Neurophysiologie, Schön Klinik Neustadt.
Prof. Dr. Walter Maetzler, stellvertretender Direktor, Leiter Neurogeriatrie, Christian-Albrechts-Universität zu Kiel, Klinik für Neurologie, UKSH, Campus Kiel.

Ursachen, Risikofaktoren und Begleitumstände einwirken. Im folgenden Fallbeispiel werden einige häufig vorkommende Faktoren dargestellt.

Falldarstellung

Anamnese

Die stationäre Aufnahme des 63-jährigen berenteten Werkzeugmachers Herrn K. erfolgte als Einweisung des niedergelassenen Neurologen. Der Verdacht auf eine Parkinson-Erkrankung war bei dem Patienten vor ca. sechs Jahren gestellt worden. Motorische Erstsymptome waren Verlangsamung der Beinmotorik rechts und leichter rechts-betonter Tremor, davor waren eine Hyposmie und eine depressive Episode aufgetreten. Die aktuelle Einweisung erfolgte bei zunehmender Mobilitätseinschränkung mit langsamem, unsicherem Gehen, Freezing-Episoden und etwa fünf Stürzen pro Woche. Die Stürze würden sowohl im Haus wie auch bei Spaziergängen auftreten, eine Bewusstlosigkeit würde dabei nicht bestehen. Auslöser wären im häuslichen Umfeld vor allem Drehungen, insbesondere bei Tätigkeiten mit den Händen während des Stehens, des Transfers und des Gehens, sowie im Freien Festinationen, gefolgt von Freezing, insbesondere beim Abwärtsgehen. Er würde daher insbesondere beim Spazierengehen einen Rollator verwenden, auch wenn er sich dafür »ein wenig schämen würde«. In der Wohnung würden die Stürze auch eher nachts als am Tag auftreten, bei relevanter Nykturie. Die Richtung der Stürze wäre nicht vorhersehbar, aber am häufigsten nach vorne. Im Verlauf der letzten sechs Monate waren wiederholte medikamentöse Optimierungsversuche im ambulanten Rahmen frustran verlaufen. In diesem Rahmen wurde z. B. Amantadin eingesetzt, was zu einer Verschlechterung der Gangfähigkeit geführt hätte und daher wieder abgesetzt wurde. Unter Pramipexol trat eine vermehrte Tagesmüdigkeit und Orthostaseproblematik auf, eine Bewusstlosigkeit bestand nie. Rivastigmin war aufgrund der beginnenden kognitiven Defizite und aufgrund der neueren Erkenntnisse über die Wirksamkeit von Rivastigmin auf das dynamische Gleichgewicht vor etwa vier Monaten begonnen worden und würde derzeit mit 4,6 mg/Tag als Pflaster verabreicht. Eine Wirksamkeit können der Patient und die Ehefrau nicht sicher ableiten. Die seit etwa zwei Jahren bestehende Therapie mit L-Dopa 400 mg wurde in den letzten Monaten nicht verändert. Seit etwa einem Jahr bestehen optische Halluzinationen vorrangig in der Nacht, welche dem Patienten nur selten Angst machen und daher nicht therapiert wurden. Der Beginn der Halluzinationen wird von der Ehefrau mit dem Beginn einer antidepressiven Therapie mit Escitalopram in Verbindung gebracht, welche aufgrund von »Motivationslosigkeit und Apathie« begonnen wurde.

Optische Halluzinationen

Die *Aufnahmemedikation* bestand aus Levodopa/Benserazid 4 x 125 mg, Escitalopram 20 mg 1-0-0, Tamsulosin retard 0,4 mg 1-0-0, Rivastigmin 4,6 mg/24h TTS und Ramipril 5 mg 1-0-0 aufgrund einer seit 10 Jahren bekannten arteriellen Hypertonie.

Klinischer Befund

Bei Aufnahme zeigte sich der Patient hinsichtlich Person und Ort gut orientiert, die klinische Symptomatik wurde in Gegenwart der Ehefrau bagatellisiert und der Patient gab an, keine relevanten Einschränkungen im Alltag zu haben. Halluzinationen wurden verneint, allerdings legte das Verhalten während der Untersuchung nahe, dass optische Halluzinationen ohne klare Struktur bestehen dürften (Patient schaute immer wieder in die Ecken des Raumes). Die Ehefrau merkte an, dass möglicherweise die Halluzinationen auch nachts während der Toilettengänge bestehen würden, und ihn da zusätzlich gangunsicher machen würden. An den Knien, Unterschenkeln und Ellenbogen zeigten sich in Abheilung befindliche Abschürfungen, es zeigte sich ein Monokelhämatom rechts. Der Patient hatte einen BMI von 22 bei Gewichtsverlust über die letzten zwölf Monate von 6 kg. In der neurologischen Untersuchung zeigte sich das Applauszeichen mit 4x Klatschen, wenn auch schwach, positiv. Beim Testen der Hirnnerven fiel eine gestörte Fixationssuppression nach rechts > links auf, ein verminderter Lidschlag und eine Hypomimie. An »peripheren« motorischen Parkinson-Symptomen bestand ein mäßig ausgeprägtes, etwas rechts und axial betontes akinetisch-rigides Syndrom ohne relevanten Rigor im Nacken und den oberen Extremitäten, etwas mehr am Stamm und in den unteren Extremitäten. Es bestand kein Tremor, und der Patient, der sich im besten Medikamenten-ON befand, hatte keine Dyskinesien. Auffallend war eine Haltungsstörung mit etwas vornüber gebeugtem Oberkörper. Im Retropulsionstest (Pull-Test) konnte der Patient bis zu acht Schritte nach hinten gehen, konnte aber bei vier der fünf Versuche nicht selbständig kompensieren und musste aufgefangen werden. Beim Aufstehen fiel auf, dass der Körperschwerpunkt zu weit nach hinten verlagert war, und der Patient brauchte drei Versuche für einen erfolgreichen Sitz-Stand Transfer. Es fand sich keine Ganginitiierungsstörung, jedoch deutliches Freezing an engen Stellen, beim Drehen und beim Abwärtsgehen, wo Freezingepisoden und Festinationen auftraten. Das Gangbild war kleinschrittig und irregulär vor allem in der seitlichen (spatialen) Auslenkung. Im restlichen neurologischen Status fanden sich keine hier relevanten Besonderheiten.

Retropulsionstest (Pull-Test)

Diagnose

Fortgeschrittenes idiopathisches Parkinson-Syndrom (IPS) mit zunehmender Anzahl von Stürzen in den letzten zwölf Monaten, mit folgenden Ursachen, Risikofaktoren und Begleitumständen:

Ursachen, Risikofaktoren, Begleitumstände

- Posturale Störung (i. e., Haltungsstörung, Veränderung des Körperschwerpunktes zumindest bei Transfers)
- Irreguläres kleinschrittiges Gangbild mit posturaler Instabilität
- Freezing und Festinationen
- Gestörte Fixationssuppression

- Eingeschränkte Dual-Tasking-Fähigkeiten
- Optische Halluzinationen mit allerdings nur diskreter Angstkomponente
- Nykturie
- Bagatellisierung
- Gewichtsverlust mit V. a. Mangelernährung/Sarkopenie
- Eingeschränkte Hilfsmittelnutzung (»Schämen vor anderen«)
- Orthostatische Reaktion (wenn auch nicht klinisch relevant und nur unter Agonisten)

Therapie und Verlauf

Im Rahmen des stationären Aufenthaltes wurden die in der Diagnoseliste genannten Punkte wie folgt adressiert:

a)   Posturale Störung

Es wurde eine Therapie am Ganzkörperspiegel zur Symmetriefindung und Haltungsstabilisierung durchgeführt. Es wurde v. a. Transfer und Stehen beübt.

b)   Irreguläres kleinschrittiges Gangbild mit posturaler Instabilität, eingeschränkte Dual-Tasking Fähigkeiten

LSVT BIG-Therapie   Es wurde eine LSVT BIG-Therapie mit Üben großer, raumgreifender Bewegungen durchgeführt, womit die Regularität beim Gehen gebessert werden konnte. Weiter wurden Ausfallschritte zur Verbesserung der posturalen Kontrolle, insbesondere im Stehen und beim Transfer, trainiert. Auch wurden Balanceübungen zur verbesserten Standkontrolle durchgeführt (Cortextrainer®). Rivastigmin dosierten wir auf 9,5 mg/d auf. Dadurch erreichten wir eine Verbesserung insbesondere des dynamischen Gleichgewichts und der Reaktionsfähigkeit sowie generell der Vigilanz, weiterhin eine Verbesserung der »Leistungsfähigkeit«, insbesondere in *Dual-Task*-Situationen, die zwei motorische Aufgaben beinhalteten. Es erfolgte zusätzlich eine gezielte Schulung des Patienten in alltagsrelevanten Situationen hinsichtlich des bewussten Vermeidens von Dual-Task-Situationen: »*Eins nach dem anderen*«.

c)   Freezing und Festinationen

Kompensations- und Vermeidungsstrategien von Freezing   Es wurde an Kompensations- und Vermeidungsstrategien von Freezing gearbeitet, adaptiert nach Kapitel 8. Insbesondere wurden das kontrollierte Abwärtsgehen und das Vermeiden von ungewollter Beschleunigung geübt. Medikamentös dosierten wir L-Dopa in 150 mg-Schritten/Tag bis zu einer Maximaldosis von 1.000 mg/Tag auf. Der Patient zeigte dabei keine Reduktion der Freezingepisoden, sodass wir wieder auf die initiale Levodopadosis zurückgingen. Es traten während der Therapie keine relevanten Nebenwirkungen auf.

d) Gestörte Fixationssuppression

Es erfolgte eine wiederholte Thematisierung des blickmotorischen Defizits und dessen Gefahrenpotenzial sowie das Einüben von Kompensationsstrategien (z. B. »*Erst sicher stehen, dann (visuell) orientieren*«).

e) Optische Halluzinationen

Da die Therapie mit Escitalopram offensichtlich mit dem Auftreten der Halluzinationen in Verbindung gebracht werden konnte und nach eigen- und fremdanamnestischen Angaben wirkungslos geblieben war, beendeten wir diese. Die Halluzinationen bildeten sich dadurch während des Aufenthaltes vollständig zurück. Eine Testung des Patienten auf das Vorliegen einer Depression verlief negativ; sehr wohl ergaben sich Hinweise für das Vorliegen einer Apathie (Antidepressiva sind hier meist wirkungslos). Die Apathie therapierten wir im Rahmen des Aufenthaltes nicht medikamentös, im Arztbrief wurde die Option Modafinil im Verlauf in niedriger Dosis zu probieren, diskutiert. Alternativ kämen in zweiter Linie selektive Serotonin-Noradrenalin-Wiederaufnahmehemmer wie z. B. Venlafaxin in höherer Dosis infrage.

f) Nykturie

Die Nykturie besserte sich durch Erhöhung der nächtlichen Levodopadosis, ohne dass es dadurch zu einer Zunahme der Halluzinationen kam. Eine medikamentöse Beeinflussung der Drangsymptomatik z. B. mit Trospiumchlorid führten wir wegen des anticholinergen Nebenwirkungsprofils nicht durch. Tamsulosin setzten wir probatorisch ab. Darunter war der Harndrang eher zunehmend mit zweimaliger Retention von Restharn über 100 ml, sodass wir das Medikament wieder ansetzten. Die Symptomatik bildete sich damit wieder auf die Ausgangssituation zurück.

g) Bagatellisierung und eingeschränkte Hilfsmittelnutzung

Das therapeutische Team suchte während des 14-tägigen Aufenthaltes immer wieder das Gespräch mit dem Patienten selbst, allein und in Anwesenheit seiner Ehefrau, und stellte dabei die bestehende komplexe Mobilitätssituation realistisch dar. Dadurch fand der Patient einen besseren Zugang zu der Situation und konnte sie auch annehmen. Er war im Verlauf auch immer leichter zu motivieren, aktiv an den Therapien teilzunehmen, und er selbst erstellte am zweitletzten Aufenthaltstag einen strukturierten Tagesplan für die für ihn notwendigen Aktivitäten nach Entlassung ins häusliche Umfeld.

Der Patient testete auf Station verschiedene Rollatormodelle und entschied sich für ein ihm gefälliges Modell in doppelter Ausführung (eines für häusliches Umfeld, eines für draußen).

h) Gewichtsverlust mit V. a. Mangelernährung/Sarkopenie

Muskelaufbau und -erhalt

Zum Muskelaufbau und -erhalt erhielt Herrn K. proteinreiche Kost (1,2–1,5 g/kg KG/Tag) und daran orientiert eine Anpassung der Kostform. Ein Abstand zwischen Nahrungsaufnahme und Levodopa-Einnahme von 60 min wurde eingehalten. Der Patient nahm darunter während des stationären Aufenthaltes 1,5 kg an Gewicht zu. Es erfolgte eine Ernährungsberatung, und der Patient wie auch die Ehefrau erhielten ausführliche Informationen zur optimalen Ernährung.

i) Orthostatische Hypotonie

Wir führten einen Schellong-Test durch, welcher eine hypoadrenerge orthostatische Dysregulation zeigte. Aufgrund dessen setzten wir Ramipril ab. In der nachfolgenden 24 h Blutdruckmessung zeigte sich kein Bluthochdruck wie auch keine relevanten Hypotonien. Der Patient war über den Verlauf klinisch nicht symptomatisch.

Es erfolgte die Entlassung nach Hause mit ambulanter Verordnung von Logopädie, Physio- und Ergotherapie und entsprechenden Maßgaben sowohl für den nachbetreuenden Arzt, wie auch, in jeweils detaillierter Form, für die Therapeuten.

Diskussion

Bei dem Patienten führten offensichtlich viele Faktoren zu einem relevant erhöhten Sturzrisiko, die eine multimodale Therapie notwendig machten und rechtfertigten. Im Folgenden diskutieren wir einzelne dieser Faktoren etwas detaillierter.

Ursachen, Prädiktoren

Einschätzung des Sturzrisikos

Gang- und Gleichgewichtsstörung, Sarkopenie und posturale Instabilität bzw. Haltungsstörung sind in der Abschätzung des Sturzrisikos bei Patienten mit idiopathischem Parkinson-Syndrom (IPS) die wesentlichen klinischen Symptome. In einem niederländischen Kollektiv von 3.795 Patienten mit IPS konnten Parashos et al. (2018) eine Prävalenz sturzgefährdeter Patienten von 13,7 % feststellen. Prädiktoren einer Sturzneigung waren zum einen Faktoren, die im Rahmen der Progression der Grunderkrankung mit zunehmenden motorischen und nicht-motorischen Symptomen erklärt werden können (fortgeschrittenes Hoehn und Yahr-Stadium, motorische Fluktuationen, verminderte Wortflüssigkeit, Polypharmazie: Behandlung mit L-Dopa, Antidepressiva), daneben als Risikofaktoren aber auch: weibliches Geschlecht, Unsicherheit in Bezug auf die Syndromdiagnose, Tiefe Hirnstimulation und niedrige Lebensqualität (Parashos et al. 2018).

Als möglicher Bedside-Test zur Identifikation sturzgefährdeter Patienten aufgrund von statischen Gleichgewichtseinschränkungen kann der Einbeinstand über drei Sekunden herangezogen werden (Lieberman und Deep 2016). Obwohl der Pull-Test möglicherweise nur eingeschränkte Aussagekraft hinsichtlich des Vorliegens einer sturzrelevanten Gleichgewichtsstörung hat, führen wir diesen Test routinemäßig durch. Eine Kompensation von mehr als zwei Schritten oder das Fehlen von kompensatorischer Reaktion deuten wir als pathologisch und verwenden in dem Fall vermehrt Ressourcen auf das Training von Gleichgewicht in Stand und Transferphasen.

Bedside-Test

Von Gleichgewichtsstörungen während des Stands und des Transfers grenzen wir die Gleichgewichtsstörung während des Gehens ab. Diese tritt unseres Erachtens deutlich seltener als die erstgenannten in alltagsrelevanter Ausprägung auf und sollte daher in der Anamneseerhebung (»Gibt es spezielle auslösende Situationen für Stürze?« »Tritt dies während des Geradeausgehens auf, oder unter anderen Situationen?«) und in der Aufnahmeuntersuchung kritisch herausgearbeitet werden. Für die Einschätzung einer sturzrelevanten Gangstörung konnte eine Metaanalyse zeit- und raumbezogener Gangparameter, eine verringerte Ganggeschwindigkeit und Schrittfrequenz (Kadenz), Kurzschrittigkeit und vermehrte medio-laterale Auslenkung von Kopf und Becken als konsistente und prospektive Risikofaktoren für zukünftige Stürze aufdecken (Creaby und Cole 2018). Daneben gibt es Arbeiten, die auf einen recht engen Zusammenhang zwischen der *Variabilität/Irregularität* zeit- und raumbezogener Gangparameter und Stürzen hinweisen. Hieraus ergeben sich spezifische (physio-)therapeutische Ansätze. Die eine Sturzgefährdung definierenden Mobilitätsparameter können mittels Gangschulung und z. B. Üben großer, raumgreifender und flüssiger Bewegungen konkret beeinflusst werden.

Zur Einschätzung des Sturzrisikos gehört auch die klinische Einschätzung von Haltungsstörungen, die ja bei Parkinson-Patienten insbesondere im fortgeschrittenen Stadium regelhaft zu beobachten sind. Hervorzuheben sind hier insbesondere Veränderungen der Körperachse. Dies führt zwingend zu einer Veränderung des Körperschwerpunkts, was z. B. an der Kamptokormie gut vorstellbar ist (*Merke*: wenn die Haltungsstörung auch zu einer veränderten Kopfhaltung im Raum führt, ist damit zumindest der visuelle Input gegenüber der physiologischen Situation des Patienten verändert, was ebenfalls das Sturzrisiko erhöhen kann). Nach unserer Einschätzung trägt insbesondere auch die fehlende Streckung im Kniebereich während des Gehens zu einem erhöhten Sturzrisiko bei. Diese Problematik ist ebenfalls ein bei Parkinson-Patienten regelhaft zu beobachtendes Phänomen und fördert Stürze insbesondere durch den hohen Kraftaufwand für die aufrechte Körperhaltung und die eingeschränkte Möglichkeit, den Vorfuß während der Abhebung zur Schwungphase nach oben ziehen zu können. Wir adressieren daher diese Probleme ebenfalls mit hoher Priorität im physiothera-

Beurteilung von Haltungsstörungen

peutischen Setting, wobei sich insbesondere durch Bewusstmachen, Strecken von Muskelpartien, die sich durch chronische Fehlhaltung bereits verkürzt haben, und Muskelaufbau der durch die Fehlhaltung »geschonten« Muskeln Erfolge erzielen lassen.

Wir führen auf unserer neurogeriatrischen Station zur Einschätzung der Sarkopenie auch routinemäßig die Bestimmung der Handkraft mittels Dynamometer durch. Diese dient neben anamnestischen Hinweisen auf Muskelschwäche zur Einschätzung der Relevanz von Muskelaufbautraining und entsprechender Kostanpassung während der Therapie.

Gefährdungssituationen: Freezing, Dual-Tasking, Augenmotilitätsstörungen

Gangstörung durch Freezing

Die Gangstörung kann insbesondere durch Freezing erheblich beeinflusst werden. Ein Freezing kann durch bestimmte Provokationen, z. B. Drehungen, schnelle Richtungsänderungen, Losgehen nach längerem Stehen oder Sitzen, Engstellen, unbekannte oder fremde Umgebung oder Zeitdruck ausgelöst werden (▶ Kap. 8). Schlenstedt et al. (2016) zeigten in Parkinson-Patienten mit Freezing gegenüber Patienten ohne Freezing eine systematische Verlagerung des Körperschwerpunktes nach hinten mit Beeinträchtigung zum einen der Balance, zum anderen der Schrittinitiierung nach vorne. Offen blieb, ob die Verlagerung des Körperschwerpunktes eher Ursache oder Folge der Freezings darstellt oder aber eine Kompensationsstrategie, um Stürze nach vorne zu vermeiden (Schlenstedt et al. 2016). In eine ähnliche Richtung zielen Deutungen der Kleinschrittigkeit als (Mal-)Adaptation auf die posturale Instabilität mit Unvermögen eine aufrechte Körperposition zu erreichen und zu erhalten (Lieberman und Deep 2016). Ob die im Fallbeispiel erwähnte Dorsalverlagerung des Körperschwerpunkts während des Transfers damit zusammenhängt, ist derzeit unklar. Freezing kann durch medikamentöse und nicht-medikamentöse Verfahren spezifisch behandelt werden. Pragmatisch erhöhen wir die dopaminerge Therapie (L-Dopa) relevant, wenn dies bis dato noch nie durchgeführt wurde (ein kleiner Anteil von Patienten mit Freezing profitiert substanziell von hohen Levodopa-Dosen) und reduzieren auch wieder rasch, wenn kein Effekt erreicht werden kann. Es gibt für Rotigotin Hinweise, dass dies das Auftreten von Freezing reduziert. Nicht-medikamentöse Strategien führen wir durch wie in Kapitel 8 abgehandelt.

»Dual-Tasking«

Eine relevante Sturzgefährdung kann auch durch eine eingeschränkte geteilte Aufmerksamkeit in Situationen, die willkürlich oder unwillkürlich ein sogenanntes »*Dual-Tasking*« erfordern, entstehen. Der Grad der Beeinträchtigung hängt dabei neben der Aufgabenmodalität auch von den Exekutivfunktionen ab. Heinzel et al. (2016) untersuchten 40 Parkinson-Patienten in einer longitudinalen Untersuchung über 2,8 Jahre (Heinzel et al. 2016). Sie bestimmten die »Kosten« der geteilten Aufmerksamkeit für zwei simultan durchgeführte Aufgaben (Einbußen der Performanz im Vergleich zu den einzeln durchgeführten Aufgaben). Die Patienten wurden mit zwei simultanen motorischen Aufgaben (Gehgeschwindigkeit, Kreuze auf ein Blatt Papier schreiben) sowie simultaner Durchführung einer motorischen und kognitiven Aufgabe (gleichzeitiges Gehen und Rechnen) belastet. Es bestand ein quantifizierbarer Zusammenhang zwischen dem Sturzrisiko und den Kosten für das rein motorische *Dual-Tasking*, nicht jedoch zu den Kosten, die durch das *Dual-Tasking einer motorischen und kognitiven Aufgabe* anfallen. Patienten, die hohe motorische *Dual-Task*-Kosten aufwenden mussten, hatten in dieser Untersuchung ein 2,6-fach höheres Risiko, im Verlauf der nächsten vier Monate zu stürzen. Aufgrund dieser Ergebnisse fragen wir Sturzpatienten immer gezielt nach Assoziation von Stürzen und *Dual-Task*-Situationen. Nach unserer Erfahrung sind Dual-Task Situationen mit gleichzeitiger Aktivität von Beinen und Armen besonders gefährlich für Parkinson-Patienten. Die Erhebung der Frontalhirnreflexe gehört als Bedside-Tests auch zwingend zur Evaluation der Fähigkeit zur motorischen Inhibition, dem Beenden einer erledigten motorischen Aufgabe vor allem in den genannten *Dual-Task*-Situationen. Die Frontalhirnreflexe können positiv sein, ohne dass eine Demenz besteht. Patienten mit Problemen in der geteilten Aufmerksamkeit und der motorischen Inhibition therapieren wir spezifisch mit Bewusstmachen für Dual-Task-Situationen, in denen die geteilte Aufmerksamkeit erschöpft wird. Mit Kenntnis der Situationen können diese dann entweder vermieden oder durch ein patienten- und situationsspezifisches motorisches Training der geteilten Aufmerksamkeit und der Inhibition zumindest verbessert werden. Der Effekt pharmakologischer Maßnahmen, welche letztlich auf eine Verbesserung der exekutiven Dysfunktion zielen, ist bisher nicht abschließend untersucht. Es ist jedoch möglich, dass Acetyl-Cholinesterase-Inhibitoren einen positiven Effekt zumindest auf die generelle Aufmerksamkeit haben, gezeigt an einer Verbesserung der Gangvariabilität unter Rivastigmin (Henderson et al. 2016). Der Einsatz des Amphetaminderivats Modafinil als aufmerksamkeitssteigernde Substanz ist derzeit in klinischer Erprobung und wir haben damit gute Erfahrungen. Das Medikament sollte allerdings in niedrigen Dosierungen (z. B. 50 mg jeden zweiten Tag) begonnen bzw. auch längerfristig eingesetzt werden.

Bei Sturzpatienten legen wir besonderen Wert auf die Evaluation der Augenbeweglichkeit, da diese oft gestört ist und unserer Erfahrung nach die Sturzgefahr substanziell erhöhen kann. Obwohl nicht spezifisch mit dem IPS assoziiert, können z. B. Einschränkungen im vestibulookulären Reflex (VOR) auch hier vorhanden sein und zur Sturzgefährdung durch ein »instabiles Bild während des Gehens« beitragen. Insbesondere tritt dies bei beidseitiger Einschränkung auf, was ja im Alter nicht selten ist. Noch relevanter mit Stürzen assoziiert ist nach unserer klinischen Einschätzung (und auch nach wissenschaftlicher Evaluation, noch nicht veröffentlicht) die Einschränkung der VOR-(»Fixations«)-Suppression. Diese ist Parkinson-spezifisch betroffen, verstärkt noch bei PSP, was möglicherweise auch den oft »gut erhaltenen VOR« gut erklären könnte. Ein intakter VOR sichert die Wahrnehmung eines stabilen Bildes und eine Störung der VOR-Suppression führt zu einer insuffizienten Augenbewegung aus dem stabilen Bild heraus in eine andere

Einfluss der Augenbeweglichkeit

VOR-(»Fixations«)-Suppression

Perspektive, die z. B. durch eine Gefahr außerhalb des Bildes (z. B. herannahendes Auto von rechts/links) notwendig wird. Weiter muss nach latentem Schielen geschaut werden. Dies tritt vermutlich bei sarkopenen Patienten gehäuft auf und auch das Altern dürfte vorher kompensierte Situationen von klinisch »nicht relevant« zu »klinisch relevant« überführen). Spezifische Therapien (Prismenbrille) und Beratung für präventives Verhalten für diese Probleme können zum Teil angeboten bzw. im Rahmen einer stationären Komplexbehandlung oder in der Tagesklinik erarbeitet werden.

Verlauf, Progression

In der bereits oben erwähnten Registerstudie von Parashos et al. zeigten 11,7 % der anfangs nicht von Stürzen betroffenen Patienten mit IPS im Verlauf eines Jahres Stürze, als deren Prädiktoren zwischen den Visiten die Hinzunahme von Amantadin, Beginn einer Tiefen Hirnstimulation, Diagnosestellung einer Krebserkrankung oder Osteoarthritis, Verschreibung von Ergotherapie, Konsultation des Sozialdienstes oder häufige Inanspruchnahme der Notaufnahme ermittelt wurden. Wir möchten hier jedoch darauf hinweisen, dass insbesondere bei »neu« stürzenden Patienten eine kritische Evaluation der Medikationsliste erfolgen sollte. Es sollte konsequent auf ein vereinfachtes Therapieschema (im idealen Fall eine Levodopa-Monotherapie) umgestellt werden, wenn sich Hinweise auf ein erhöhtes Sturzrisiko durch Nebenwirkungen von Medikamentenergeben, auch wenn sie nicht dezidiert vom Patienten genannt werden (z. B. subtile kognitive Verlangsamung, Dyskinesien, Gangunsicherheiten).

Was haben die Autoren aus diesem Fall gelernt?

Die Gangstörung mit Stürzen bei Patienten mit idiopathischem Parkinson-Syndrom ist praktisch immer eine multifaktorielle Störung und ihre Behandlung muss daher *zwingend multimodal* sein. Sie setzt eine Analyse der konstituierenden Komponenten mittels sehr gezielter Anamnese unter Berücksichtigung der potenziell beitragenden Körpersysteme sowie eine gezielte neurologische Untersuchung, die über eine »typische« Aufnahmeuntersuchung hinausgehen kann), voraus. Darauf aufbauend sollte ein multimodaler Therapieplan erstellt und spezifische, auf den Patienten zugeschnittene therapeutische Maßnahmen veranlasst werden.

Highlights

- Sturzgefährdete Patienten mit idiopathischem Parkinson-Syndrom können anhand von Risikofaktoren und Bedsidetests bzw. klinischer Untersuchung erkannt werden.
- Es gibt häufige Faktoren, die eine Sturzgefährdung bei Patienten mit IPS konstituieren.
- Eine auf die Gangstörung ausgerichtete Therapie ist stets multimodal.

Literatur

Creaby MW, Cole MH (2018) Gait characteristics and falls in Parkinson's disease: A systematic review and meta-analysis. Parkinsonism & Related Disorders 57: 1–8.

Heinzel S, Maechtel M, Hasmann SE et al. (2016) Motor dual-tasking deficits predict falls in Parkinson's disease: A prospective study. Parkinsonism & Related Disorders 26: 73–77.

Henderson EJ, Lord SR, Brodie MA et al. (2016) Rivastigmine for gait stability in patients with Parkinson's disease (ReSPonD): a randomised, double-blind, placebo-controlled, phase 2 trial. The Lancet Neurology 15(3): 249–258.

Lieberman A, Deep A (2016) Falls in Parkinson Disease. Journal of Alzheimer's Disease & Parkinsonism 6(4).

Parashos SA, Bloem BR, Browner NM et al. (2018) What predicts falls in Parkinson disease? Neurology: Clinical Practice 8(3): 214–222.

Schlenstedt C, Muthuraman M, Witt K, Weisser B, Fasano A, Deuschl G (2016) Postural control and freezing of gait in Parkinson's disease. Parkinsonism & Related Disorders 24: 107–112.

11 Der Patient wird krumm

Georg Ebersbach[13]

Zusammenfassung

Kamptokormie und Pisa-Syndrom

Kamptokormie (»krummer Rücken«) und Pisa-Syndrom (Seitneigung des Rumpfes) zählen zu den motorischen Symptomen der Parkinson-Erkrankung, die meist unzureichend oder gar nicht auf dopaminerge Medikation ansprechen. Die Ursache der schweren Störung der Rumpfhaltung ist nicht abschließend geklärt, diskutiert werden sowohl myopathische, dystone als auch perzeptive Faktoren. Das Assessment beinhaltet eine spezifische körperliche Untersuchung, ggfs. ergänzt durch Elektromyografie, MRT der Wirbelsäule und Laboruntersuchungen. Hierbei sollte eine durch strukturelle Wirbelsäulenveränderungen fixierte Fehlhaltung (Skoliose) von der per definitionem nicht-fixierten Kamptokormie abgegrenzt und nach Hinweisen auf eine Myopathie oder Dystonie gesucht werden. Intensive physiotherapeutische Behandlung und ggfs. gezielte Hilfsmittelversorgung sind empirisch empfehlenswert. Möglicherweise können in einigen Fällen aber auch Anpassungen der oralen Pharmakotherapie hilfreich sein. Korrigierende chirurgische Eingriffe werden sehr kontrovers diskutiert und können mangels systematischer Längsschnittuntersuchungen nicht empfohlen werden. Kasuistiken und Fallserien zum Einsatz der Tiefen Hirnstimulation oder von Botulinum-Toxin zur Behandlung der Kamptokormie ergaben widersprüchliche Ergebnisse, sodass diese Verfahren derzeit noch als experimentell zu betrachten sind.

Im hier vorgestellten Fall manifestierte sich die Störung der Rumpfhaltung vor dem Hintergrund einer ansonsten weitgehend unkompliziert verlaufenden Parkinson-Erkrankung und war mit erheblichem Leidensdruck, Schmerzen und Behinderung für den Patienten verbunden. In der Kasuistik werden exemplarisch die Entwicklung der Symptome, das klinische work-up und Ansätze für eine individualisierte Therapie vorgestellt.

Einleitung

Der Begriff »Kamptokormie« (KK) leitet sich von den griechischen Wörtern »kamptos« (gebeugt) und »kormos« (Stamm) ab und bezeichnet eine nicht-

---

[13] **Prof. Dr. Georg Ebersbach**, Chefarzt, Neurologisches Fachkrankenhaus für Bewegungsstörungen/Parkinson.

fixierte Vorneigung des Rumpfes, die sich im Liegen ausgleicht. Besteht eine nicht-fixierte Seitneigung des Oberkörpers, spricht man in bildhafter Assoziation mit dem schiefen Turm von einem »Pisa-Syndrom« (PS). Klinisch und wahrscheinlich auch ätiologisch verwandt, ist das »bent-head-Syndrom«, ein ebenfalls nicht-fixierter Anterocollis bzw. Anterocaput im Rahmen eines Parkinson-Syndroms. Die Abgrenzung der Kamptokormie von der schon in James Parkinson's Erstbeschreibung berichteten gebunden Körperhaltung als allgemeinem Charakteristikum der Parkinson-Erkrankung ist unscharf, pragmatisch kann aber bei einer reversiblen Vorneigung des Rumpfes um mehr als 45° von einem distinkten Störungsbild gesprochen werden (Srivanitchapoom und Hallet 2016).

»bent-head-Syndrom«

Die Differenzialdiagnose von KK und PS umfasst unter anderem primäre Myopathien, psychogene Störungen und tardive Bewegungsstörungen. Die Ätiologie der im Rahmen eines idiopathischen Parkinson-Syndroms (IPS) oder atypischer Parkinson-Syndrome auftretenden Fehlhaltungen ist weitgehend ungeklärt, wobei myopathische, dystone und perzeptive Mechanismen diskutiert werden. Krankheitsdauer und vorangegangene Rückenoperationen sind mit dem Auftreten einer KK bei IPS assoziiert, während die Bedeutung der Pharmakotherapie für die Entstehung und Behandlung der Fehlhaltungen interindividuell sehr heterogen zu sein scheint (Srivanitchapoom und Hallet 2016).

Differenzialdiagnose

Die im Folgenden dargestellte Kasuistik veranschaulicht exemplarisch die Entwicklung einer Rumpffehlhaltung im Kontext eines IPS und beinhaltet einen Vorschlag für ein strukturiertes Assessment. Das therapeutische Vorgehen ist individualisiert, bietet aber auch einen Rahmen für einen standardisierten Behandlungsalgorithmus.

Falldarstellung

Anamnese

Der 68-jährige berentete Bürokaufmann entwickelte im 60. Lebensjahr ein rechts lateralisiertes rigid-bradykinetisches Syndrom mit Mikrografie, vermindertem Mitpendeln des rechten Armes beim Gehen und Feinmotorikstörung der rechten Hand. Die Befunde der Bildgebung (cMRT, DaTSPECT) unterstützen die Diagnose eines IPS, weder klinisch noch paraklinisch ergaben sich Hinweise für ein atypisches Parkinson-Syndrom. Die initiale Behandlung mit Pramipexol und Rasagilin führte zu moderater Symptombesserung, Pramipexol musste aber bei einer Tagesdosis von 2,1 mg wegen exzessiver Tagesmüdigkeit und Beinödemen beendet werden. Die danach erfolgte Umstellung auf Levodopa (L-Dopa) erbrachte eine deutliche Besserung der Beweglichkeit bei guter Verträglichkeit. Im 6. Krankheitsjahr manifestierten sich motorische Wirkfluktuationen vom Wearing-OFF-Typ, die durch die zusätzliche Gabe von Entacapon nur vorübergehend beseitigt werden konnten, sodass im 7. Krankheitsjahr die erneute Eindosierung eines Dopaminagonisten (Ropinirol 8 mg) erfolgte, diesmal mit guter Verträglichkeit und zufriedenstellender Besserung von Wearing-OFF und nächtlicher Akinese.

Der Patient berichtete, dass ungefähr zehn Monate vor der stationären Aufnahme und wenige Wochen nach Beginn der Behandlung mit Ropinirol eine in den folgenden Monaten zunehmende Fehlhaltung mit Vor- und Seitneigung des Rumpfes im Stehen und Gehen eingesetzt habe. Die nach rechts gerichtete Seitneigung trat auch im Sitzen auf und wurde weniger vom Patienten selbst als von seiner Lebensgefährtin registriert. In der Folge der Fehlhaltung entwickelten sich belastungsabhängige Schmerzen der unteren Wirbelsäule ohne radikuläre Ausstrahlung.

Medikation bei Aufnahme

Levodopa/Carbidopa/Entacapon 100/25/200 mg 5 x täglich in vierstündlichen Intervallen. 8 mg retardiertes Ropinirol und 1 mg Rasagilin morgens, 200 mg retardiertes L-Dopa zur Nacht.

Klinischer Befund

In der Aufnahmeuntersuchung (im medikamentösen ON-Zustand) bestand eine milde Hypomimie und Hypophonie. Kein Tremor. Es zeigten sich ein diskreter Aktivierungsrigor der rechten oberen und unteren Extremität bei kontralateralen Willkürbewegungen und eine milde Bradykinese rechts bei repetitiven Bewegungen. Keine Bradykinese links. Das Aufstehen aus dem Sitzen ohne Abstützen war möglich. Es imponierte eine komplexe Störung der Rumpfhaltung mit Vorneigung und Seitneigung nach rechts im Stand. Das Gehen war mittelschrittig und zügig mit leicht vermindertem Armpendel rechts. Im Zug-Test zeigte sich ein ausreichender Ausfallschritt. Im UPDRS-III (motor-score) erreichte der Patient 15/108 Punkte. Der weitere Neurostatus war bis auf eine Hyposmie unauffällig.

Tabelle 11.1 gibt einen Überblick über ein strukturiertes Assessment von Kamptokormie und Pisa-Syndrom.

Tab. 11.1: Überblick über ein strukturiertes Assessment bei Kamptokormie und Pisa-Syndrom

Domäne	Untersuchung	Bemerkungen	Befund Kasuistik
Lokalbefund	Höhe der Abknickung	»Obere« KK (thorakolumbal) vs. »untere« KK (Hüftebene)	Obere KK
	Inspektion	Muskelrelief Rötung	Leicht prominent auf Konkavseite des PS
	Palpation	Hartspann, Bauchwanddystonie Druckschmerz Lokale Überwärmung	Hartspann und leichte Druckdolenz konvexseitig

Tab. 11.1: Überblick über ein strukturiertes Assessment bei Kamptokormie und Pisa-Syndrom – Fortsetzung

Domäne	Untersuchung	Bemerkungen	Befund Kasuistik
Passive Mobilität	Rückenlage		Vollständiger Ausgleich der KK
	Seitenlage		Vollständiger Ausgleich des PS
Quantitative Messung	Rumpfwinkel im Stehen, mit/ohne aktive Korrektur. Ggfs. wiederholen nach Belastung.	Wand-Schablone oder smart-phone APP[14] Gegenkorrektur durch Beugung in Hüft- und Kniegelenken beachten.	Vorneigung 60°, Seitneigung 20° Zunahme KK (ca 10°) und PS (ca. 5°) bei längerem Stehen oder Gehen Aktive Korrektur der KK im freien Stand um 10° (ohne manuelle Unterstützung)
	Körpergröße	Weniger anfällig für Gegenkorrektur als Rumpfwinkel	im Stand 165 cm in Rückenlage 175cm
Kraft	Aktive Rumpfstreckung gegen Widerstand		keine Rumpfstreckerparese
Posturale Reflexe	Zugtest nach vorne/hinten/seitlich		Instabilität beim Zugtest nach rechts und nach vorne, ausreichender Ausfallschritt bei Zug nach rechts und nach hinten
Subjektive visuelle Vertikale (SVV)	Modifizierter »Eimertest«, vgl. Gandor et al. 2016	Smart-Phone-APP zur Winkelmessung verfügbar	Verschiebung der SVV nach rechts um 10°, deutlich außerhalb des Referenzbereichs
»Sensory tricks«	Rucksacktest	Bei Dystonie deutliche Aufrichtung beim Tragen eines (leichten) Rucksacks möglich.	»Rucksacktest« negativ, anamnestisch keine anderen »sensory tricks«
Bildgebung	Röntgen WS und Funktionsaufnahmen		Unspezifische degenerative Veränderungen. Keine Frakturen. Zwischenwirbelraum LWK5/SWK1 verkleinert. Kein Wirbelgleiten.

---

14 http://www.neurologie.uni-kiel.de/de/axial-posturale-stoerungen/camptoapp

Tab. 11.1: Überblick über ein strukturiertes Assessment bei Kamptokormie und Pisa-Syndrom – Fortsetzung

Domäne	Untersuchung	Bemerkungen	Befund Kasuistik
	MRT Wirbelsäule incl. T1w (nativ & KM), STIR-Sequenzen.	Hinweise auf Vorliegen und Akuizität einer fokalen Myopathie. (Margraf et al. 2015)	In den T1w-Sequenzen angedeutete Verfettung der paravertebralen Muskulatur links. Hier auch leichte ödematöse Veränderungen mit KM-Anreicherung.
Neurophysiologie	Nadel-EMG		In der paravertebralen Muskulatur leicht erhöhte Polyphasierate, kein myopathisches Muster
	Oberflächen-Poly-EMG		Keine paradoxe Gegeninnervation der Bauchmuskeln bei aktiver Aufrichtung des Rumpfes im Stand.
Labor	CK, Lactat, Entzündungsparameter		Entzündungsparameter, CK und Routinelabor im Normbereich
	Muskelbiopsie	Nur bei V. a. spezifische Muskelerkrankung	n. a.

Standardisierter L-DopaTest (200 mg)

Standardisierter L-Dopa Test (200 mg): im medikamentösen OFF-Zustand zeigte sich eine deutliche Zunahme der rigid-bradykinetischen Bewegungsstörung an der rechten Körperseite, eine milde rigid-Bradykinese und eine moderate rigid-bradykinetische Bewegungsstörung an der linken Körperseite. Das Aufstehen aus dem Sitzen war erschwert, das Gehen moderat verlangsamt und kleinschrittig. Im Zug-Test erfolgte nun jetzt auch ein etwas verkürzter Ausfallschritt nach hinten. Ansonsten keine Änderungen von posturaler Stabilität und Körperhaltung. UPDRS-III (motor-score) im medikamentösen OFF-Zustand: 32/108 Punkte

Bewertung

L-Dopa-resistentes motorisches Symptom

Durch den vollständigen Ausgleich im Liegen konnten Kamptokormie und Pisa-Syndrom differentialdiagnostisch von einer fixierten Fehlhaltung (Kyphoskoliose) abgegrenzt werden. Wegen der fehlenden Besserung im akuten L-Dopa-Test kann die Fehlhaltung als Dopa-resistentes motorisches Symptom klassifiziert werden, was auch mit den anamnestischen Angaben des Patienten zur Pharmakoresponsivität übereinstimmt. Klinisch bestanden keine Anhaltspunkte für eine Dystonie (keine sensorischen Tricks, keine paradoxe Gegeninnervation der ventralen Muskeln bei Aufrichtung des Rumpfes). Bildgebend, allerdings nicht im EMG, bestanden Anzeichen für eine fokale Myopathie der paravertebralen Muskulatur (Ödem, fettige Degeneration) im frühem bis mittlerem Stadium (Margraf et al. 2015) ohne klinische Zeichen einer Parese der Rückenstrecker. Zusätzlich bestand eine perzeptive Störung mit Verschiebung der subjektiven visuellen Vertikale nach rechts (Gandor et al. 2016).

Diagnosen

Idiopathisches Parkinson-Syndrom
Kamptokormie
Pisa-Syndrom
Lumbago

Therapie

Nach Durchführung der neurologischen und physiotherapeutischen Aufnahmeuntersuchung wurde der Patient in ein komplexes Behandlungsschema im Rahmen der multimodalen Komplexbehandlung beim Parkinsonsyndrom integriert.

Pharmakotherapie: Aufgrund kasuistischer Hinweise, dass es unter Non-Ergot-Dopaminagonisten zur Manifestation oder Zunahme eine KK kommen kann (Srivanitchapoom und Hallet 2016), erfolgte eine Reduzierung der Tagesdosis von Ropinirol von 8 mg auf 4 mg. Drei Tage nach Reduzierung von Ropinirol berichtete der Patient eine subjektive Verbesserung der Körperhaltung, die sich auch bei der klinischen Untersuchung objektivieren ließ (KK auf 45° reduziert, aktive Korrektur ohne manuelle Unterstützung um 15°). Da die Reduzierung des Dopaminagonisten an einem Freitag durchgeführt wurde und am Wochenende keine physiotherapeutischen Interventionen erfolgten, ist ein spezifischer Effekt der Dosisreduktion wahrscheinlich. In den folgenden Tagen bestand eine leichte Zunahme des Wearing-OFF, außerdem wurden RLS-Beschwerden und nächtliche Akinese angegeben. Daraufhin erfolgte ein Wechsel von Entacapon auf Opicapon (50 mg) unter Beibehaltung der L-Dopa-Dosis. In den Folgetagen kam es wieder zu einem Ausgleich der Wirkfluktuationen. Auf ein vollständiges Absetzen von Ropinirol wurde im weiteren Verlauf wegen hierunter erneut auftretender RLS-Beschwerden verzichtet.

Physiotherapie: das Übungsprogramm beinhaltete (werk-)tägliche Einzeltherapie zur Kräftigung der dorsalen Muskulatur und Dehnung der ventralen Antagonisten (Schroeteler und Ziegler 2017). Die Kräftigungsübungen erfolgten überwiegend gegen die Schwerkraft, teilweise unter Einsatz einer Sprossenwand. Zur Verbesserung der Haltungswahrnehmung wurden taktile Stimuli und Übungen vor dem Spiegel eingesetzt. Zur Unterstützung des aufrechten Gehens verwendete der Patient zur Bewegung in der Klinik einen Rollator mit hohen Unterarmauflagen (▶ Abb. 11.1).

Abb. 11.1:
Rollator mit hohen Unterarmauflagen zur Unterstützung des aufrechten Gehens bei Kamptokormie

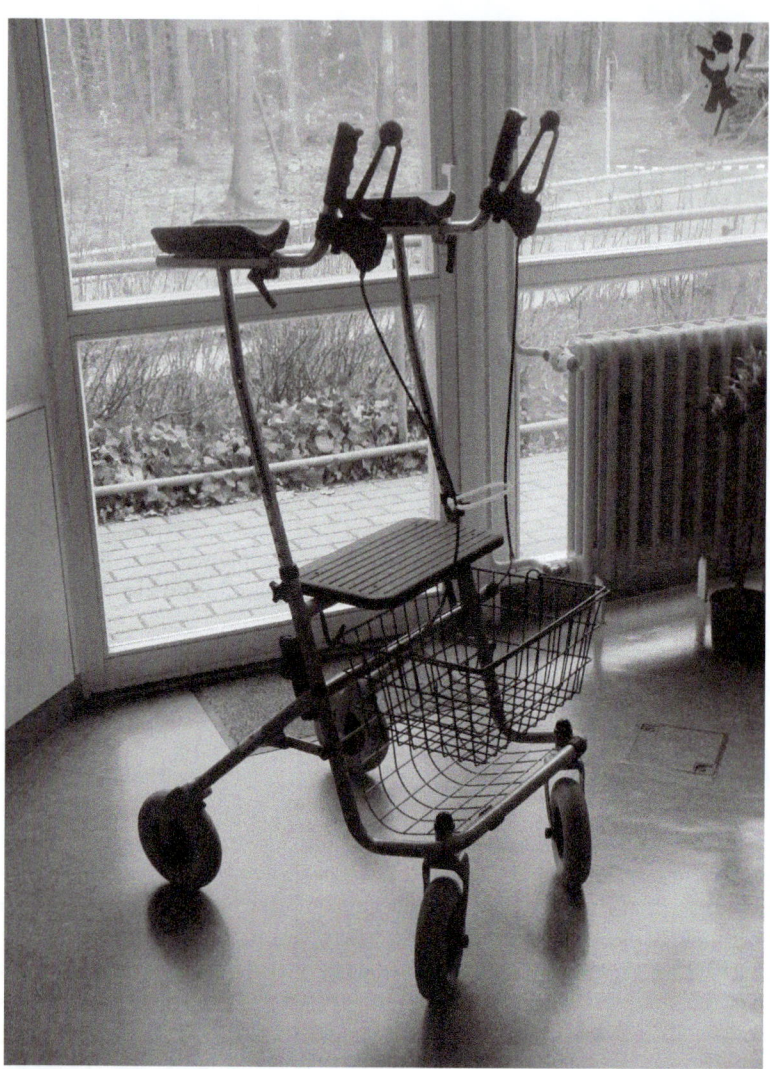

Rollator Bei Verwendung des Rollators trat jeweils durch Korrektur der Fehlhaltung und die mit dem Aufstützen verbundene Gewichtsentlastung eine deutliche Verminderung der lumbalen und radikulären Schmerzen ein. Die posturale Stabilität wurde durch ein gezieltes Training gleichgewichtserhaltender Schutzschritte (»Schubstraining«) beübt, wobei insbesondere Auslenkungen zur rechten Seite und nach vorne erfolgten.

Gegen Ende des stationären Aufenthaltes wurde ein Programm für das Eigentraining zur Verbesserung der Rumpfhaltung trainiert, mit der Anregung, dieses mindestens fünfmal wöchentlich für mindestens 30 Minuten zu absolvieren.

Verlauf

Der stationäre Aufenthalt erfolgte über eine Dauer von 19 Tagen. Nach der deutlichen Besserung in den ersten Behandlungstagen, die vermutlich auf die Anpassung der Pharmakotherapie zurückzuführen war, trat im weiteren Behandlungsverlauf eine langsamere, aber stetige und zuletzt sehr stabile Besserung der Körperhaltung ein.

Ein Rollator mit hohen Unterarmauflagen wurde letztlich nicht verordnet, da eine ausreichende aktive Haltungskorrektur erreicht worden war.

Befund bei Entlassung: Rumpfwinkel im Stand Vorneigung 20°, Seitneigung 10°. Körpergröße im Stand 172 cm. Im Zug-Test zeigte sich nun ein ausreichender Ausfallschritt auch bei Auslenkung nach rechts und nach vorne.

Bei einem routinemäßigen nachstationären Telefonat vier Wochen nach Entlassung berichtete der Patient über eine weitgehend stabile Symptomatik unter unveränderter Medikation und Absolvierung eines regelmäßigen häuslichen Eigentrainingsprogramm.

Diskussion

Kamptokormie und Pisa-Syndrom im Rahmen eines IPS erfordern ein strukturiertes Assessment zur Identifizierung der zugrunde liegenden Störungen und ein darauf basierendes multimodales Therapieprogramm.

In der dargestellten Kasuistik stellt die Fehlhaltung des Rumpfes das für den Patienten mit Abstand gravierendste Problem dar. Ähnlich wie dies auch bei Gangblockaden («freezing») der Fall ist, ist die Pharmakoresponsivität der Kamptokormie in vielen Fällen unbefriedigend oder nicht vorhanden. Das diagnostische work-up zielt darauf ab, die im Einzelfall vorliegende Symptomatik möglichst präzise zu charakterisieren, wobei insbesondere nach strukturellen Wirbelsäulenveränderungen, Pharmakoresponsivität, Dystonie, Paresen, fokaler Myopathie und Wahrnehmungsstörungen gefahndet werden sollte.

Fehlhaltung des Rumpfes

Im vorliegenden Fall fanden sich eine Störung der Haltungswahrnehmung (Verschiebung der subjektiven visuellen Vertikalen) sowie auf eine fokale Myopathie hindeutende Veränderungen im MRT der Wirbelsäule. Diese Konstellation ist vereinbar mit einem kürzlich vorgestellten Konzept zur Pathogenese der Kamptokormie bei IPS, das eine chronische Überlastung der paravertebralen Muskulatur als Folge einer gestörten zentralnervösen Integration propriozeptiver polysynaptischer Reflexe postuliert (Schulz-Schaeffer 2016). Dementsprechend war das (Physio-)therapeutische Behandlungskonzept darauf ausgerichtet, eine Verbesserung der Körperhaltung ohne weitere Überlastung der Rückenmuskulatur zu erreichen, was durch Dehnung der Antagonisten und passagere Verwendung eines Rollators mit hohen Auflagen gelang. Begleitend wurden auch die Haltungswahrnehmung und die mit der Fehlhaltung assoziierte Störung der posturalen Stabilität erfolgreich trainiert.

(Physio-)therapeutisches Behandlungskonzept

Non-ergot Dopaminagonist

Unklar bleibt, welche Rolle die Behandlung mit einem non-ergot Dopaminagonisten für Entstehung und Verlauf der Rumpffehlhaltung in diesem Fall hatte. Eine Besserung der KK nach Absetzen von Dopaminagonisten ist kasuistisch in der Literatur beschrieben, allerdings fehlen bisher größere kontrollierte Behandlungsserien und Hypothesen zum zugrundeliegenden Pathomechanismus (Srivanitchapoom und Hallet 2016). Eigene und durch mündliche Mitteilung kommunizierte Erfahrungen sprechen dafür, dass es lohnend sein kann, im Einzelfall eine Reduktion oder ein Absetzen von Dopaminagonisten zu versuchen, insbesondere wenn, wie in diesem Fall, eine enge zeitliche Beziehung zwischen dem Auftreten der Fehlhaltung und der Gabe des Dopaminagonisten besteht. Sowohl Dosis-Wirkungsbeziehungen als auch die Latenz, mit der sich eine Kamptokormie möglicherweise nach Absetzen von Dopaminagonisten bessert, sind nicht bekannt. Nach eigenen Erfahrungen können bei einigen Patienten Besserungen der Fehlhaltung innerhalb weniger Tage nach Absetzen der Dopaminagonisten beobachtet werden, teilweise waren diese positiven Effekte aber auch erst nach mehrwöchiger Latenz erkennbar. Bei mehr als der Hälfte der Patienten zeigten sich demgegenüber keine Änderungen der Kamptokormie. Ergeben sich im diagnostischen work-up Hinweise für eine andere zugrunde liegende Störung, kann dies zu spezifischen Konsequenzen für die Therapie führen. Erweisen sich KK oder PS als dopa-responsiv, steht zunächst die Optimierung der dopaminergen Medikation im Vordergrund. Ergeben sich Hinweise auf eine Dystonie (paradoxe Kokontraktion der ventralen Muskulatur, Rumpfaufrichtung beim Aufsetzen eines Rucksacks oder andere sensorische Tricks) kann eine lokale Injektionsbehandlung mit Botulinum-Toxin in Betracht gezogen werden. In seltenen Fällen können lokale und systemische Entzündungszeichen auf eine fokale Myositis hinweisen, die eine Behandlung mit Corticoiden erfordert. Die Verursachung einer KK durch eine funktionelle (psychogene) Störung oder durch eine spezifische Myopathie als mit dem IPS koinzidierende Zweitpathologien sind weitere (sehr seltene) Differenzialdiagnosen.

Eine chirurgische Korrektur der Kamptokormie im Rahmen eines Parkinson-Syndroms ist in der Regel nicht empfehlenswert, da mit hohen Komplikations- und Revisionraten zu rechnen ist. Risikofaktoren für Materialermüdung und Instabilität sind die postoperativ persistierende Störung der neuronalen Haltungskontrolle und die hohe biomechanische Belastung durch komplexes spinales Fehl-alignment. In Einzelfällen muss allerdings trotzdem ein operatives Vorgehen abgewogen werden, z. B. bei segmentaler Instabilität.

Ausblick: Nach wie vor steckt das Verständnis für die Ursachen der im Rahmen des IPS auftretenden Fehlhaltungen des Rumpfes in den Kinderschuhen. Es bleibt zu hoffen, dass künftige Untersuchungen zur Klärung der vermutlich heterogenen Pathogenese beitragen werden. In kontrollierten klinischen Studien sollte die Wirksamkeit von Physiotherapie, der Tiefen Hirnstimulation und Injektion von Botulinum-Toxin genauer untersucht werden. Außerdem ist eine systematische Evaluierung der Auswirkungen einer Behandlung mit (non-ergot) Dopaminagonisten auf KK und PS wünschenswert.

Was hat der Autor aus diesem Fall gelernt?

Trotz des bisher unzureichenden Verständnisses der Pathogenese der im Rahmen des IPS auftretenden Fehlhaltungen ist es möglich, durch eine gründliche symptomorientierte Diagnostik individualisierte und erfolgversprechende Therapieentscheidungen zu treffen.

Highlights

- Für das Assessment von Kamptokormie und Pisa-Syndrom stehen eine Reihe von spezifischen klinischen Untersuchungstechniken zur Verfügung, die Aufschluss über die individuellen Störungsmuster geben können (Übersicht ▶ Tab. 11.1).
- MRT und EMG können Hinweise auf eine fokale Myopathie liefern, die möglicherweise aus der chronischen Überlastung der Rückenmuskeln durch eine gestörte Zentrale Verarbeitung propriozeptiver Signale beruht.
- Spezifische (seltene) Konstellationen wie zum Beispiel OFF-assoziierte KK, dystone Fehlhaltungen des Rumpfes, psychogene KK und spezifische Myopathien sollten im Rahmen der Diagnostik abgegrenzt werden.
- Obwohl bisher nur wenige kontrollierte Studien vorliegen, ist die störungsspezifische Physiotherapie ein wichtiger Pfeiler in der Behandlung der Rumpffehlhaltungen.
- Eine chirurgische Korrektur der typischen Kamptokormie im Rahmen eines Parkinson-Syndroms ist nicht empfehlenswert

Literatur

Gandor F, Basta D, Gruber D, Poewe W, Ebersbach G (2016) Subjective Visual Vertical in PD Patients with Lateral Trunk Flexion. Parkinsons Dis. 7489105.

Margraf NG et al. (2015) MRI of lumbar trunk muscles in patients with Parkinson's disease and camptocormia. J Neurol 262(7): 1655–64.

Schulz-Schaeffer WJ (2016) Camptocormia in Parkinson's Disease: A Muscle Disease Due to Dysregulated Proprioceptive Polysynaptic Reflex Arch. Front Aging Neurosci 21(8): 128.

Schroeteler F, Ziegler K (2017) Physiotherapie bei Parkinson-Syndromen. In: Ceballos Baumann A, Ebersbach G (Hrsg.) Aktivierende Therapie bei Parkinson-Syndromen. 3. Aufl. Stuttgart: Thieme Verlag. S. 66–95.

Srivanitchapoom P, Hallet M (2016) Camptocormia in Parkinson's disease: definition, epidemiology, pathogenesis and treatment modalities J Neurol Neurosurg Psychiatry 87(1): 75–85.

12 Physiotherapie bei Gangstörung und Stürzen

Gesche Ketels[15]

Zusammenfassung

Es wird aus physiotherapeutischer Sicht über eine Patientin mit idiopathischem Parkinson-Syndrom (IPS) und Gangunsicherheit sowie vertebragenen muskuloskelettalen Schmerzen berichtet. Dargelegt werden Aspekte, die im Rahmen des »Clinical Reasonings« der Physiotherapie in der Befundung, der Behandlung, der Zielfindung und der kontinuierlichen Begleitung des Patienten über viele Jahre zu berücksichtigen sind. Anhand der individuellen Bedürfnisse der Patientin wird das physiotherapeutische Vorgehen unter Beachtung der Empfehlungen der Europäischen Physiotherapie-Leitlinie beim IPS beschrieben. Menschen mit Parkinson weisen häufig weitere Diagnosen auf, die bei der Behandlung zu berücksichtigen sind und auch die Ausprägung der Symptome der Parkinson-Erkrankung beeinflussen. Dieser Fall zeigt das differenzierte diagnostische und therapeutische physiotherapeutische Vorgehen bei zum einen unsicherem Gehen aufgrund einer Komorbidität von Parkinson-Syndrom und sensibler Polyneuropathie und zum anderen vertebragenen thorakalen Schmerzen mit Behinderung der tiefen Atmung. Die ständige therapeutische Reflektion durch die Physiotherapie, die gemeinsame patientenzentrierte Formulierung der Ziele, die Überprüfung der Ziele und die stadienspezifische Einordnung führen zu einer angepassten gezielten Physiotherapie, die ähnlich der regelmäßigen Medikamenteneinnahme ein teilhabeorientiertes Leben mit Parkinson begleitet und ermöglicht.

Einleitung

Europäische Physiotherapie Leitlinie beim idopathischen Parkinson-Syndrom

Seit 2014 (Deutsche Übersetzung 2015) steht der Physiotherapie die Europäische Physiotherapie Leitlinie beim idiopathischen Parkinson-Syndrom (IPS) zur Verfügung (»European Physiotherapy Guidelines for Parkinson's Disease« (Keus et al. 2014). Diese beinhalten die Quick Reference Cards (QRC). Dieser Beitrag beschreibt das physiotherapeutische Vorgehen in der Behandlung einer Patientin mit einem unsicheren Gang, welches sich nach den sogenannten »Cards« (entspricht Tabellen) 1 bis 4 der QRC richtet. Die

---

15 **Gesche Ketels**, Gesundheitsökonomin B.A., Physiotherapeutin, Physiotherapie-Leitung, Universitätsklinikum Hamburg-Eppendorf.

QRC mit ihren sechs Tabellen wurde entwickelt, um den Physiotherapeut*innen bei dem meist komplexen Symptomenbild je nach Krankheitsstadium und individuellen Problemen sowohl die Befundung als auch die Behandlung zielführend zu strukturieren. Die QRC betrachten den Menschen mit Parkinson entsprechend der ICF (International Classification of Functioning, Disability and Health) der WHO. In der multidisziplinären Versorgung können die Gesundheitsfachberufe die ICF als gemeinsame Sprache nutzen.

Die QRC 1 strukturiert die Anamnese, die QRC 2 den Befund auf Körperfunktionsebene mit Assessments, die QRC 3 unterstützt Stadien-spezifische Behandlungsschwerpunkte/-ziele zu entwickeln und die QRC 4 gibt Empfehlungen zu evidenzbasierten Behandlungsmaßnahmen. QRC 3 und 4 orientieren sich an der ICF in Bezug auf die Bereiche der Struktur-, Funktions-, der Aktivitäts- und Partizipationsebene unter Berücksichtigung der Umweltfaktoren.

Personen mit Parkinson klagen häufig über Schwindel und Unsicherheit beim Gehen. Daraus entwickelt sich zusätzlich zu der motorisch funktionellen Einschränkung durch die Parkinson-Erkrankung eine zurückhaltende Einstellung zum Gehen/der Mobilität, insbesondere im außerhäuslichen Bereich. Zusätzlich zu den motorisch funktionellen Einschränkungen durch die Parkinson-Erkrankung berichten die Patient*innen über Nebendiagnosen, die oft schon vor der Diagnose Parkinson bestanden haben.

Schwindel und Unsicherheit beim Gehen

Dieser Fallbericht beschreibt das diagnostische und therapeutische Vorgehen bei einer im Alltag aktiven Patientin mit IPS mit beschwerlichem und unsicherem Gehen bei begleitenden muskuloskeletalen Schmerzen thorakal und lumbal sowie einer diskreten sensiblen Polyneuropathie.

Falldarstellung

Frau P., 75 Jahre alt, Rentnerin, Literaturwissenschaftlerin, große Affinität zu Kunst und Kultur, Ehemann ebenfalls Rentner und noch als Wissenschaftler aktiv, intensiver Kontakt zu Kindern und Enkelkindern. Sie erhielt die Diagnose »generalisiertes Parkinson-Syndrom vom Äquivalenztyp Stadium Hoehn und Yahr Stadium 3« vor drei Jahren. Sie kommt zur Physiotherapie mit einer Verordnung KG-ZNS bei Gangstörung und Heißer Rolle (Heilmittel-Richtlinie des Gemeinsamen Bundesausschusses 2020).

Anamnese

Die Patientin wird vom Neurologen zur Physiotherapie überwiesen aufgrund einer Gangunsicherheit mit zeitweise auftretendem Schwindel, rezidivierenden Stürzen sowie Schmerzen im Bereich des unteren Thoraxrandes. Sie könne keinen BH tragen und fühle sich eingeschränkt in der Atmung, »tief Luftholen« sei kaum möglich. Sie möchte wieder einen BH tragen können, um sich in Gesellschaft (Theater, Konzert, Ausstellungsbesuch, Essen mit Freunden) gut und sicher zu fühlen. Ihr Neurologe, der sich besonders mit verschiedenen Behandlungskonzepten in der Physiotherapie auskenne, habe ihr zur Behandlung der Gangstörung und der thorakalen Schmerzen die »Reflektorische Atemtherapie®« (Ketels 2007) als physiotherapeutisches Behandlungskonzept empfohlen. Ferner berichtet Frau P. von einer Osteoporose, Schmerzen im unteren Rückenbereich, manchmal auch in der linken Hüfte. Zusätzlich störe sie ein Kribbeln in den Füßen und Unterschenkeln, das ständig da sei. Der Neurologe habe eine dezente Polyneuropathie an den Füßen festgestellt. Als Kind habe sie Asthma gehabt.

Ansonsten sei sie vollkommen selbstständig, organisiere die Versorgung des Haushaltes und des Gartens und fahre mit öffentlichen Verkehrsmitteln. Sie empfinde keine Einschränkungen bzw. nehme alle täglichen Anforderungen als Herausforderung an.

Physiotherapeutischer Befund

Gangbild Gangbild: Den Timed–Up-and-Go-Test (TUG) absolvierte Frau P. in neun Sekunden. Beim Aufstehen-Hinsetzen in 30 Sekunden erreichte Frau P. 14 Wiederholungen, was altersentsprechend ist. Der Functional-Reach-Test (FRT) zeigte 26 cm re./34 cm li., was etwas besser als altersentsprechend ist (im Alter zwischen 70 und 87 Jahren sind die Werte zwischen 25,2 ± 8,4 cm bei Frauen). Die Gehstrecke wurde mit dem drei Minuten Gehtest ermittelt und betrug 240 Meter mit etwas vermindertem Armpendel beidseits.

Atmung Atmung: Wegen der thorakalen Beschwerden in Verbindung mit der Atmung wurden der Atembewegungsablauf in Ruhe und nach Belastung (30 Sekunden Aufstehen-Hinsetzen) beobachtet. In Ruhe zeigten sich sehr geringe Atembewegungen im sternalen, sternocostalen und im abdominalen Bereich. Nach der Belastung zeigten sich deutlichere Atembewegungen im sternalen Bereich und ein verstärkter Einsatz der Atemhilfsmuskulatur im sternoclavikulären Bereich (M. sternocleidomatoideus, M. trapezius, pars aszendens und M. levator scapulae) beidseits. Die Zwerchfellaktivität schien eingeschränkt zu sein, da auch nach der Belastung kaum abdominale Atembewegung zu beobachten war.

Wirbelsäule Wirbelsäule: Die Beweglichkeit der Halswirbelsäule und der Brustwirbelsäule ist eingeschränkt. Die Brustwirbelsäule zeigt eine deutliche Kyphose (Osteoporose). Die Schmerzen werden im Bereich der Lendenwirbelsäule und des unteren Thoraxrandes auf der visuellen Analogskala (0–10) bei 4 und nachts bis 7 angegeben.

Bewertung

1. Gleichgewichtsstörung als Ursache der Stürze (vermutlich zusätzliche Ursache die sensible PNP)
2. Thorax und Zwerchfell in Beweglichkeit gemindert als Ursache von Schmerzen thorakal und Atemproblemen

Behandlungsziele

Frau P. wünscht sich, wieder einen BH tragen zu können und sicherer zu gehen, um ins Konzert gehen zu können.

Vorgehen

Aus der Anamnese und dem klinischen Befund ergaben sich die möglichen Assessments (▶ Abb. 12.1.), um die geschilderten Symptome zu erfassen und die Behandlungsmaßnahmen und -ziele zu definieren und später zu überprüfen.

Quick Reference Card 2. Körperliches Assessment

Abhakliste	Körperliche Leistungsfähigkeit und Schmerzen	Transfers	Hand- und Armgebrauch	Balance	Gang
Beobachten Sie die PmP genau, wenn er im Wartezimmer von seinem Stuhl aufsteht, in die Praxis geht, die Tür schließt und seine Jacke auszieht.	**Muskelkraft** ○ Hüftextension ○ Knieextension ○ Sprunggelenkflexion ○ Sonstiges, und zwar:	○ Auf Stuhl/Sofa setzen ○ Von Stuhl/Sofa aufstehen ○ Vom Boden aufstehen ○ Ins Bett steigen ○ Aus dem Bett aufstehen ○ Im Bett drehen	○ Reichen ○ Greifen ○ Bewegen von Objekten Eingeschränkte Aktivitäten:	○ Beim Stehen ○ Beim Aufstehen von einem Stuhl ○ Beim Vorwärtsgehen ○ Beim Rückwärtsgehen ○ Beim Drehen ○ Beim Freezing	Beeinträchtigungen der Gangmuster ○ Verringerte Gehgeschwindigkeit ○ Verringerte Rumpfrotation ○ Verringertes Armpendeln ○ Verkürzte Schrittlänge ○ Variable Schrittlänge
Erfassen Sie die berichteten oder festgestellten sensorischen Veränderungen mit Beschreibung.	**Muskeltonus** ○ Ischiocrurale Muskulatur ○ Wadenmuskulatur ○ Sonstiges, und zwar: **Gelenkbeweglichkeit** ○ Halswirbelsäule ○ Brustwirbelsäule ○ Sonstiges, und zwar: **Kardiorespiratorischen Belastbarkeit** ○ Anstrengung ○ Atemkontrolle **Schmerzen** ○ Muskuloskelettal ○ Neuropathisch ○ Sonstiges, und zwar:	○ Auf den Toilette sitz setzen ○ Vom Toilettensitz auf stehen ○ Ins Auto einsteigen ○ Aus dem Auto aus steigen ○ Sonstiges, und zwar: **Sicherheit** ○ Sturz ○ Beinahesturz ○ Sonstiges, und zwar:		○ Beim nach vorne Beugen ○ Beim Reichen und Greifen ○ Beim Dual Tasking in der Lage sein zu: **Sicherheit** ○ Sturz ○ Beinahesturz ○ Sonstiges, und zwar: **Allgemein:** ○ Push-Release Test **Transfers:** ○ M-PAS Stuhl ○ 5TSTS **Gang:** ○ M-PAS Gang ○ TUG* ○ DGI* / ○ FGA / ○ Mini-BESTest ○ Rapid turns **Stationär:** ○ BBS*	**Festination oder Freezing:** ○ Bei der Schrittinitiierung ○ Beim Drehen ○ Beim Vermeiden von Hindernissen ○ Beim Durchgehen durch Türen ○ Beim Vorwärtsgehen ○ Beim Rückwärtsgehen ○ Beim Dual Tasking in der Lage sein zu: **Sicherheit** ○ Sturz ○ Beinahesturz ○ Sonstiges, und zwar:
Unterstützende Tools	○ 6MW & Borg 6-20 ○ 5TSTS	**Bett:** ○ M-PAS Bett **Stuhl:** ○ M-PAS Stuhl ○ TUG* ○ 5TSTS			○ M-PAS Gang ○ TUG* ○ 10MWT* ○ 6MW* ○ Rapid Turns
* kann auch zu Evaluationszwecken verwendet werden					
Bei alle PmP	3-Schritte-Modell zur Sturzprognose: Zur Feststellung, ob PmP ein interdisziplinäres Sturzassessment, individualisierte Physiotherapie oder allgemeines Training benötigt. Goal Attainment Scaling (GAS) Zur Beschreibung und Evaluation eines SMART-Behandlungsziels				

Abb. 12.1: Quick Reference Card (QRC) 2: Körperliches Assessment, nach Keus et al. 2014. Deutsche Übersetzung 2015; © Königliche Niederländische Gesellschaft für Physiotherapie (KNGF) /ParkinsonNet | Seite 209)

Selbstwirksamkeit Die Patientin besitzt eine hohe Gesundheitskompetenz und findet Strategien und hat die Kraft, mit schwierigen Umständen umzugehen, was auf eine hohe Selbstwirksamkeit (self-efficacy beliefs) hinweist. In diesem Rahmen ist zu erwarten, dass sie jeden Tag ihre Übungen und Aktivitäten durchführen wird.

Therapie

Als Therapieansatz werden gemeinsam mit Frau P. entsprechend ihrer geschilderten Symptome und Wünsche und der Leitlinienempfehlung zum einen die Aspekte »Prävention«, »Normalisierung der Atmung – Atembewegungsablauf«, »Eigenverantwortung stärken« und »Strategien zur Teilhabe und dem Leben mit Parkinson« gewählt. Zum anderen wird die Sturzneigung als Folge einer leichten posturalen Instabilität in Kombination mit der sensiblen Polyneuropathie gewertet, da die unauffälligen Ergebnisse des FRT und TUG nicht primär die Stürze erklären können.

So werden in Absprache mit der Patientin zwei therapeutische Schwerpunkte beschlossen:

Reflektorische Atemtherapie® 1. Beeinflussung der Atmung und der thorakalen Schmerzen durch Aktivierung der Zwerchfellfunktion mit gleichzeitiger Behandlung der Strukturen (Bindegewebe, Muskulatur und Nerven) an der unteren Extremität zur Beeinflussung der sensiblen PNP durch das Konzept der »Reflektorischen Atemtherapie®« (Ketels 2007) mit dem Ziel der Patientin, wieder einen BH zu tragen und tiefe Atemexkursionen schmerzfrei zu ermöglichen. Die Physiotherapie hat die Ziele der Normalisierung des Tonus, Dehnung der Strukturen, Vergrößerung der Atembewegung durch Zwerchfellaktivierung und Beeinflussung der Sensibilität an den Füßen.

Das Behandlungskonzept der »Reflektorischen Atemtherapie®« mit dem Einsatz von Wärme in Form von Applikation heißer, feuchter Tücher auf dem gesamten Rücken, der manuellen Grifftechniken und der therapeutischen Übungen wird genutzt, weil es die verschiedenen Aspekte, die bei Frau P. eruiert wurden, beeinflussen kann: Stimulierung der Zwerchfellbewegung (Steigerung der Atembewegungsrichtungen, insbesondere die abdominale und costale Atembewegung). Durch therapeutische Griffe mit stark propriozeptiver Stimulation werden die Muskeln und deren Übergänge zu Sehne und Knochen gelöst. Durch diese Stimulation von Rezeptoren werden reflektorisch tiefe Atemzüge provoziert und die Atembewegung komplexer. Da diese Reaktion auch auftritt bei Stimulation der Propriozeptoren an Körperteilen, die nicht direkt am Thorax ansetzen, wird das Behandlungskonzept einerseits genutzt, die Strukturen direkt zu beeinflussen und indirekt auf die Atembewegung Einfluss nehmen. Nachdem Frau P. einmal pro Woche zur Behandlung mit dem Konzept der »Reflektorische Atemtherapie®« zur Physiotherapie kommt, verbessern sich die thorakalen Schmerzen, sodass sie wieder einen BH tragen kann. Weiterhin verschwinden die Kribbelparästhesien direkt nach der Behandlung, und dieser Zustand hält 2–5 Tage an. Ein Element in der »Reflektorischen Atemtherapie®« ist die

Förderung der Eigenaktivität. Eine Übung, die Kraft und Ausdauer fordert und fördert und im Anschluss an die Übung eine tiefe Atembewegung provoziert, führt Frau P. täglich Zuhause durch. Nachdem sie sich stabilisiert hat und die Schmerzen deutlich reduziert sind und sie zwei bis drei Tage nach der Behandlung einen sichereren Gang erlebt, entschließt sie sich, die vierwöchige LSVT BIG Therapie durchzuführen.

2. LSVT BIG (Mallien et al. 2017) zur Steigerung der Kondition, der Koordination, der Beweglichkeit, der Ausdauer, der Kraft, der Beeinflussung der Wahrnehmung von Haltung und Bewegung und damit Verbesserung von Gleichgewicht und Vermeidung von Stürzen. Frau P. fordert sich heraus durch die vierwöchige Intensivtherapie LSVT BIG mit großen, anstrengenden Bewegungen und regelmäßigem Übungsprogramm. Ergänzt wird die Therapie durch Retropulsionsübungen nach Jöbges (Jöbges et al. 2004).

LSVT BIG

Therapeutisches Outcome und kurzfristiger Verlauf

Der erste Schwerpunkt der Behandlung mit der »Reflektorischen Atemtherapie®« führte zu einem komplexeren Atembewegungsablauf mit einer deutlicheren Bewegung des Zwerchfells und des Thorax und einer Streckung der Wirbelsäule. Die sternocostalen und abdominalen Atemexkursionen zeigen sich vergrößert und der Einsatz der Atemhilfsmuskulatur verringert. Interessanterweise reduzieren sich die Kribbelparästhesien an den Füßen direkt nach den Behandlungen für 2–5 Tage.

Nach den vier Wochen der LSVT BIG zeigten sich weitere funktionelle Verbesserungen. Die sternocostalen Atemexkursionen verbesserten sich nochmals. Den TUG absolviert Frau P. in sieben (neun) Sekunden. Beim Aufstehen-Hinsetzen in 30 Sekunden erreicht Frau P. weiterhin 14 Wiederholungen mit größerem Bewegungsradius. Der Functional-Reach-Test zeigt 30 (26) cm re/34 cm li. Die Gehstrecke im drei Minuten Gehtest betrug nun 270 (240) Meter mit deutlichem Armpendeln beidseits. Die Schmerzen wurden als verbessert im Bereich der Lendenwirbelsäule und des unteren Thoraxrandes auf der visuellen Analogskala (0–10) bei zwei (vier) und nachts bis vier (sieben) angegeben. Frau P. schlief besser, trug wieder einen BH, war seit Therapieaufnahme nicht mehr gestürzt und fühlte sich sicher beim Gehen im außerhäuslichen Bereich. Sie besuchte Konzerte und machte eine Flugreise mit ihrem Ehemann zu ihren Kindern. Sie führte täglich die intensiven Übungen aus der LSVT BIG durch und kombinierte diese mit Übungen aus der Faszientherapie zur Beeinflussung der Sensibilität der Füße.

Funktionelle Verbesserungen

Langzeitverlauf und Follow-up

Frau P. kommt weiterhin einmal pro Woche zur Physiotherapie, um den Zustand der Strukturen zu erhalten und die Zwerchfellaktivität zu unterstützen, die Sensibilitätsstörung an den Füßen zu beeinflussen und die Übungen zu reflektieren. In jeder Sitzung wird ein Rückblick auf die Woche erhoben sowie das Ziel der jeweiligen Behandlung und die Pläne und Strategien bis zur nächsten Behandlung besprochen.

Abb. 12.2: Quick Reference Card 3. Behandlungsziele (©ParkinsonNet | KNGF 2014, S. 210)

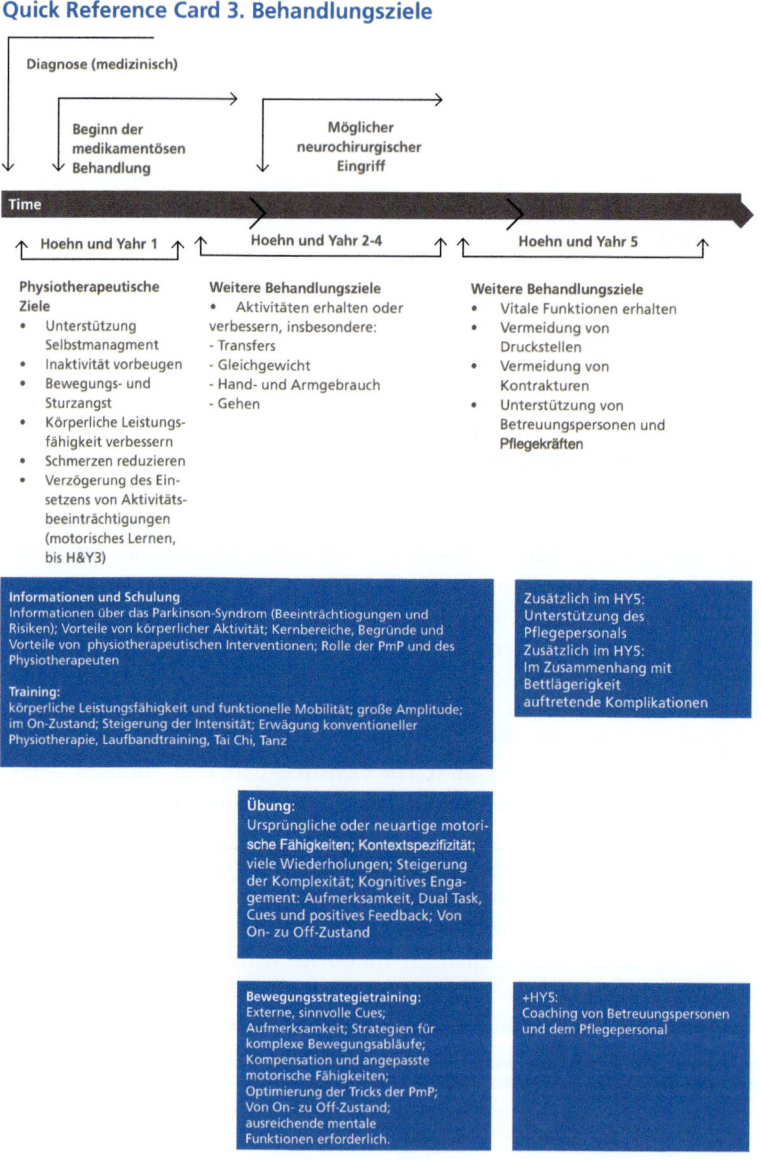

Diskussion

In diesem Fall wurde physiotherapeutisch ein multimodales Behandlungskonzept eingesetzt, um zum einen vertebragene thorakale Schmerzen mit Atembehinderung und zum anderen eine Gangstörung zu verbessern, welche in Kombination die Teilhabe am Alltag einschränkten.

Obwohl nur ein Teil der Beschwerden ursächlich auf den Parkinson zurückzuführen war, wurde durch den Einsatz eines physiotherapeutischen Behandlungskonzeptes die Voraussetzung geschaffen, eine parkinsonspezifische Therapie einzusetzen. Die europäische Physiotherapie-Leitlinie beim idiopathischen Parkinson-Syndrom (Keus et al. 2014) unterstützt die gezielte Anamnese und Befunderhebung durch spezifische Assessments, benennt stadienspezifische Behandlungsziele und bietet einen Überblick über die Evidenz von Behandlungsmaßnahmen (QRC4). Neben den Strategien für komplexe Bewegungsabläufe in dem Einsatz der LSVT BIG kam ein nicht für Parkinson spezifisches Behandlungskonzept, die »Reflektorische Atemtherapie®« (Ketels 2007), zum Einsatz. Welche Erkenntnisse rechtfertigen in diesem Fall diese Auswahl? Die eingeschränkte Zwerchfellaktivität mit Auswirkungen auf die Atembewegungen und Schmerzen am Thoraxrand und die Kribbelmissempfindungen durch die sensible Polyneuropathie an den Füßen führten zu dem Behandlungsversuch. Erkenntnisse aus der Forschung von Schmid (Schmid 2015) zu Kompressionsneuropathien führten zu dem Einsatz der Reflektorischen Atemtherapie® unter dem Aspekt, dass die strukturelle Behandlung als Nerven- und Sehnengleitübungen ein intraneurales Ödem reduzieren können (Pötting 2016). Dieser beschriebene Mechanismus könnte eine Erklärung für die Besserung der Symptomatik direkt nach der physiotherapeutischen Behandlung sein. Gleichzeitig wird durch dieses Behandlungskonzept die Zwerchfellaktivität angeregt und erweitert den Atembewegungsablauf.

Reflektorische Atemtherapie®

Diese Patientin mit Parkinson hat eine hohe Gesundheitskompetenz mit hoher intrinsischer Motivation. Sie hält seit Behandlungsbeginn ihren Zustand stabil bzw. verbessert sich sogar und nutzt die Strategien, die in der Physiotherapie angeboten wurden und werden. Sie nutzt die Strategien für komplexe Bewegungsabläufe im Alltag, sodass sie ihre ursprünglichen Ziele erreicht hat (ins Konzert gehen, sicherer Gang ohne Stürze) und sich neue Ziele setzen kann (Betreuung der Enkel in den Ferien). Sie ist bereit, sich anzustrengen und neuen Herausforderungen zu stellen.

Hohe Gesundheitskompetenz mit hoher intrinsischer Motivation

Was hat die Autorin aus diesem Fall gelernt?

Die Orientierung an der europäischen Physiotherapie-Leitlinie beim idiopathischen Parkinson-Syndrom ist hilfreich. Wegen der zusätzlichen Diagnosen, mit denen ein Mensch mit Parkinson in die physiotherapeutische Praxis kommt, ist ein »Blick über den Tellerrand« nötig, um die der Physiotherapie zur Verfügung stehenden Behandlungskonzepte in die Behandlung einzubeziehen und in den Kontext »Parkinson« zu integrieren.

Die partizipative Planung und Entscheidungsfindung in der Behandlung unter dem Aspekt der Teilhabe ist sehr befriedigend für alle Beteiligten. So ist die Behandlung eines Menschen mit Parkinson über viele Jahre immer wieder spannend und erfüllend.

Weitere Forschung ist nötig, um die Effektivität von physiotherapeutischen Behandlungskonzepten zu überprüfen.

Highlights

- Beachtung der Europäische Physiotherapie-Leitlinie beim idiopathischen Parkinson-Syndrom (IPS) und das Nutzen der QRC 1–4 geben dem physiotherapeutischen Vorgehen eine gute Struktur.
- Komorbiditäten bei Parkinson führen zum Einsatz von multimodalen Behandlungskonzepten. Insbesondere das Behandlungskonzept der Reflektorischen Atemtherapie® wurde bisher noch nicht auf seine Wirksamkeit für Patienten mit Parkinson geprüft, zeigt allerdings in diesem Fall einen Effekt.
- Die Atmung/der Atembewegungsablauf scheint ein unterschätzter Parameter in der Parkinsonbehandlung zu sein und wurde in diesem Fall in den Fokus gestellt.
- Die Selbstwirksamkeit dieser Patientin, die stetige Überprüfung der Nah- und Fernziele gemeinsam im Sinne von »Shard Decision Making« lässt über Jahre eine effektive Therapeuten-Patientenbeziehung existieren.

Literatur

Jöbges M, Heuschkel G, Pretzel C, Illhardt C, Renner C, Hummelsheim H (2004) Repetitive training of compensatory steps: a therapeutic approach for postural instability in Parkinson's disease. J Neurol Neurosurg Psychiatry 75(12): 1682–7.

Ketels G (2007) Über das Zwerchfell vielfältig wirken. Reflektorische Atemtherapie bei Patienten mit MS. physiopraxis (1): 24–27.

Keus SHJ, Munneke M, Graziano M, et al. (2014) Europäische Physiotherapie-Leitlinie beim idiopathischen Parkinson-Syndrom. Informationen für Personen mit Parkinson. Unter Mitarbeit von Samyra Keus, Marten Munneke, Mariella Graziano, Jaana Paltamaa, Elisa Pelosin, Josefa Domingos, Susanne. hrsg. v. die Niederlande KNGF/ParkinsonNet. Association for Physiotherapists in Parkinson's Disease Europe (APPDE), der European Parkinson's Disease Association (EPDA) und der European Region of the World Confederation for Physical Therapy (ER-WCPT). (https://www.parkinsonnet.nl/app/uploads/sites/3/2019/11/eu_guideline_parkinson_guideline_for_pt_s1.pdf, Zugriff am 13.06.2020).

Mallien G, Schroeteler FE, Ebersbach G (2017) Amplitudenorientierte Therapien beim idiopathischen Parkinson-Syndrom: LSVT LOUD und LSVT BIG. Neurol. Rehabil. 23(2): 144–152.

Pötting A (2016) Kompressionsneuropathien. Den Effekt von Hands-on-Techniken sollten wir nicht unterschätzen« – Interviewe mit Annina B. Schmid. In: physiopraxis 14(06): 26.

Richtlinie über die Verordnung von Heilmitteln in der vertragsärztlichen Versorgung (Heilmittel-Richtlinie/HeilM-RL) des Gemeinsamen Bundesauschusses (2020) Zweiter Teil: Zuordnung der Heilmittel zu Indikationennach § 92 Absatz 6 Satz 1 Nummer 2 SGB V; in der Fassung vom 19. Mai 2011 veröffentlicht im Bundesanzeiger Nr. 96 (S. 2247) vom 30. Juni 2011; in Kraft getreten am 1. Juli 2011; zuletzt geändert am 20. März 2020; veröffentlicht im Bundesanzeiger BAnz AT 05.06.2020; B2 in Kraft getreten am 6. Juni 2020 (https://www.g-ba.de/downloads/62-492-2213/HeilM-RL_2020-06-29_iK-2020-07-01.pdf, Zugriff am 13.08.2020).

Schmid A (2015) Pathophysiology of the Carpal Tunnel Syndrome. physioscience 11(01): 2–10.

13 Der Patient ist nicht zu verstehen

Grit Mallien[16]

Zusammenfassung

Stimm- oder Sprechstörungen Stimm- oder Sprechstörungen (Dysphonien und Dysarthrien) treten im Rahmen des idiopathischen Parkinson-Syndroms (IPS) bei bis zu 90 % der Betroffenen auf, bei atypischen Parkinson-Syndromen (APS) noch häufiger und in der Regel früher und ausgeprägter. Bei manchen Patienten ist eine veränderte Stimme sogar das erste Krankheitszeichen. Leider wirkt die medikamentöse Therapie beim Sprechen in der Regel kaum. Auch die Tiefe Hirnstimulation (THS) führt zu sehr unterschiedlichen Resultaten hinsichtlich des Sprechens, teils auch zu einer Verschlechterung. Eine Möglichkeit, **LSVT LOUD Konzept** das Sprechen zu verbessern, ist die evidenzbasierte Sprechtherapie, wobei das LSVT LOUD Konzept den Goldstandard darstellt. Um die passende Therapiemethode auszuwählen, ist es wichtig, das idiopathische Parkinson-Syndrom von den verschiedenen atypischen Parkinson-Syndromen (z. B. PSP oder MSA) zu unterscheiden.

Einleitung

Sprachtherapie als wichtige Ergänzung der medikamentösen Behandlung In Zeiten der evidenzbasierten Therapie stellen aktivierende Therapien, zu denen neben der Physio- und Ergotherapie auch die Sprachtherapie gehört, bei der Therapie von Parkinson-Syndromen eine wichtige Ergänzung der medikamentösen Behandlung dar. Solche aktivierenden Therapien erweisen sich als gleichermaßen notwendig und effektiv bei der Behandlung von Symptomen, die nur unzureichend auf Medikamente ansprechen – hierzu zählt auch die Sprechstörung (Dysarthrie).

Sprechstörungen Sprechstörungen (Dysarthrien) sind definiert als eine Beeinträchtigung der Sprechmotorik infolge von Läsionen des zentralen oder peripheren Nervensystems. Schallereignisse lautsprachlicher Äußerungen gehen aus einem bestimmten Zusammenspiel von Respiration, Phonation und Artikulation hervor. Meist betreffen entsprechende Funktionsstörungen bei Patienten mit idiopathischem Parkinson-Syndrom (IPS) und atypischem Parkinson-Syndrom (APS) alle drei Komponenten des Sprechens. Neben der Bildung von Sprachlauten auf segmentaler Ebene sind meistens auch suprasegmentale Merkmale, wie Sprechmelodie und Sprechrhythmus

---

16 **Dr. phil. Grit Mallien**, Dipl.-Patholinguistin, Berlin.

(Prosodie) alteriert (Ziegler und Vogel 2010). Gerade bei älteren Menschen – mit, aber auch ohne Parkinson-Syndrom – stellen die Dysarthrien diagnostisch und therapeutisch eine besondere klinische Herausforderung dar und können immense Auswirkungen auf die soziale Interaktion der Betroffenen haben. Hinsichtlich des klinischen Managements von Dysarthrien innerhalb der Neurogeriatrie im Allgemeinen sowie des Managements im Rahmen der Parkinsonbehandlung im Besonderen besteht in vielen Bereichen noch erheblicher Forschungsbedarf. Die vorliegende Fallbesprechung soll exemplarisch die wesentlichen Aspekte der Diagnostik und Therapie von Dysarthrien bei Menschen mit Parkinson-Syndromen zusammenfassen.

Dysarthrien treten im Rahmen eines Parkinson-Syndroms sehr häufig auf. Im Laufe des idiopathischen Parkinson-Syndroms (IPS) entwickeln bis zu 90 % der Betroffenen eine Stimm- und Sprechstörung. Bei manchen Patienten ist eine veränderte Stimme sogar das erste Krankheitszeichen (Raming et al. 2001). Bei atypischen Parkinson-Syndromen kommt eine Sprechstörung ebenfalls sehr häufig vor, zumeist früher im Krankheitsverlauf und schwerer ausgeprägt (Müller et al. 2001). Leider wirkt die medikamentöse Therapie bei Sprechstörungen oft unzureichend oder gar nicht. Allerdings ist eine optimierte dopaminerge Substitution Grundlage für jede weitere Behandlung einer Dysarthrie. Bei Patienten mit Tiefer Hirnstimulation (THS) kann es postoperativ zu einer Verschlechterung des Sprechens kommen (Tripoliti et al. 2011). Häufig, aber nicht immer, können Veränderungen der Stimulationseinstellungen jedoch das Sprechen positiv beeinflussen. Eine entscheidende Möglichkeit, das Sprechen zu verbessern, ist jedoch die Sprech- bzw. Stimmtherapie.

Häufigkeit einer Dysarthrie

Bei der hypokinetisch-rigiden Dysarthrie im Rahmen des IPS (sog. Parkinson-Dysarthrie) handelt es sich um eine multidimensionale Störung, die bereits in frühen Erkrankungsstadien beginnt und sich im Verlauf soweit verschlechtern kann, dass daraus eine relevante Einschränkung der Kommunikationsfähigkeit resultiert. Das charakteristische klinische Bild präsentiert sich vorrangig mit dem Kardinalsymptom der reduzierten Stimmqualität und Sprechlautstärke (Hypophonie).

Hypokinetisch-rigide Dysarthrie

Patienten mit IPS sprechen im Durchschnitt 2–4 dB leiser als Gesunde; das entspricht einer hörbaren Verringerung der Lautstärke um 40 %. Stimmprobleme können als erstes Symptom der Sprechstörung auftreten, einhergehend mit einer vermindert modulierten und monotonen Sprechweise, reduzierter Artikulationsschärfe und auch Störungen der zeitlichen Sprechabfolge. Einschränkungen der Tonhöhenvariabilität sowie eine Verringerung der Akzentuierung sowie unangemessene Sprechpausen, unterbrochen von kurzen »Sprechsalven« sind weitere Symptome der vornehmlich »hypokinetisch-rigiden Dysarthrie«.

Hörbare Verringerung der Lautstärke

Bei der *Progressiven Supranukleären Paralyse (PSP)* kommt es meist schon frühzeitg im Krankheitsverlauf zu ausgeprägten Störungen der Sprech- und Sprachsteuerung bis hin zur Anarthrie, dem kompletten Sprach- und Sprechverlust. Echolalie, Palilalie und Stottern können zusätzlich auftreten. Zusätzlich treten schwere Dysphagien und häufig lebensgefährliche Aspirationspneumonien auf (Müller et al. 2001). Während der bei der PSP Typ

Progressive Supranukleäre Paralyse (PSP)

Richardson (PSP-RS) regelhaft eine spastisch betonte Dysarthrie mit ausgeprägter und differenzialdiagnostisch relevanter Verlangsamung des Sprechtempos im Vordergrund steht (Rusz et al. 2015), liegt beim Parkinson Subtyp (PSP-P) ähnlich zum IPS in der Regel eine hypokinetische Dysarthrie mit behaucht-heiserer Hypophonie vor. PSP Patienten mit progredientem Gang-Freezing (PSP-PGF) können neben einem akzelerierten stotter-ähnlichem Sprechen auch ein »Freezing of speech« (FOS) aufweisen. Das erhöhte Sprechtempo (festinierendes Sprechen) sowie der zunehmende Verlust des Sprechrhythmusses verhindern eine Segmentierung des Redeflusses und machen das Sprechen häufig nahezu unverständlich. Leider ist diese Form der Dysarthrie nur schwer beeinflussbar; der Betroffene benötigt immer wieder externe Signale, um das »hastening« bzw. die »rushes of speech« zu unterbrechen und das Sprechen neu zu initiieren. Das erfordert Geduld auf beiden Seiten.

Multisystematrophie (MSA)

Bei der *Multisystematrophie (MSA)* tritt eine Dysarthrie ebenfalls oft schon früh im Krankheitsverlauf auf. Die bei den unterschiedlichen Typen der MSA zum Teil gravierenden Defizite resultieren in einem Mischbild aus hypokinetischen, hyperkinetischen, ataktischen und auch spasmodischen Komponenten (Kluin et al. 1996). Bei MSA Patienten mit prädominantem Parkinson Syndrom (MSA-P) ist die Hypophonie zu Beginn der Erkrankung oft das hervorstechendste Symptom. Oft klingt die Stimme brüchiger und verhauchter als beim IPS. Können Patienten der Aufforderung zum Tönen eines sehr lauten »A« auch nach mehrfachem Üben nicht nachkommen (negativer Stimulierbarkeitstest), liegt die Vermutung einer atypischen Erkrankung nahe. Die Patienten verlieren zudem sehr schnell ihre stimmdynamischen Ressourcen sowie die Fähigkeit, die Tonhöhe zu variieren. MSA Patienten mit prädominantem zerebellären Syndrom (MSA-C) zeigen eher Symptome einer ataktischen Dysarthrie, oftmals begleitet von spastischen Symptomen. Artikulatorische Probleme z. B. durch verlangsamte und reduzierte Zungenbewegungen stehen deutlich stärker im Vordergrund als beim IPS, sodass das Sprechen vom Zuhörer häufig als »lallend« und verwaschen erlebt wird. Bei einigen MSA Patienten kommt es darüber hinaus zu meist einseitigen Stimmbandlähmungen (Recurrensparesen) bzw. laryngealen Dystonien, erschwerter Einatmung und stark verkürzter Ausatmung. Die häufig stark ausgeprägte Stimmstörung resultiert in einer immensen Sprechanstrengung, die nicht selten zu einer Hyperadduktion der Stimmlippen führt. Inspiratorischer nächtlicher Stridor ist ein Warnsignal für nächtliche Asphyxie, die in einigen Fällen die Ursache für nächtlichen Erstickungstod darstellt. Häufig bemerken die Ehepartner nachts das lautere Atmen und ausgeprägtes Schnarchen – vielfach wird zusätzlich ein obstruktives Schlafapnoe-Syndrom festgestellt. Durch die respiratorische Insuffizienz empfinden die Patienten häufiger Dyspnoe oder akute Atemnot mit Erstickungsangst. Inspiratorischer nächtlicher Stridor wurde mit einer ungünstigen Prognose vergesellschaftet, lässt sich aber zum Teil mit einer nächtlichen Maskenbeatmung (CPAP) behandeln. Gelegentlich wird bei beidseitiger Lähmung der Stimmbänder eine Tracheotomie erforderlich. Die Indikation zur Tracheotomie sollte allerdings zurückhaltend gestellt werden, da sie mit einer Zunahme von plötzlichen Todesfällen in Zusammenhang gebracht worden ist. Neben der atemtherapeutischen Begleitung ist hier eine vorsichtige Aufklärung und Einüben von Maßnahmen bei Luftnot oder sogar Erstickungsanfällen sinnvoll.

Beim Corticobasalen Syndrom (CBS) kann eine manifeste Dysarthrie ebenfalls im frühen Krankheitsverlauf auftreten, in der Regel früher als beim IPS, aber später als bei der PSP und der MSA (Müller et al. 2001). An vorderster Stelle steht oft bereits mit Beginn der Erkrankung eine schwere gemischte Dysarthrie mit hypokinetischen und spasmodischen Elementen. Ebenso können bei CBS verstärkt Pallilalien und Echolalien auftreten. Des Weiteren wurden neben den ausgeprägten sprechmotorischen Störungen auch sprachsystematische, aphasische Störungen beschrieben, vornehmlich eine nicht-flüssige primär progrediente Aphasie (nfPPA), die das erste Erkrankungszeichen eines CBS sein kann. Es zeigen sich ausgeprägte Wortfindungsstörungen, leichte Sprachverständnisstörungen und rasch zunehmende neuropsychologische Defizite. Ebenso kann eine Sprechapraxie auftreten, oftmals vergesellschaftet mit ausgeprägten (orofazialen) Apraxien. Die kommunikativen Störungen sind schwer und vielfältig, da im Gegensatz zu den anderen atypischen Parkinson-Syndromen neben gemischten Dysarthrien somit auch ausgeprägte aphasische und sprechapraktische Störungen vorkommen können.

Corticobasales Syndrom (CBS)

Tabelle 13.1 zeigt typische Charakteristika der Sprach-/Sprechstörungen zur Unterscheidung verschiedener Parkinson-Syndrome (Ceballos-Baumann und Ebersbach 2018).

Typische Charakteristika der Sprach-/Sprechstörungen

Tab. 13.1: Unterschiede der Sprach- und Sprechstörungen bei IPS und atypischen Parkinson-Syndromen

Idiopathisches Parkinson-Syndrom (IPS)	Progressive Supranukleäre Paralyse (PSP)	Multisystematrophie (MSA)	Corticobasales Syndrom (CBS)
Hypophonie und Monotonie	**PSP-RS** Verlangsamte (hypokinetische und spastische), kehlige Dysarthrie	**MSA-P** Hypophonie und Monotonie, oft verhauchter als bei IPS	Gemischte Dysarthrie mit folgenden möglichen Komponenten
	PSP-P Hypokinetische Dysarthrie mit behaucht-heiserer Hypophonie	**MSA-C** Ataktische, skandierende Dysarthrie	• Hypophonie und Monotonie • Spastische Dysarthrie • Sprechapraxie (AoS)
	PSP-PGF Festinierendes Sprechen mit Sprechblockaden (stotterähnliche Symptomatik)	Mitunter Recurrens-parese mit inspiratorischem Stridor	• nicht-flüssige Variante der primär progredienten Aphasie (nfPPA) • Sprechapraxie
	PSP-F *(mit prädominanter frontaler Präsentation)* Echolalie/Palilalie		Echolalie/Palilalie

Tab. 13.1: Unterschiede der Sprach- und Sprechstörungen bei IPS und atypischen Parkinson-Syndromen – Fortsetzung

Idiopathisches Parkinson-Syndrom (IPS)	Progressive Supranukleäre Paralyse (PSP)	Multisystematrophie (MSA)	Corticobasales Syndrom (CBS)
	PSP-SL (mit prädominanter Sprech-/Sprachstörung) Sprechapraxie (AoS) oder nicht-flüssige agrammatische Variante der primär progredienten Aphasie (nfPPA)		
	Mitunter Lautstärkenentgleisung und Lion's Voice		

Falldarstellung

Anamnese

Die 77-jährige Patientin, pensionierte Lehrerin, verheiratet, drei Kinder, erhielt im Alter von 70 Jahren die Erstdiagnose eines idiopathischen Parkinson-Syndroms (IPS).

Initial seien eine Verlangsamung des Gehens, eine Mikrografie, eine Reduktion der Mimik sowie eine Abnahme der Lautstärke der Stimme (Hypophonie) aufgefallen. Unter der Therapie mit L-Dopa sei es zunächst zu einer Besserung der Beweglichkeit und Mimik gekommen. Nach ca. einem Jahr habe sie aber besonders am Abend eine zunehmende Verschlechterung der Beweglichkeit, der Stimme sowie der Fähigkeit zu lesen bemerkt und es seien häufiger Stürze nach hinten (sog. »reckless falls«) aufgetreten. Auf Nachfrage habe sie das Radfahren nach mehreren schweren Unfällen schon nach dem ersten Krankheitsjahr eingestellt. Eine Überbeweglichkeit oder psychotische Symptome wurden verneint. Auch berichtete sie, dass sie innerhalb des ersten Krankheitsjahres keine Verschlechterung der Symptomatik bemerkt habe, wenn sie die Einnahme der Medikamente vergessen habe. Das klinische Ansprechen auf L-Dopa war somit fraglich.

Die nachfolgenden Befunde wurden sieben Jahre nach der Diagnosestellung eines IPS erhoben.

Logopädischer Befund

Mittelschwere hypokinetisch-rigide Dysarthrie mit Heiserkeit und ausgeprägter Hypophonie bei deutlicher Verlangsamung des Sprechtempos, Monotonie aufgrund deutlich eingeschränkter Tonhöhenvariabilität und reduzierter Artikulationsschärfe (»Nuscheln«); ausgeprägte Heiserkeit (eher unüblich für ein idiopathisches Parkinson-Syndrom).

V. a. leichte Dysphagie
Z. n. LSVT LOUD Therapie im Juni 2015 mit signifikanter Verbesserung der Lautstärke und Refresher 01/2017: Baseline-Diagnostik zeigt, dass die Lautstärke immer noch besser war als vor Beginn der Therapie. Mit Krankheitsprogression hat sich die Lautstärke trotz permanenter Therapie deutlich reduziert mit Phasen der Aphonie (Stimmverlust).

	Gehaltenes AH	Hohes kurzes AH (4 sec.)	Tiefes kurzes AH (4 sec.)	Functional phrases	Spontansprache
Baseline (Mittelwerte)	74 dB bei max. 14 sec. Tonhaltedauer	74 dB	72 dB	69 dB	70 dB
Post LSVT LOUD (6/2015)	87 dB bei max. 28 sec. Tonhaltedauer	81 dB	80 dB	77 dB	75 dB
Refresher (1/2017)	84 dB bei max. 22 sec. Tonhaltedauer	79 dB	78 dB	74 dB	73 dB
Aktuell (6/2019)	76 dB bei max. 18 sec Tonhaltedauer	75 dB	73 dB	70 dB	69 dB (bei enormer Anstrengung)

Tab. 13.2: Ergebnisse der LSVT LOUD-Therapie im Verlauf

Neurologischer Befund

Wach, zu allen Qualitäten voll orientiert. Hypomimie, monotone Stimme, Hypophonie, keine Aphasie, keine Dysarthrie. Pupillen rund, mittelweit, isokor, Lichtreaktion bds. prompt, Gesichtsfeld fingerperimetrisch intakt. Vertikale Blickparese, sakkadierte und verlangsamte Blickfolgebewegung, around the house-Phänomen, ansonsten keine Hirnnervenausfälle. In der Einzelkraftprüfung keine manifesten oder latenten Paresen, in den Halteversuchen kein Absinken oder Pronieren. MER seitengleich lebhaft auslösbar, Babinskizeichen bds. negativ. Kein Rigor. Finger-Nase- und Knie-Hacke-Versuch bds. metrisch. Pallhypästhesie bimalleolär 5/8, ansonsten kein sensibles Defizit. Lagesinn erhalten. Gang normschrittig mit schlurfendem Gang, leicht eingeschränktes Mitschwingen rechts, Schulterschiefstand mit nach links erhobener Schulter, en-bloc Bewegung des Rumpfes, Drehung haftend, kleinschrittig. Deutliche posturale Instabilität.

Diagnosen

V. a. PSP-RS (Progressive Supranukleäre Paralyse vom Richardson-Typ)
Restless-legs-Syndrom

Beurteilung, Therapie, Verlauf

Revision der Diagnose — Sieben Jahre nach der Erstdiagnose eines IPS erfolgte nach erneuter klinischer Beurteilung eine Revision der Diagnose. Aufgrund der Anamnese, des klinischen Untersuchungsbefundes mit ausgeprägter posturaler Instabilität, vertikaler Blickparese und einer im Vergleich dazu geringen Parkinson-Symptomatik mit Nichtansprechen auf L-Dopa (dreitägiger Medikamenten-Auslassversuch ohne Änderung der klinischen Symptomatik) wurde die Diagnose einer Progressiven Supranukleären Paralyse vom Typ Richardson (PSP-RS) gestellt. Die Patientin wurde ohne parkinsonspezifische Medikation und mit der Empfehlung für eine weiterführende engmaschige logopädische und physiotherapeutische Intervention entlassen.

Diskussion

Phonatorische und prosodische Auffälligkeiten — Von der ersten therapeutischen Interaktion an hatte ich das Gefühl, dass bei der Patientin die Hypophonie zwar das »leading symptom« ist, jedoch weitere phonatorische und prosodische Auffälligkeiten imponieren. Des Weiteren zeigten sich eine zunehmende kognitive »Nonchalance« im Sinne einer Anosognosie (reduzierte Wahrnehmung für die eigene Befindlichkeit bzw. für die bestehenden Defizite) bzw. eine schwer zu beschreibende Schwingungslosigkeit, die die Hypomimie und Monotonie mehr speisten, als die zugrundeliegende Sprechstörung (Dysarthrie).

Das von Beginn an hinweisende, unzureichende Ansprechen auf L-Dopa sowie eine zunehmende Gangunsicherheit mit Sturztendenz nach hinten im Sinne von »reckless falls« und die nunmehr symmetrische Beeinträchtigung der körperlichen Beweglichkeit sowie des Aktionsradius der Patientin gaben starken Anlass zu einer erneuten Diagnosesicherung.

Wesentlicher Befund: Hypophonie — Der logopädische Befund des vorliegenden Falles zeigte, dass eine Hypophonie mit einer auffälligen Heiserkeit zunächst das führende Krankheitssymptom war, neben einem bereits deutlich verlangsamten Sprechtempo und einer Hypomimie. Diese Hypomimie wurden v. a. getriggert bzw. abgebildet durch eine Bewegungsverarmung des Stirnastes, jedoch imponierten bereits frühzeitig ein verminderter Lidschlag und eine Lichtüberempfindlichkeit.

Die Patientin erhielt drei Jahre nach Diagnosestellung ein vierwöchiges Intervalltraining nach dem LSVT LOUD Konzept, das die Lautstärke und somit das Sprechen signifikant verbesserte. Die Nachhaltigkeit dieses Therapieeffektes war jedoch deutlich geringer als nach Studienlage für ein IPS zu erwarten gewesen wäre (Ramig et al. 1996). Der Krankheitsverlauf bestätigte dann die Annahme, dass es sich um ein atypisches Parkinson-

Syndrom im Rahmen einer PSP-RS handelt. Der Fall und Studiendaten zeigen, dass auch bei einem atypischen Parkinson-Syndrom wie der PSP durch die LSVT LOUD Therapie die Sprechlautstärke sowie die kommunikative Interaktion gesteigert werden können (Countryman et al. 1994; Sale et al. 2015), jedoch mit hoher Anstrengung bei eingeschränktem Therapieeffekt im Sinn der Nachhaltigkeit. Die Patientin wunderte sich, dass sie trotz großen Engagements immer wieder in die zu leise Lautstärke zurückfiel und somit zunehmend nachgefragt wurde. Ergebnis dessen waren die Bitte um eine engmaschigere Therapie und der Abbau des Glaubens an die eigenen Fertigkeiten. Die Patientin verglich sich mit Menschen mit idiopathischem Parkinson-Syndrom und nachhaltigerem Erfolg nach Sprachtherapie in ihrem Umfeld und gab sich die Schuld an zu wenig Verbesserung. Zwar muss auch beim IPS die Lautstärke im Sinne des THINK LOUD immer wieder neu justiert werden, jedoch ist der Grad der Anstrengung wesentlich geringer als bei der vorliegenden PSP. Auch die enorme Heiserkeit verbunden mit dem immer stärker werdenden Verlust des »pneumatischen Inputs« (Ziegler und Vogel 2010), also einer massiven Einschränkung der Atem-Stimm-Koordination, führte dazu, dass die Patientin sich verbal immer stärker zurückzog.

Pneumatischer Input

Die nunmehr auf intensivem Atem- und Prosodietraining fokussierte Therapie mit intermittierenden Stimmkräftigungsübungen befähigt die Patientin wieder, den gelegentlichen Stimmverlust (Aphonie) zu umschiffen. Sie setzt ihre Stimm- und Sprechpausen aktiv und entscheidet somit autark über das Ausmaß der Kommunikation.

Atem- und Prosodietraining

Das Ziel einer sprachtherapeutischen/logopädischen Intervention, insbesondere auch im Rahmen einer Dysarthrie- und Dysphonietherapie, sollte in erster Linie darin bestehen, die kommunikative Interaktion des Betroffenen zu erhalten und somit den sozialen Rückzug und/oder die Entwicklung einer Depression zu verhindern.

Bei einer neurodegenerativen Erkrankung geht es sicherlich auch um den Erhalt von Funktionalität, aber mit zunehmender Krankheitsprogression, vor allem um die Etablierung anwendbarer Kompensationsstrategien. Der parkinsonspezifische Therapieansatz des LSVT LOUD (für die Stimme) bzw. des LSVT BIG (für den Körper) bietet dabei als ganzheitliches amplitudenbasiertes Trainingsprogramm den Vorteil, dass die Patienten genau *einen* Therapiefokus haben, was die Anwendbarkeit auch bei kognitiven Defiziten ermöglicht und erleichtert (▶ Abb. 13.1).

Die LSVT LOUD Therapie ist trotz weniger starker und nachhaltiger Therapieeffekte auch bei Patienten mit PSP oft sinnvoll (Sale et al. 2015).

Abbildung 13.1 zeigt das Konzept und den Aufbau von LSVT LOUD und LSVT BIG

Konzept und Aufbau von LSVT LOUD und LSVT BIG

Ist die LSVT LOUD Therapie nicht möglich, sollte immer symptomorientiert therapiert werden – die Verbesserung der Lautstärke und die Erhöhung der artikulatorischen Präzision und somit der Verständlichkeit stehen damit bei den meisten Erkrankungen im Formenkreis der Parkinson-Syndrome im Vordergrund. »Lautstärke ist der Schlüssel«, denn sowohl das Nuscheln als auch die Monotonie können bei lauterem Sprechen überwunden werden, wenn z. T. auch nur kurzzeitig. Ist der Patient jedoch unangemessen laut und/oder sehr heiser, wie bei einer »Löwenstimme« im Rahmen einer PSP-RS, eines CBS oder auch einer MSA-C, dann sollten ggf. Atem-Stimm-Koordinationstraining und/oder unterstützte Kommunikation zum Einsatz kommen.

Abb. 13.1: Konzept und Aufbau von LSVT LOUD und LSVT BIG (Abdruck mit Genehmigung von Georg Thieme Verlag KG, aus Aktivierende Therapien bei Parkinson-Syndromen. Ceballos-Baumann AO, Ebersbach G, 3. Aufl., 2017, Erlaubnis erteilt durch Copyright Clearance Center, Inc.)

LSVT LOUD

tägliche Übungen
erste Hälfte der Behandlungseinheit
Reskalierung der Bewegungsamplitude durch die Aufgabenstellung LAUT

- ☐ Tonhaltedauer auf „ah" (Minimum 15 mal)
- ☐ hohes/tiefes „ah" (Minimum 15 mal)
- ☐ Alltagsphrasen (Minimum 5 mal)

hierarchisches Lautstärketraining
zweite Hälfte der Behandlungseinheit
die Lautstärke aus den Grundübungen wird kontextspezifische und variierende Sprechaktivitäten übertragen

- ☐ Woche 1 – Wörter, Phrasen   ↑ kürzer, einfach
- ☐ Woche 2 – Sätze
- ☐ Woche 3 – Lesen
- ☐ Woche 4 – Unterhaltung   ↓ länger, komplexer

LSVT BIG

tägliche Maximalübungen
1. vom Boden zur Decke
   – 8 mal
2. von Seite zu Seite
   – 8 mal jede Seite
3. Schritt vorwärts
   – 8 mal mit jedem Fuß
4. Schritt seitwärts
   – 8 mal mit jedem Fuß
5. Schritt rückwärts
   – 8 mal mit jedem Fuß
6. „Rock and reach" vorwärts
   – 10 mal jede Seite
   (bis zu 20 mal aufbauen)
7. „Rock and reach" seitwärts
   – 10 mal jede Seite
   (bis zu 20 mal aufbauen)

Übungen funktioneller Komponenten
5 Alltagsübungen – jeweils 5 mal
zum Beispiel:
– aus dem Sitzen aufstehen
– Schlüssle aus der Hosentasche holen
– das Handy aufklappen

hierarchische Übungen
vom Patienten gewünschte Übungen:
– aus dem Bett aufstehen
– Golf spielen
– Auto: Ein und Aussteigen
zunehmende Komplexität über die 4 Wochen Therapie hin zum Fernziel

großes Gehen
Entfernen/Zeit kann variieren

Intensität
ist der Schlüssel zum motorischen Lernen und zur Neuroplastizität!

fortwährende Intensität – **über** die einzelne Sitzung **hinaus**:

- ☐ Behandlung an 4 aufeinander folgenden Tagen 4 Wochen lang
- ☐ tägliche Übung durch Hausaufgaben (an allen 30 Tagen des Monats)
- ☐ tägliche Übertragungsaufgaben (an allen 30 Tagen des Monats)
- ☐ lebenslanges häusliches Üben

Was hat die Autorin aus diesem Fall gelernt?

It's never too late to change an opinion! Die Diagnose eines Parkinson-Syndroms sollte im Krankheitsverlauf immer wieder hinterfragt werden. Neben klinisch-neurologischen Symptomen weisen auch logopädische Aspekte bei der Patientin deutlich auf das Vorliegen einer PSP hin. Die frühere korrekte Diagnosestellung hätte der Patientin eine gezieltere, an den individuellen besonderen Defiziten orientierte logopädische Behandlung ermöglichen und ihr eine Erklärung für die subjektiv schuldhaft-gefärbten, da im Vergleich zu Patienten mit IPS weniger nachhaltigen Therapieeffekte liefern können.

Highlights

- Eine Dysarthrie tritt bei atypischen Parkinson-Syndromen wie der PSP in der Regel früher und ausgeprägter auf als beim idiopathischen Parkinson-Syndrom (IPS).
- PSP-immanente logopädische Besonderheiten stellen Therapeuten und Patienten vor besondere Herausforderungen.
- Auch Patienten mit ausgeprägten Dysarthrien wie bei der PSP können durch eine kontinuierliche angeleitete symptomorientierte Therapie mit Re-Kalibrierung und systemübergreifender Verbesserung der Amplitude beim Sprechen trotz Anosognosie der Defizite Gelerntes nachhaltig in den Alltag transferieren.
- Sozialer Rückzug kann nur durch Kommunikation – verbal oder non-verbal – und aktive Teilhabe am sozialen Leben vermieden werden.
- Es ist nie zu früh, aber auch nie zu spät eine Therapie zu beginnen.

Literatur

Ceballos-Baumann AO, Ebersbach G (2017) Aktivierende Therapien bei Parkinson-Syndromen. 3. Aufl. Stuttgart: Thieme Verlag.

Countryman S, Ramig LO, Pawlas A (1994) Speech and voice deficits in Parkinsonian Plus syndromes – Can they be treated? J Medical Speech Lanuage Pathology 2(3): 211–225.

Kluin KJ, Gilman S, Lohman M et al. (1996) Characteristics of the dysarthria of multiple system atrophy. Arch Neurol 53(6): 545–548.

Müller J, Wenning GK, Verny M et al. (2001) Progression of dysarthria and dysphagia in postmortem-confirmed parkinsonian disorders. Arch Neurol 58(2): 259–264.

Ramig LO, Countryman S, O'Brien C et al. (1996) Intensive speech treatment for patients with Parkinson's disease: short-and long-term comparison of two techniques. Neurology 47(6): 1496–1504.

Ramig LO, Sapir S, Fox C et al. (2001) Changes in vocal loudness following intensive voice treatment (LSVT) in individuals with Parkinson's disease: a comparison with untreated patients and normal age-matched controls. Mov Disord 16(1): 79–83.

Rusz J, Bonnet C, Klempir J et al. (2015) Speech disorders reflect differing pathophysiology in Parkinson's disease, progressive supranuclear palsy and multiple system atrophy. J Neurol 262(4): 992–1001.

Sale P, Castiglioni D, De Pandis MF et al. (2015) The Lee Silverman Voice Treatment (LSVT(R)) speech therapy in progressive supranuclear palsy. Eur J Phys Rehabil Med 51(5): 569–574.

Tripoliti E, Zrinzo L, Martinez-Torres I et al. (2011) Effects of subthalamic stimulation on speech of consecutive patients with Parkinson disease. Neurology 76(1): 80–86.

Ziegler W, Vogel M (2010) Ursachen und Pathomechanismen dysarthrischer Störungen. In: Ziegler W, Vogel M. Dysarthrie verstehen – untersuchen – behandeln. Stuttgart: Thieme Verlag. S. 36–64.

14 Pumpe oder Tiefe Hirnstimulation?

Monika Pötter-Nerger[17]

Zusammenfassung

Ein 73- jähriger Patient mit einem seit sieben Jahren bestehenden idiopathischen Parkinson-Syndrom (IPS) stellte sich zur Optimierung der Therapie bei medikamentös therapierefraktärem Tremor, milden OFF-Fluktuationen, beginnender Kamptokormie sowie medikamentös induzierter Tagesmüdigkeit vor. Der Patient zeigte beginnende kognitive Defizite und es bestanden internistische Vorerkrankungen mit einer instabilen koronaren Herzerkrankung, Bluthochdruck und langjährig bestehendem Diabetes mellitus Typ II. Bei der Abwägung der Therapieformen wurde mit dem Patienten zunächst das im Vordergrund stehende primäre Zielsymptom definiert und anschließend Therapieoptionen diskutiert. Für den Patienten stand als Linkshänder die Reduktion des Handtremors links durch die funktionelle Einschränkung im Alltag im Vordergrund, die beginnenden OFF-Phasen und dezente Kamptokormie waren zu dem Zeitpunkt für den Patienten als weniger relevant eingeordnet worden. Durch die gemeinsame Festlegung des Zielsymptoms »Tremorreduktion« links wurde nach Durchsicht von potenziellen Optimierungsmöglichkeiten der oralen Medikation von einer Pumpentherapie zur Glättung der Wirkfluktuationen abgesehen, da die Wirksamkeit einer Pumpentherapie zur Reduktion eines medikamentös therapierefraktären Tremors begrenzt ist. Als Alternative wurde die Option einer Tiefen Hirnstimulation (THS) geprüft, da dies eine sehr effektive Therapie zur Behandlung des medikamentös therapierefraktären Tremors darstellt. Bei Nachweis von beginnenden, kognitiven Einschränkungen in der präoperativen Diagnostik, wurde bei dem gleichzeitig erhöhten Lebensalter von einer THS im Nucleus subthalamicus (STN) abgesehen. Mit dem Patienten wurden die Möglichkeiten einer bilateralen THS im »nebenwirkungsärmeren« Globus pallidum (GPI) besprochen. Der Patient entschied sich jedoch für einen kürzeren operativen Eingriff mittels einer unilateralen Elektroden-Implantation im auf den Tremor besonders effektiven Nucleus ventralis intermedius (VIM) zur Behandlung der funktionell relevanten linken Hand. Bei Durchsicht der bisherigen oralen Medikation ergaben sich medikamentöse Optimierungsmöglichkeiten zur Behandlung der nicht durch VIM-THS behandelten OFF-Fluktuationen. Letztendlich wurde mit

---

[17] **PD Dr. Monika Pötter-Nerger**, Oberärztin Neurologie, Schwerpunkt Bewegungsstörungen, Klinik für Neurologie, Universitätsklinikum Hamburg-Eppendorf.

dem Patienten besprochen, dass bei zunehmenden Wirkfluktuationen nach erfolgter VIM-THS eine sekundäre intestinale Infusionstherapie mit Levodopa-/Carbidopa-Gel (LCIG) möglich ist, wenn sich diesbezüglich ein subjektiver Leidensdruck entwickelt.

Der Fall stellt einen typischen Fall eines älteren, vorerkrankten Patienten mit IPS dar, bei dem eine sorgfältige Abwägung der Risiken und Nutzen der möglichen, interventionellen Therapiealternativen durchgeführt wurde. Welcher therapeutische Weg eingeschlagen wird, sollte in Übereinstimmung mit dem Patienten und den Angehörigen erfolgen.

Einleitung

Bei Patienten in fortgeschrittenen Stadien der Parkinson-Erkrankung stößt die therapeutische Behandlung mit oralen Therapieoptionen häufig an Grenzen. Insbesondere die Langzeitkomplikationen der dopaminergen Therapie sowie die Wirkfluktuationen mit OFF-Phasen oder ON-Dyskinesien sind durch eine reine orale Therapie an einem gewissen Punkt nicht mehr ausreichend zu kontrollieren. Darüber hinaus sind manche Symptome der Parkinson-Erkrankung wie der klassische Parkinsontremor häufig medikamentös therapierefraktär. Im fortgeschrittenen Stadium gibt es einen Zeitpunkt, an dem über den Einsatz interventioneller Therapien nachgedacht werden muss. Derzeit zählen zu diesen Therapiemöglichkeiten der Apomorphin-Pen, die Apomorphin-Pumpe, die intestinale Infusion von Levodopa/Carbidopa als Gel Suspension (LCIG) über eine Pumpe (Duodopa®)-Pumpe) (Pötter-Nerger et al. 2014) sowie die Tiefe Hirnstimulation (THS) (Deuschl et al. 2013). Für jeden Patienten muss individuell die Indikation für die jeweilige Therapieform entsprechend seines im Vordergrund stehenden Parkinsonsymptoms, seiner sozialen Situation, seiner Begleiterkrankungen und seinem Erkrankungsstadium gestellt werden. Die einzelnen Therapieformen haben im Vergleich ihre Vor- und Nachteile. Apomorphin als kurzwirksamer, hochpotenter, Non-Ergot-Dopaminagonist an D2 > D1 Rezeptoren besticht durch einen sehr schnellen Wirkungseintritt und die wenig invasive, subkutane Applikationsform. Die Wirkung tritt innerhalb von 4–7 min ein und hält bis zu einer Stunde nach einer einmaligen Applikation an. Bei komplexeren Wirkungsfluktuationen mit unvorhersehbaren und häufigen OFF-Phasen sowie bestehenden ON-Dyskinesien über den Tag wird die kontinuierliche Applikation mittels Apomorphin-Pumpe gewählt, unter der die orale Medikation um etwa 40–50 % reduziert und eine Reduktion der OFF-Phasen um etwa 60 % erreicht werden kann. Die Therapie ist jederzeit reversibel, die subkutane Nadel kann einfach durch den Patienten/Pflege entfernt werden. Eine Therapie mittels einer Duodopa®-Pumpe ist ein invasiveres Verfahren als die Apomorphin-Pumpe. Über eine perkutane endoskopische Gastrostomie (PEG) mit eingelegter jejunaler Sonde (perkutane endoskopische Jejunostomie; PEJ) wird LCIG unter Umgehung des Magens in das Jejunum kurz vor dem Treitzschen Band appliziert. Es findet sich eine klinisch relevante Verbesserung der motori-

Interventionelle Therapien

schen Symptome mit einer Reduktion der OFF-Zeit von etwa 70 % sowie eine Zunahme der ON-Zeit ohne Dyskinesien. Zu berücksichtigen ist, dass Komplikationen auftreten können, die auf das Infusionssystem zurückzuführen sind wie Obstruktionen der PEG/PEJ Sonde, Dislokationen der Katheterspitze und Diskonnektierung der PEJ Sonde oder durch den chirurgischen Eingriff an sich (Pötter-Nerger 2014). Die Tiefe Hirnstimulation hat sich in der Parkinson-Erkrankung in den letzten drei Jahrzehnten zu einem etablierten Verfahren zur Behandlung von Wirkfluktuationen, Tremor oder in speziellen Konstellationen bei medikamentösen Nebenwirkungen entwickelt (Deuschl et al. 2013). Bei der Behandlung sind gemäß den Überlegungen zum Wirkungs-/Nebenwirkungsprofil und der im Vordergrund stehenden Zielsymptomatik verschiedene Kerngebiete getestet und etabliert worden. Der am häufigsten gewählte Zielpunkt ist der *Nucleus subthalamicus (STN)*, für den eine Verbesserung aller Kardinalsymptome bei jedoch nicht zu vernachlässigender, zum Teil neuropsychiatrischer Nebenwirkungsrate nachgewiesen ist. Bei älteren Patienten mit einem tremordominanten Parkinson-Syndrom kann der nebenwirkungsärmere *Nucleus ventralis intermedius (VIM)* thalami als Implantationsziel in Betracht gezogen werden, der den Tremor hervorragend bessert, aber keinen relevanten Effekt auf die Bradykinese, Gangstörung oder Rigor aufweist (Deuschl et al. 2013). In einer Langzeit- Beobachtung der VIM-THS über 10–21 Jahre wurde die gute Verträglichkeit der Stimulation beobachtet bei guten, anhaltenden Effekten mit einer Tremorreduktion über 63 % bei nur geringen, transienten Nebenwirkungen wie Parästhesien oder Dysarthrie, die insbesondere im ersten postoperativen Jahr vorhanden und durch Stimulationsanpassung gut zu behandeln waren (Cury et al. 2017). Stehen bei älteren, kognitiv grenzwertig eingeschränkten Parkinson-Patienten Dyskinesien oder Dystonien im Vordergrund der Wirkfluktuationen, so kann der *Globus pallidum pars internum (GPI)* als stereotaktisches Zielgebiet in Erwägung gezogen werden. Bei der Indikationsstellung zur THS werden das *Ansprechen der Symptomatik des IPS auf L-Dopa* als wichtigster Prädiktor für den postoperativ zu erwartenden Effekt sowie Kontraindikationen wie *kognitive Einschränkungen*, insbesondere exekutive Teilfunktionen und neuropsychiatrische, sowie internistische Komorbiditäten beurteilt (Deuschl et al. 2014). Bezüglich des Zeitpunkts der Operation im Krankheitsverlauf hat sich in den letzten Jahren ein Paradigmenwechsel vollzogen (Schuepbach et al. 2013). Wurde früher die THS als »ultima ratio« – Therapieverfahren bei ausgeprägtesten, medikamentös therapierefraktären Wirkfluktuationen in Form von OFF-Phasen oder ON-Dyskinesien – gewählt, wird aktuell die THS bereits in früheren Stadien mit Beginn erster OFF-Phasen empfohlen (Dury et al. 2017). Für die Entscheidungshilfe, welcher Patient sich für die Apomorphin-Pumpe, LCIG-Pumpe oder THS eignet, sind in den DGN Leitlinien Empfehlungen dargelegt worden (▶ Tab. 14.1).

Zeitpunkt der Operation

Kriterium	Apomorphin-Pumpe	LCIG-Pumpe	Tiefe Hirnstimulation
> 70 Jahre	+	++	-
Leichte-mässige Demenz	+	++	-
Schwere Demenz (MME<10 Punkte)	+	+	—
Tremor (pharmakoresistent)	-	-	+++
Medikamentös induzierte Psychose	+	++	++
Testbarkeit des Verfahrens	+++	+	—
Unabhängigkeit des Patienten	++	+	+++
Bedienbarkeit durch den Patienten	-	+	0
Betreuungsumfeld nicht vorhanden	–	–	+
Vermeidung chirurgischer Komplikationen	0	-	—

Tab. 14.1: Empfehlungen der Deutschen Gesellschaft für Neurologie bei der Auswahl des Therapieverfahrens im fortgeschrittenen Parkinsonstadium

+++   sehr gut geeignet
++   gut geeignet
+   mäßig geeignet
-     nicht geeignet/unvorteilhaft
–   nicht geeignet/relative Kontraindikation
—   nicht geeignet/absolute Kontraindikation
0   unzutreffend

Falldarstellung

Anamnese

Der 73-jährige Patient stellte sich mit einem seit sieben Jahren bestehenden, tremordominanten IPS zur Beratung bezüglich therapeutischer Optionen stationär vor. Im Vordergrund standen ein linksbetonter Ruhe- und Haltetremor der Hände sowie des Gesichtes. Der Patient war Linkshänder und durch den Tremor der linken Hand besonders im Alltag eingeschränkt. Darüber hinaus bestanden bei dem Patienten OFF-Fluktuationen mit morgendlicher und nächtlicher Akinese sowie eine ausgeprägte Tagesmüdigkeit mit Sekundenschlaf. Die Ehefrau berichtete, dass der Patient etwas vergesslicher geworden sei und die Konzentration nachgelassen habe. Der Patient war internistisch vorerkrankt mit einer instabilen koronaren Herzerkrankung, Bluthochdruck und langjährig bestehendem Diabetes mellitus Typ II. An nicht-motorischen Symptomen bestanden bei dem Patienten Ein- und Durchschlafstörungen nachts, Obstipation, darüber hinaus aber keine

Hypersalivation, keine Blasenstörung, keine Stuhlinkontinenz, keine Erektionsstörungen, keine Zeichen einer orthostatischen Hypotonie.

Therapeutische Optionen zur Behandlung des Tremors wie die Eindosierung von Madopar oder Dopaminagonisten hatten keine zufriedenstellende Linderung des Tremors erbracht. Unter den konventionellen Dopaminagonisten wie Rotigotin, Ropinirol und Pramipexol hatte die Tagesmüdigkeit weiter zugenommen. Therapieversuche mit Anticholinergika und Amantadin mussten abgebrochen werden aufgrund neu auftretender Verwirrtheitszustände und Halluzinationen. Von der Eindosierung von Budipin wurde aufgrund der Risiko/Nutzen-Abwägung bei kardialer Vorerkrankung und grenzwertiger QTc Zeit abgesehen.

Sozialanamnestisch war der Patient verheiratet, hatte keine Kinder, war aktuell berentet, war ehemals Professor für Wirtschaft und Mathematik mit Gründung eines eigenen Wirtschaftsinstituts.

Klinischer Befund

Neurologischer Befund

Linksbetonter Tremor der Hände und des Kinns. Parkinson-Tremor Typ I mit Tremor der Hände in Ruhe- und Haltebedingungen gleicher Frequenz (<1 Hz Unterschied) (Klassifikation nach Consensus statement 1998, Deuschl et al. 1998). Linksbetonte Bradykinese der Hände. Verlangsamtes Gangbild mit vermindertem Mitschwingen des linken Armes ohne Freezing-Episoden. Posturale Reflexe unauffällig. Dezente Kamptokormie. MDS-UPDRS III im MED ON: 38 Punkte. Hoehn und Yahr Stadium 2.

Keine vertikale Blickparese, keine verlangsamten Sakkaden, Vestibulookulärer Reflex unauffällig, Applauszeichen unauffällig, Palmomentalreflex unauffällig. Kein Alien-Limb-Phänomen, keine Aphasie, keine Fingeragnosie, kein Neglect, keine Myoklonien, keine Hand- oder Fußdystonie. Kein Anterocollis, keine Dysarthrie, keine offensichtlichen Schluckstörungen, kein Stridor.

Kein Meningismus. Hirnnervenstatus regelrecht inklusive isokore Pupillen, mittelweit mit prompter Lichtreaktion bds., kein Nystagmus. Motorik: Keine Paresen allseits, Muskeleigenreflexe (TSR, BSR, RPR, PSR, ASR) seitengleich mittellebhaft auslösbar, Babinski bds. negativ. Keine Störung der Oberflächensensibilität, Vibrationsempfinden Malleoli bds. 4/8. Finger-Nase Versuch, Knie-Hacke Versuch unauffällig. Strichgang unauffällig.

Psychopathologischer Befund

Wach, bewusstseinsklar, zeitlich, örtlich und zur Person orientiert. Im Kontakt offen und freundlich. Keine formalen oder inhaltlichen Denkstörungen. Keine Störung der Wahrnehmungen oder des Ich-Erlebens, ausgeglichene Stimmungslage. Schwingungsfähigkeit erhalten. Kognition auffällig in Form einer mnestischen Abrufstörung und mangelnde attentionale

Fokussierung. Kein Anhalt für Zwänge, Tics oder pathologischen Ängste. Kein pathologisches Lachen oder Weinen.

Diagnostik

Neurologische Diagnostik

In der Testung im Motoriklabor zeigte sich unter 200 mg Madopar LT ein mäßiges Ansprechen der motorischen Symptome im MDS-UPDRS-III (Med OFF: 50 Punkte, MED ON: 38 Punkte, Ansprechen 24 %), insbesondere bedingt durch das fehlende Ansprechen des deutlichen Tremors auf das L-Dopa. Es zeigte sich allerdings eine Aufrichtung der Kamptokormie unter L-Dopa. In der Short Version des Berg Balance Scores ergaben sich mit 28/28 Punkte keine Hinweise auf Gleichgewichtsstörungen, im Ziegler-Course bei 0/36 Punkten kein Hinweis auf Freezing Phänomene.

Aufrichtung der Kamptokormie

Neuropsychologische Testung

Montreal Cognitive Assessment (MoCA) Test 25/30 Punkte, Mattis-Test 135/144 Punkte und frontal assessment battery (FAB) Score 16/18 Punkte. In der CERAD-Testsammlung verschiedener Demenz-Tests ergaben sich für verbales Lernen, Exekutivfunktionen und Planungstests keine Auffälligkeiten, in der Verhaltensbeobachtung durchgehend eine Beeinträchtigung der Aufmerksamkeit. Beck-Depressions-Inventar (BDI) 14/63 Punkte.

Zusatzuntersuchungen

Im cMRT fanden sich leichtgradige, unspezifische mikroangiopathische Veränderungen ohne bildmorphologische Hinweise für atypische Parkinson-Syndrome. Im Schellong-Test ergab sich kein Hinweis auf eine orthostatische Dysregulation. In der Neurografie fanden sich Zeichen einer leichten, axonal betonten sensomotorischen Polyneuropathie. In der Prämedikation ergab sich ein leicht erhöhtes Narkoserisiko bei den kardialen Vorerkrankungen.

Therapie

Ziel war die Therapieoptimierung bei medikamentös therapierefraktärem Tremor, beginnenden OFF-Wirkfluktuationen und dezenter Kamptokormie bei grenzwertigen kognitiven Defiziten und internistischen, insbesondere kardialen Vorerkrankungen.

Mit dem Patienten wurden mögliche medikamentöse und interventionelle Therapie-Optionen besprochen und die Vorteile und Nachteile der Verfahren erörtert. Zunächst wurde mit dem Patienten das Zielsymptom definiert, welches ihn im Alltag am meisten beeinträchtigt und subjektiv am meisten stört. Für den Patienten stand der therapierefraktäre Tremor der linken Hand im Vordergrund, insbesondere da er als Linkshänder funktionell im Alltag eingeschränkt war und der Tremor ihn in der Gesellschaft stigmatisierte. Darüber hinaus wurde die bisherige orale Medikation auf Möglichkeiten der Optimierung überprüft.

Bei dem Lebensalter von 73 Jahren, den grenzwertigen kognitiven Einschränkungen und den kardialen Vorerkrankungen wurde in der Gesamtzusammenschau mit dem Patienten zusammen die Entscheidung für eine unilaterale Implantation einer THS Elektrode im *Nucleus ventralis intermedius* (VIM) rechts zur Tremorreduktion links getroffen. Zur Reduktion der OFF-Phasen und der dezenten, doparesponsiblen Kamptokormie wurde eine begleitende Optimierung der medikamentösen Therapie zur Glättung der Wirkfluktuationen geplant, es wurde Piribedil (Dopaminagonist mit geringerem Risiko der Tagesmüdigkeit) und Opicapon als COMT-Hemmer eindosiert.

Verlauf

Der Patient wurde neurochirurgisch mit einer unilateralen Elektrode in den VIM rechts versorgt. Der operative und perioperative Verlauf gestaltete sich komplikationslos. Postoperativ zeigte sich eine erfreuliche Tremorreduktion der linken Hand, die den Patienten funktionell im Alltag deutlich entlastete. Bezüglich der Umstellung der Medikation zeigte sich eine Minderung der OFF-Phasen-Zeit mit einer für den Patienten zufriedenstellenden Beweglichkeit über den Tag. Die Einschlafattacken und der Sekundenschlaf waren jedoch nach Umstellung auf den Dopaminagonisten Piribedil weiterhin vorhanden. Es wurde daher eine weitergehende Diagnostik nach sekundären Ursachen wie ein Schlaf-Apnoe Syndrom initiiert sowie ein Absetzen des Piribedils und eine Eindosierung von Safinamid begonnen. Der Patient wurde informiert, dass bei Zunahme der Wirkfluktuationen trotz oraler medikamentöser Therapie und bei subjektiv bestehendem Leidensdruck die Möglichkeit besteht, im zweiten Schritt LCIG pumpengesteuert intestinal zu infundieren.

Diskussion

Der Patient stellt einen typischen Fall eines älteren Parkinson-Patienten im fortgeschrittenen Stadium dar, bei dem die Vor- und Nachteile der verschiedenen therapeutischen Optionen gegeneinander abgewogen und mit Patienten und Angehörigen diskutiert werden müssen. Im Vordergrund bei der Wahl der Therapie muss das vom Patienten definierte Zielsymptom stehen. Der hier beschriebene Patient litt an Tremor, Wirkfluktuationen und einer Kamptokormie sowie medikamentös induzierter Tagesmüdigkeit.

Wären bei dem Patienten die Wirkfluktuationen mit OFF-Phasen das primäre Zielsymptom gewesen, so wäre bei bestehenden beginnenden kognitiven Einschränkungen und dem leicht erhöhten Narkoserisiko bei den internistischen Vorerkrankungen die Anlage einer Pumpentherapie zu erörtern gewesen. Bei der Wahl zwischen der Apomorphin- und Duodopa®-Pumpe würde bei der Vorgeschichte des Patienten mit Halluzinationen und Tagesmüdigkeit unter Dopaminagonisten die Wahl eher nicht auf die Apomorphin-Pumpe, sondern auf eine Duodopa®-Pumpe fallen. Desweiteren scheint die Duodopa®-Pumpe im Verlauf etwas effektiver in der Behandlung von schweren Wirkfluktuationen zu sein. Der Patient würde allerdings mit der Duodopa®-Pumpe das invasivere Verfahren wählen, bei dem er bereit sein müsste, potenzielle chirurgische Komplikationen in Kauf zu nehmen.

Die Pumpentherapien stellen jedoch keine gute Möglichkeit zur Therapie des medikamentös therapierefraktären Tremors dar. In dem Fall war dies jedoch das primäre Zielsymptom des Patienten. Per se stellt die Tiefe Hirnstimulation im STN bei fehlenden Kontraindikationen eine sehr gute Methode dar, die die Kardinalsymptome der Parkinson-Erkrankung Akinese, Rigor und Tremor sehr gut lindert, Wirkfluktuationen glättet bei Reduktion der postoperativen Medikation um etwa 50 % (Deuschl et al. 2013). Auch bei der Kamptokormie kann die STN-THS günstige Effekte aufweisen (Schulz-Schaeffer et al. 2015). Der Effekt auf die Kamptokormie ist besonders effektiv, wenn der Eingriff innerhalb der ersten 1,5 Jahre nach Symptombeginn durchgeführt wird (Schulz-Schaeffer et al. 2015). Bei einem Lebensalter > 70 Jahren und beginnenden, kognitiven Defiziten stellt der Patient jedoch kein geeigneter Kandidat für eine Tiefe Hirnstimulation im STN dar. Exekutive Teilfunktionen können sich unter Stimulation im STN als auch durch den operativen Eingriff selbst verschlechtern, ältere Patienten mit leichtgradigen kognitiven Einschränkungen, axialen Symptomen und höherer Levodopa Äquivalenz Dosis (LED) präoperativ scheinen die Patienten mit dem größten Risiko eines permanenten postoperativen Defizits zu sein (Daniels et al. 2010).

Bei älteren Patienten mit grenzwertigen, kognitiven Einschränkungen kann eine THS im »nebenwirkungsärmeren« GPI in Erwägung gezogen werden (Deuschl et al. 2013). Die GPI-THS hat eine gute Wirkung auf alle Kardinalsymptome der Parkinson-Erkrankung inklusive Tremor. Die GPI-THS reduziert Wirkungsfluktuationen bei meist unveränderter postoperativer Medikation. Bei einer potenziellen bilateralen GPI Implantation war hier die Narkosezeit zu berücksichtigen sowie das erhöhte Blutungsrisiko. Zusammen mit dem Patienten wurde daher ein kürzerer operativer Eingriff mittels einer unilateralen Elektroden-Implantation in den VIM gewählt, welcher in der Tremorbehandlung exzellente Effekte aufweist bei niedrigerem Blutungsrisiko. Bei Durchsicht der bisherigen, oralen Medikation ergaben sich noch medikamentöse Optimierungsmöglichkeiten zur Behandlung der nicht durch VIM-THS behandelbaren OFF-Fluktuationen. Bei nachgewiesener Doparesponsibilität der Kamptokormie im L-Dopa-Test wurde angenommen, dass indirekt durch eine medikamentöse Reduktion der OFF Zeiten die Kamptokormie sich verbessern könnte. Letztendlich wurde mit dem Patienten besprochen, dass bei zunehmenden Wirkfluktuationen nach erfolgter VIM-THS eine sekundäre Anlage einer Duodopa®-

Pumpe möglich ist, wenn sich diesbezüglich ein subjektiver Leidensdruck entwickelt. Einzelne Erfahrungen in der Literatur sind zu der kombinierten THS-LCIG Therapie beschrieben und können in selektierten Patienten vorteilhaft sein (Regidor et al. 2017).

Zusammenfassend muss die Indikationsstellung für den Einsatz von Pumpen oder THS in der Parkinson-Erkrankung unter Berücksichtigung des Alters, des Erkrankungsstadiums, des sozialen Umfeldes und der Begleiterkrankungen gestellt werden. Zur Behandlung komplexer ON-OFF-Fluktuationen eignen sich die wenig invasive Apomorphin-Pumpe bei Patienten ohne Halluzinationen oder kognitive Störung sowie die Duodopa®-Pumpe, die möglicherweise etwas effektiver in der Verkürzung von OFF-Phasen und Behandlung von Dyskinesien zu sein scheint. Im Vorfeld sollte abgeklärt sein, ob ein ausreichendes Betreuungsumfeld besteht, um den Patienten bei der Anwendung der Pumpe zu unterstützen. Die Tiefe Hirnstimulation stellt bei fehlenden Kontraindikationen eine gute Option dar, insbesondere bei der Behandlung des medikamentös therapierefraktären Tremors. Die Wahl des THS-Zielpunktes im STN, GPI oder VIM muss individuell unter Berücksichtigung von Lebensalter, Kontraindikationen, Narkoserisiko und der Erwartung des Patienten ausgerichtet werden.

Was hat die Autorin aus diesem Fall gelernt?

Der erste Schritt bei der Abwägung der verschiedenen Therapiemöglichkeiten ist, dem Patienten genau zuzuhören, welches Symptom ihn subjektiv am meisten beeinträchtigt und im Alltag stört, danach ist die geeignete Therapiemethode unter Berücksichtigung der Gesamtsituation auszuwählen.

Highlights

- Die Indikationsstellung für den Einsatz von Pumpen oder THS in der Parkinson-Erkrankung sollte unter Berücksichtigung des Erkrankungsstadiums, des sozialen Umfeldes und der Begleiterkrankungen gestellt werden.
- Zur Behandlung komplexer ON-OFF-Fluktuationen eignen sich die wenig invasive Apomorphin-Pumpe bei Patienten ohne Halluzinationen oder kognitive Störung sowie die Duodopa®-Pumpe, die möglicherweise etwas effektiver in der Verkürzung von OFF-Phasen und der Behandlung von Dyskinesien zu sein scheint.
- Die Tiefe Hirnstimulation stellt bei fehlenden Kontraindikationen eine gute Option dar, insbesondere bei der Behandlung des medikamentös therapierefraktären Tremors. Die Wahl des THS-Zielpunktes im STN, GPI oder VIM muss individuell unter Berücksichtigung von Lebensalter, Kontraindikationen, Narkoserisiko und der Erwartung des Patienten getroffen werden.

Literatur

Cury RG et al. (2017) Thalamic deep brain stimulation for tremor in Parkinson disease, essential tremor, and dystonia. Neurology 89(13): 1416–1423.

Daniels C et al. (2010) Risk factors for executive dysfunction after subthalamic nucleus stimulation in Parkinson's disease. Mov Disord. 25(11): 1583–9.

Deuschl G, Bain P, Brin M (1998) Consensus statement of the Movement Disorder Society on Tremor. Ad Hoc Scientific Committee. Mov Disord 13(3): 2–23.

Deuschl G, Paschen S, Witt K (2013) Clinical outcome of deep brain stimulation for Parkinson's disease. Handb Clin Neurol 116: 107–28.

Pötter-Nerger M. et al. (2014) Wann sind Pflaster, Pens oder Pumpen eine sinnvolle Ergänzung zur oralen Therapie? InfoNeurologie&Psychiatrie 16(12): 42–51.

Regidor I et al. (2017) Duodenal Levodopa Infusion for Long-Term Deep Brain Stimulation-Refractory Symptoms in Advanced Parkinson Disease. Clin Neuropharmacol 40(3): 103–107.

Schuepbach WM et al. (2013) Neurostimulation for Parkinson's disease with early motor complications. N Engl J Med 368(7): 610–22.

Schulz-Schaeffer WJ et al. (2015) Effect of neurostimulation on camptocormia in Parkinson's disease depends on symptom duration. Mov Disord 30(3): 368–72.

15 Nichts hilft – ein Fall für Cannabis?

Tina Mainka und Carsten Buhmann[18]

Zusammenfassung

Cannabis-Selbstversuch

Ein 60-jähriger Bankangestellter mit einer zehnjährigen Krankheitsgeschichte eines idiopathischen Parkinson-Syndroms (IPS) hat in den letzten Jahren einen konventionell medikamentös therapieresistenten Handtremor entwickelt, der ihn zunehmend am Arbeitsplatz einschränkt. Nach einem positiven Selbstversuch mit Cannabis wünscht er eine ärztlich begleitete Therapie mit Cannabinoiden. Nach Bewilligung der Kostenübernahme durch die Krankenkasse wurde eine Therapie mit Dronabinol-Tropfen begonnen, der Patient beschreibt darunter eine mäßige Reduktion des Tremors, eine Dosissteigerung der Medikation wird nicht toleriert.

Der Fall illustriert das aktuelle Problem der häufig von Patienten angefragten Therapie mit Cannabinoiden. Die Evidenz für die Verschreibung von Cannabinoiden beim IPS wird dargelegt, zusätzlich werden praktische Hinweise für die Präparateauswahl gegeben und die Fahrtauglichkeit von Patienten unter einer zentral-wirksamen Medikation mit THC hinterfragt.

Einleitung

Verschreibung von Cannabispräparaten

Behandler von Parkinson-Patienten werden zunehmend häufiger mit der Frage nach Verschreibung von Cannabispräparaten konfrontiert. Dies liegt zum einen an den zahlreichen mehr oder weniger seriösen Medienberichten und viral verbreiteten Videos im Internet, die zeigen, wie sich Patienten wirkungsvoll mit dem »heilsamen Hanf« selbst behandeln, zum anderen daran, dass medizinisches Cannabis seit März 2017 mit dem Inkrafttreten des »Gesetzes zur Änderung betäubungsmittelrechtlicher und anderer Vorschriften« in Deutschland für schwerwiegend erkrankte Menschen bei entsprechender medizinischer Indikation zu Lasten der Krankenkassen verschreibungsfähig ist.

Folgen der Gesetzesänderung

Mit dieser Gesetzesänderung haben Versicherte mit einer »schwerwiegenden Erkrankung« nun »Anspruch auf Versorgung mit Cannabis in Form

---

[18] **Dr. Tina Mainka,** Assistenzärztin, Klinik für Neurologie mit Experimenteller Neurologie, Sektion Bewegungsstörungen und Neuromodulation, Charité Universitätsmedizin Berlin, Berlin.
Prof. Dr. Carsten Buhmann, Oberarzt, Leiter Ambulanzzentrum, Klinik für Neurologie, Universitätsklinikum Hamburg Eppendorf, Hamburg.

von getrockneten Blüten oder Extrakten in standardisierter Qualität und auf Versorgung mit Arzneimitteln mit den Wirkstoffen Dronabinol oder Nabilon« insofern »eine allgemein anerkannte, dem medizinischen Standard entsprechende Leistung nicht zur Verfügung steht« oder »im Einzelfall nach der begründeten Einschätzung der behandelnden Vertragsärztin oder des behandelnden Vertragsarztes unter Abwägung der zu erwartenden Nebenwirkungen und unter Berücksichtigung des Krankheitszustandes der oder des Versicherten nicht zur Anwendung kommen kann«. Dies bedeutet, dass Ärzte unter diesen Voraussetzungen nun Cannabinoide für jegliche Indikationen verschreiben können, insofern es sich um eine schwerwiegende Erkrankung handelt, für die es bislang keine adäquate Therapie gibt bzw. Leitlinien-gerechte Therapien beispielsweise aufgrund von Nebenwirkungen oder Arzneimittelinterkationen nicht angewendet werden können. Eine Einschränkung dieser sehr breit gefassten Voraussetzung zur Behandlung mit Cannabinoiden legt der Gesetzgeber in einem weiteren Absatz dar, nämlich soll durch die Behandlung »eine nicht ganz entfernt liegende Aussicht auf eine spürbare positive Einwirkung auf den Krankheitsverlauf oder auf schwerwiegende Symptome« bestehen (Gesetz zur Änderung betäubungsmittelrechtlicher und anderer Vorschriften; Deutscher Bundestag 2017). Ob diese Voraussetzung bei der Behandlung der Parkinson-Erkrankung bzw. einzelner schwerwiegender Symptome zutrifft, sollte aufgrund der klinischen und/oder wissenschaftlichen Datenlage beantwortet werden.

Bislang wurden Cannabinoide zwar eher selten, aber für viele verschiedene Indikationen genutzt. Im neurologischen Fachgebiet dürften uns Cannabinoide vorrangig für die Behandlung der Spastik bei Multipler Sklerose (in Form von Nabiximols, Sativex®) und der Therapie von komplexen Epilepsiesyndromen (Cannabidiol beim Dravet- und Lennox-Gastaut-Syndrom) bekannt sein. Für diese Indikationen sind und waren auch vor März 2017 die o. g. Wirkstoffe zugelassen. Zwar existieren auch Hinweise auf die Wirksamkeit von Cannabinoiden bei hyperkinetischen Bewegungsstörungen wie dem Tourette-Syndrom, jedoch bestand hier bislang keine Zulassung für einzelne Präparate. In anderen Fachgebieten werden Cannabinoide erfolgreich zur Behandlung von Chemotherapie-assoziierter Übelkeit und Erbrechen, der Appetitlosigkeit bei AIDS-Patienten und Tumorkachexie, des Glaukoms oder von Angst- und Schlafstörungen eingesetzt.

In diesem Kapitel sollen die Evidenz für die Anwendung von Cannabinoiden bei Parkinson-Syndromen dargelegt und praktische Anwendungsbeispiele erläutert werden.

Verschiedene Indikationen

Falldarstellung

Anamnese

Ein 60-jähriger Patient mit IPS, der seit acht Jahren medikamentös behandelt wird, kommt zur regulären Verlaufsvorstellung in unsere Ambulanz. Die

Symptome haben vor ca. zehn Jahren mit einem intermittierenden Ruhetremor der linken Hand begonnen, mittlerweile sei das Zittern wesentlich »ausladender« als anfangs, auch sei das Zittern nunmehr dauerhaft vorhanden. Die Feinmotorik der linken Hand sei massiv beeinträchtigt, dem Bankangestellten falle es schwer, auf der Arbeit die Computertastatur zu bedienen. Da er so langsam in der Bearbeitung der Kundenanfragen am Schalter geworden sei, habe es schon mehrere Beschwerden über ihn gegeben. Er habe Angst vor einer Kündigung. Das Zittern werde besonders schlimm, wenn er auf der Arbeit unter zeitlichem Druck stehe, gerade wenn die Schlange an Kunden immer länger werde. Zudem sei das Zittern verstärkt, wenn die Wirkung der Medikamente nachlasse. In manchen Situationen nehme er dann zusätzlich eine Tablette lösliches L-Dopa ein, wobei das Zittern dadurch auch nur ein wenig besser werde. Ihm falle dann jedoch auf, dass er sehr unruhig werde und gar nicht mehr still auf einer Stelle stehen könne. Erleichterung erfahre der Patient bei für ihn entspannenden Tätigkeiten, z. B. beim Fernsehen. Bei seiner großen Leidenschaft, dem Motorradfahren, störe ihn das Zittern überhaupt nicht. Er bemerke, dass seine Schritte, besonders abends oder wenn die Wirkung der Medikamente nachlassen, immer kleiner werden. Seine Frau habe ihn in letzter Zeit häufiger ermahnt, gerade zu gehen. Im letzten Wanderurlaub habe er erstmals Wanderstöcke benutzt, weil er sich zunehmend unsicherer auf den Beinen fühle. Gestürzt sei er bislang nicht. An nicht-motorischen Symptomen habe er seit geraumer Zeit eine Hyposmie, anfangs vorhandene lebhafte Träume seien mittlerweile nicht mehr aufgetreten. Generell habe er Probleme mit einer Obstipation, durch Änderung der Essgewohnheiten auf Ballaststoff-reiche Nahrung und den regelmäßigen Verzehr von Trockenpflaumen und Leinöl lasse sich der Stuhlgang jedoch gut regulieren. Mit der Miktion habe er keine Probleme. Die Stimmung sei aufgrund der prekären Situation am Arbeitsplatz gedrückt, er könne sich allerdings im privaten Bereich durch das Motorradfahren und andere soziale Aktivitäten mit Familie und Freunden gut ablenken. Sein Gedächtnis funktioniere tadellos.

Zu seinem 60. Geburtstag habe der Patient mit seinem Motorradclub einen Ausflug in die Niederlande gemacht. Dort habe er in einer geselligen Abendrunde mehrere Züge eines Joints geraucht. Nach ca. 15 Minuten sei das Zittern der linken Hand fast komplett verschwunden. Er möchte nun wissen, ob wir ihm eine Dauertherapie mit Cannabis verordnen können.

Klinischer Befund

60-jähriger freundlich zugewandter Patient in gutem Allgemein- und leicht übergewichtigem Ernährungszustand. Keine Apraxie oder frontal-dysexekutive Zeichen. Keine Dysarthrie oder Hypophonie. Es besteht eine Hypomimie mit deutlich reduzierter Blinzelfrequenz, der Mund ist bei Entspannung geschlossen. Die Okulomotorik ist bis auf eine leicht sakkadierte Blickfolge unauffällig, insbesondere besteht keine Blickparese. Axialer und Extremitätenrigor, auch ohne Bahnung, an der linken oberen Extremität mit Zahnradphänomen. Niedrig-frequenter, mittelschlägiger Tremor der linken Hand mit Beteiligung des Daumens (»Pillendrehertremor«), während der gesamten Konsultationszeit, auch beim Gehen und unter Ablenkung vorhanden. Gleichermaßen niedrig-frequenter, feinschlägiger Tremor der rechten Hand, dieser jedoch nur inkonstant sichtbar. Linksbetonte Bradykinese der oberen und unteren Extremität. Aufstehen flott, Körperhaltung leicht gebeugt, kann auf Aufforderung komplett korrigiert werden. Gang mit verkürzter Schrittlänge, vier Wendeschritte, keine Blockaden. Zugtest mit drei Ausfallschritten. MDS-UPDRS III: 32 Punkte (2,5 Stunden nach der letzten L-Dopa-Einnahme).

Diagnostik

Zu Beginn der Erkrankung zeigte ein DaTSCAN® eine rechtsbetont verminderte Dichte der präsynaptischen Dopamintransporter im Striatum. Ein cMRT zeigte bis auf eine dezente Mikroangiopathie keine strukturellen Defizite. Ein L-Dopa-Test war in der initialen Diagnostik positiv mit > 50 % Symptomreduktion gemessen mit dem motorischen Teil des MDS-UPDRS. Ein Sniffin' Sticks Test ergab damals eine Hyposmie (4/12 Items korrekt erkannt).

Diagnose

- Idiopathisches Parkinson-Syndrom (Äquivalenztyp, linksbetont, Hoehn und Yahr Stadium 2,5) mit Wirkfluktuationen (ICD 10: G20.11)

Therapie

Aktuell erhält der ca. 95 kg schwere Patient

- 1,57 mg Pramipexol retard 1-0-0
- zwei Tabletten Levodopa/Carbidopa (100/25 mg) alle vier Stunden (7, 11, 15 und 16 Uhr, entsprechend 800 mg L-Dopa/d)
- eine Tablette lösliches Levodopa/Benserazid bei Bedarf (aktuell 2 x täglich)
- Opicapon 50 mg 0-0-1
- Rasagilin 1 mg 1-0-0

Verlauf

Zu Behandlungsbeginn erfolgte bei dem damals 52-jährigen Patienten eine leitliniengerechte Therapie mit dem Dopaminagonisten Pramipexol, welche über die nächsten drei Jahre von einer Tagesdosis von zunächst 1,5 mg auf 3,15 mg gesteigert wurde. Der Tremor war in dieser Behandlungsphase gut unterdrückt. Unter der Höchstdosis entwickelte der Patient eine Impulskontrollstörung im Sinne einer Hypersexualität, welche seine langjährige Partnerschaft stark beeinträchtigte. Es folgte die Dosisreduktion von Pramipexol auf 1,57 mg, worunter sich die unerwünschten Nebenwirkungen wieder zurückbildeten, der Tremor aber deutlich zunahm. Es wurde daher eine zusätzliche Medikation mit Levodopa/Carbidopa eingeleitet (300/75 mg/d). Hierunter war der Tremor tagsüber gut kontrolliert. Zwischenzeitlich wurde mit der Einnahme des MAO-B-Hemmers Rasagilin begonnen. In den letzten drei Jahren wurden die Wirkfluktuationen immer ausgeprägter, sodass zusätzlich eine Medikation mit dem COMT-Hemmer Entacapon erfolgte. Bei subjektiver Wirkungslosigkeit ohne Abnahme der OFF-Phasen setzten wir den COMT-Hemmer auf das Präparat Opicapon um. Hierunter zunächst Verkürzung der OFF-Phasen, seit einem halben Jahr jedoch wieder deutliche Zunahme. Eine zusätzliche Medikation mit Amantadinhemisulfat (bis 150 mg/d) führte zu keiner Symptomverbesserung, eine weitere Erhöhung der Dosis tolerierte der Patient aufgrund von innerer Unruhe nicht. Auch der Einsatz von Biperiden war durch unerwünschte Arzneimittelnebenwirkungen (starke Vergesslichkeit, ausgeprägte Mundtrockenheit) bei bereits niedriger Dosierung (3 x 2 mg) limitiert. Der Einsatz einer Tiefen Hirnstimulation wurde mit dem Patienten bereits mehrmals diskutiert. Aufgrund seiner ablehnenden Haltung gegenüber Operationen kommt dieser Therapieansatz für ihn bislang nicht infrage. Er möchte zunächst alle konservativen Therapieoptionen ausschöpfen.

Wir beantragten die Kostenübernahme für ölige Dronabinol-Tropfen (25 mg/ml, NRF 22,8) bei der zuständigen Krankenkasse. Nach Ablehnung des Antrages legten wir bei der schwerwiegenden Erkrankung mit dem schwer medikamentös zu beherrschenden Tremor bei schon sämtlichen ausgeschöpften konservativen Behandlungsansätzen Widerspruch ein, woraufhin der Antrag bewilligt wurde. Mit dem Patienten besprachen wir eine einschleichende Dosierung, beginnend mit einem Tropfen am Abend. Bei guter Verträglichkeit sollte nach zwei Tagen auch ein Tropfen am Morgen, und nach weiteren zwei Tagen auch ein Tropfen am Mittag eingenommen werden. Nach diesem Schema sollte die Dosis weiter gesteigert werden, bis ein positiver Effekt auf den Tremor eintritt. Beim Auftreten von Nebenwirkungen (Übelkeit, Erbrechen, Diarrhoe, Schwindel, Nervosität, Stimmungs- und Wahrnehmungsveränderungen, Tachykardie etc.) sollte die Dosis wieder reduziert werden. Aktuell berichtet der Patient unter 3 x 2 Tropfen Dronabinol von einer mäßigen Tremorreduktion. Eine weitere Dosissteigerung ist bei ausgeprägter Übelkeit, Schwindel und Herzrasen nicht möglich. Nach einem halben Jahr soll die Objektivierung des Behandlungserfolgs mittels Tremortagebuch, MDS-UPDRS und Videodokumentation erfolgen.

Diskussion

Positive Erfahrungen   Parkinson-Patienten kommen häufig mit der Frage nach der Verschreibung von Cannabispräparaten in die Praxis. Häufig berichten Parkinson-Patienten von positiven Erfahrungen mit dem Rauchen von Cannabis oder dem

Verzehr von Cannabis-haltigen Backwaren. Ob die Symptomreduktion tatsächlich auf eine spezifische Wirkung des Cannabis zurückzuführen ist oder ob eher unspezifische Wirkungen wie Euphorisierung oder Sedierung eine Rolle spielen, bleibt vollkommen unklar. Eine grundsätzliche Wirkung von Cannabinoiden auf motorische Symptome ist nicht ausgeschlossen, da im zentralen Nervensystem, insbesondere in den Basalganglien, Cannabinoid-Rezeptoren vorhanden sind. Eine direkte Einwirkung auf dopaminerge Neurone scheint hier jedoch nicht vorzuliegen, vielmehr wird durch die postsynaptische Ausschüttung von Endocannabinoiden die Transmission von inhibitorischen GABAergen und exzitatorischen glutamatergen Signalen moduliert. Diese Mechanismen spielen insbesondere bei L-Dopa-induzierten Dyskinesien eine Rolle (Sieradzan et al. 2001). Die zwei vorrangig in Marihuana, also den harzhaltigen Blüten und blütennahen Blättern der weiblichen Pflanze enthaltenen Cannabinoide sind Tetrahydrocannabinol (THC) und Cannabidiol (CBD). THC bindet hauptsächlich an den CB1-Rezeptor, ist jedoch auch ein partieller Agonist am CB2-Rezeptor, dem Hauptwirkort des CBD. Wiederum kann CBD als Partialagonist die Effekte von THC am CB1-Rezeptor hemmen. Es bestehen also Wechselwirkungen bei gleichzeitiger Gabe beider Stoffe.

In der Literatur existieren nur wenige unsystematische Studien hinsichtlich der Wirksamkeit von Cannabinoiden auf motorische und nicht-motorische Symptome beim M. Parkinson. Hochwertige Studien sind rar. In der doppelblinden, Placebo-kontrollierten Crossover-Studie von Sieradzan et al. (2001) konnte bei sieben Patienten durch die gewichtsadaptierte Gabe von Nabilon (synthetisches THC) vor einem L-Dopa-Test zwar die Intensität von L-Dopa-induzierten Dyskinesien gebessert werden, die Dauer der Dyskinesien war jedoch gleichbleibend. Im gleichen Studiendesign erhielten sieben Patienten von Carroll et al. (2004) über vier Wochen Kapseln mit 2,5 mg THC und 1,25 mg CBD, wodurch sich weder L-Dopa-induzierte Dyskinesien, noch Lebensqualität, Schmerz oder Schlaf besserten. In den wenigen weiteren publizierten Studien mit ebenfalls nur kleinen Patientenzahlen wird auf einem niedrigen Qualitätsniveau von einer positiven Wirkung von Cannabinoiden auf Ruhetremor, Rigor, Akinese und Schmerz sowie Schlaf berichtet (für Übersicht Buhmann et al. 2019). Eine gesicherte Evidenz für die Wirkung von Cannabinoiden auf motorische und nicht-motorische Symptome beim M. Parkinson ist somit nicht gegeben. Im Sinne des Gesetzgebers erscheint allerdings angesichts der wissenschaftlichen pathophysiologischen und weniger auch klinischen Datenlage »eine nicht ganz entfernt liegende Aussicht auf eine spürbare positive Einwirkung auf den Krankheitsverlauf oder auf schwerwiegende Symptome« plausibel oder zumindestens nicht ausgeschlossen.

Studien zu Cannabinoiden

In Deutschland stehen über den Import aus den Niederlanden und Kanada 14 verschiedene Cannabissorten als Blüten zur Verschreibung zur Verfügung. Diese variieren erheblich in ihrem THC- und CBD-Gehalt, wobei es Sorten mit hohem THC- und geringen CBD (z. B. Bedrocan), ausgeglichenem THC- und CBD-Gehalt (z. B. Pedanios 8/8) und niedrigem THC- und hohen CBD-Anteil gibt (z. B. Bedrolite). In Blüten sind naturgemäß neben diesen beiden Wirkstoffen noch zahlreiche andere Phytocannabinoide und Terpene in meist undefinierter Zusammensetzung enthalten, welche die Gesamtwirkung beeinflussen können. Des Weiteren stehen die Reinstoffe THC (Synonym Dronabinol) und CBD als Lösungen oder Kapseln zur Verschreibung zur Verfügung. Hierfür existieren Rezepturformeln im Standardwerk für die qualitätsgesicherte Herstellung der Rezepturarzneimittel in der Apotheke (Neues Rezeptur-Formularium, NRF, ▶ Kasten 15.1). Zudem gibt es mit dem Cannabisextrakt Nabiximols (Sativex®) oder dem synthetischen THC-Präparat Nabilon (Canemes®, Marinol®) weitere Fertigarzneimittel. Alle THC-haltigen Präparate müssen auf einem BTM-Rezept verordnet werden. Reines CBD fällt nicht unter das Betäubungsmittelgesetz, wird als Nahrungsergänzungsmittel gewertet und ist in der Regel auch auf Antrag nicht erstattungsfähig.

Kasten 15.1:
Rezepturformeln der NRF (aus Mainka et al. 2018, gemäß Bundesapothekerkammer 2017)

> Cannabisblüten zur Inhalation nach Verdampfung (NRF 22.12.)
> Cannabisblüten in Einzeldosen zur Inhalation nach Verdampfung (NRF 22.13.)
> Cannabisblüten zur Teezubereitung (NRF 22.14.)
> Cannabisblüten in Einzeldosen zur Teezubereitung (NRF 22.15.)
> Ölige Cannabisölharz-Lösung 25 mg/ml Dronabinol (NRF 22.11.)
> Ethanolische Dronabinol-Lösung 10 mg/ml zur Inhalation (NRF 22.16.)
> Dronabinol-Kapseln 2,5 mg/5 mg/10 mg (NRF 22.7.)
> Ölige Dronabinol-Tropfen 25 mg/ml (NRF 22.8.)
> Ölige Cannabidiol-Lösung 50 mg/ml (NRF 22.10.)

Bei der Vielseitigkeit der Möglichkeit zur Verschreibung und Einnahmearten von Cannabinoiden fällt es gerade im Hinblick auf die unzureichende Studienlage schwer, sich im Einzelfall für das individuell geeignetste Präparat zu entscheiden. Hierbei sind folgende Punkte zu bedenken: Bei der Inhalation hängt die Bioverfügbarkeit der Wirkstoffe entscheidend von der Inhalationstiefe ab, gerade der ungeübte Nichtraucher wird mit der Verschreibung von Cannabisblüten zur Verdampfung mittels Vaporisator (oder gar bei »selbstgedrehten« Joints) Schwierigkeiten haben, überhaupt einen systemischen Wirkspiegel aufzubauen. Zudem ist, anders als das Präparat selbst, ein Vaporisator (im Handel ab ca. 80 Euro) von der Krankenkasse in der Regel nicht erstattungsfähig (kann in verschiedenen Bundesländern abweichen). Von der Zubereitung von Tees ist abzuraten: Cannabinoide sind fettlöslich und je nach Zubereitungsart kann die Wirkstoffmenge variieren. Aufgrund von Lieferproblemen sind bestimmte Sorten von Cannabisblüten zuweilen ausverkauft. Nachdem initial die Kostenübernahmeerklärung der Krankenkasse immer nur für ein bestimmtes Präparat bzw. für eine Arzneimittelzubereitung galt, ist inzwischen eine generelle Kostenübernahmeerklärung für Cannabinoide häufige Praxis, sodass ein zwischenzeitlicher Wechsel auf ein anderes Präparat erfolgen kann. In der Zusammenschau erscheinen Reinstoffe oder allenfalls Mi-

Von der Zubereitung von Tees ist abzuraten

schungen aus THC und CBD zur oralen Einnahme als Tropfen oder Kapseln am sinnvollsten im Sinne einer standardisierten und möglichst zuverlässigen Therapie. Welche Therapie (THC oder CBD oder Mischung aus THC und CBD) in welcher Dosierung bei welchen Symptomen am wirkungsvollsten ist, kann aktuell durch die Datenlage nicht beantwortet werden. Eine zur Publikation eingereichte bundesweite Umfrage unter Parkinson-Patienten weist darauf hin, dass insbesondere Schmerzen und Muskelkrämpfe, seltener auch Akinesie, Tremor oder ein Restless legs Syndrom (RLS) durch Cannabinoide verbessert werden können. Unter Inhalation von THC-haltigem Cannabis wurde häufiger eine Verbesserung der Akinese berichtet als unter oraler Einnahme von reinem CBD.

Zusammenfassend ist somit nicht ausgeschlossen, dass einigen schwer betroffenen Patienten eine Therapie mit Cannabinoiden im Einzelfall bei ansonsten unzureichend behandelbaren Symptomen eine Beschwerdelinderung verschafft, sodass bei diesen Patienten ein Therapieversuch mit Cannabis gerechtfertigt erscheint.

Der Gesetzgeber verlangt bei der Verschreibung von Cannabinoiden für GKV-Patienten eine elektronische Übermittlung von Daten zur Diagnose und zum weiteren Therapie- und Krankheitsverlauf an das Bundesinstitut für Arzneimittel und Medizinprodukte (BfArM), die über ein Onlineportal (www.begleiterhebung.de) mit der gültigen ärztlichen Betäubungsmittelnummer erreicht werden kann. Durch diese sicherlich sinnvolle Begleiterhebung der ärztlich begleiteten Cannabistherapie werden in den nächsten Jahren Daten gesammelt, die uns womöglich erlauben werden, fokussiertere Therapieempfehlungen hinsichtlich einzelner Indikationen und hierfür am besten wirksamer Präparate auszusprechen. Angesichts des fehlenden finanziellen Anreizes ist leider auch nicht zu erwarten, dass es in Zukunft (Pharmazie-unterstützte) hochwertige Studien geben wird, die uns weitere Evidenz liefern werden. Für den Behandler ist es empfehlenswert vor dem Beginn der Therapie mit Cannabinoiden ein erstrebenswertes Behandlungsziel mit dem Patienten festzulegen. Das Behandlungsziel sollte nach 3–6 Monaten mit objektiven Messinstrumenten überprüft werden (z. B. Tremortagebuch, MDS-UPDRS, Videodokumentation), auch um einem längerfristigen Missbrauch der Substanzen vorzubeugen.

> Elektronische Übermittlung von Daten zur Diagnose und zum Therapie- und Krankheitsverlauf

> Behandlungsziel

Der Gesetzgeber lässt die Frage nach der Fahrtüchtigkeit von Patienten unter Therapie mit Cannabinoiden offen. Nach Strafgesetzbuch (StGb) § 316 wird mit bis zu einem Jahr Freiheitsstrafe oder Geldstrafe bestraft, wer im Verkehr ein Fahrzeug führt, obwohl er infolge berauschender Mittel nicht in der Lage ist, das Fahrzeug sicher zu führen. Auch die bestimmungsgemäße, ärztlich verordnete Anwendung von potenziell berauschendem THC kann natürlich die Fahrtüchtigkeit beeinträchtigen. Dies gilt im Übrigen auch für die Einnahme von anderen zentral-nervösen Medikamenten. Andererseits ist das Führen eines Kraftfahrzeuges unter einer stabilen Therapie mit medizinischem THC-haltigen Cannabis bei guter Verträglichkeit ohne fahrrelevante Nebenwirkungen auch nicht explizit gesetzlich untersagt. Dem verschreibenden Arzt ist anzuraten, den Patienten über mögliche zentralnervöse Nebenwirkungen, insbesondere in der Eindosierungsphase, aufzu-

> Fahrtüchtigkeit

klären, und ihm von einer aktiven Teilnahme am Straßenverkehr abzuraten. Gegebenenfalls sollte zusätzlich bei einer stabilen Dosierung der Medikation eine ärztliche Überprüfung der Fahrtauglichkeit stattfinden. Führt der Patient unter einer Dauertherapie mit medizinischem THC-haltigen Cannabis ein Kraftfahrzeug, kann bei einer polizeilichen Kontrolle das Mitführen der ärztlichen Verordnung hilfreich sein.

Was haben die Autoren aus diesem Fall gelernt?

Obwohl der Gesetzgeber dem Parkinson-Patienten unter bestimmten Voraussetzungen den Anspruch auf einen Behandlungsversuch mit Cannabis zubilligt, ist die Evidenz für eine Verschreibung unzureichend. Dies schließt jedoch einen therapeutischen Effekt für die Behandlung einzelner, schwer zu behandelnder Symptome im Einzelfall nicht aus.

Highlights

- Die aktuelle Gesetzeslage erlaubt die Verschreibung von Cannabinoiden bei Versicherten mit schwerwiegenden Erkrankungen zu Lasten der Krankenkasse, wenn bisherige Therapien nicht zum Behandlungserfolg geführt haben oder wegen Nebenwirkungen nicht verträglich waren, insofern eine »nicht ganz entfernt liegende Aussicht auf eine spürbare positive Einwirkung auf den Krankheitsverlauf oder auf schwerwiegende Symptome besteht« (Gesetz zur Änderung betäubungsmittelrechtlicher und anderer Vorschriften; Deutscher Bundestag 2017).
- Die Datenlage für die Behandlung des M. Parkinson mit Cannabinoiden ist unzureichend, sodass eine Therapie in der Regel nicht empfohlen werden kann. In besonderen Einzelfällen (Patienten mit therapierefraktären Schmerzen, Muskelkrämpfen, Tremor, RLS-assoziierten Schlafstörungen, eventuell auch bei L-Dopa-induzierten Dyskinesien), sollte dem Patienten jedoch der Versuch einer Medikation mit Cannabinoiden auf Nachfrage nicht vorenthalten werden.
- Die Bioverfügbarkeit von Cannabinoiden beim Rauchen oder Verdampfen mittels Vaporisator sowie bei der Zubereitung von Tees ist äußerst variabel. Um eine standardisierte Einnahme zu gewährleisten, sollten bevorzugt (synthetische) Cannabisextrakte als Kapseln, Tropfen oder Spray verschrieben werden.
- Vor der Behandlung sollte ein Behandlungsziel festgelegt werden, das zusammen mit der Substanz und Applikationsform engmaschig dokumentiert werden sollte. Hierzu sollten zur Wahrung der Objektivität und Vergleichbarkeit validierte Messinstrumente bzw. Skalen und Videoaufzeichnungen benutzt werden.

Literatur

Buhmann C, Mainka T, Ebersbach G, Gandor F (2019) Evidence for the use of cannabinoids in Parkinson's disease. J Neural Transm (Vienna) 126(7): 913–924.

Bundesapothekerkammer (2017) Verordnung von Arzneimitteln mit Cannabisblüten, -extrakt und Cannabinoiden – Information für verschreibende Ärzte/innen (https://www.kbv.de/media/sp/Cannabisbl_ten_und_Cannabinoide_Information_BAK.pdf, Zugriff am 19.02.2020).

Carroll CB, Bain PG, Teare L, Liu X, Joint C, Wroath C, Parkin SG, Fox P, Wright D, Hobart J, Zajicek JP (2014) Cannabis for dyskinesia in Parkinson disease: a randomized double-blind crossover study. Neurology 63(7): 124–550.

Deutscher Bundestag (2017) Gesetz zur Änderung betäubungsmittelrechtlicher und anderer Vorschriften (https://www.bgbl.de/xaver/bgbl/text.xav?SID=&tf=xaver.component.Text_0&tocf=&qmf=&hlf=xaver.component.Hitlist_0&bk=bgbl&start=%2F%2F*%5B%40node_id%3D%27265308%27%5D&skin=pdf&tlevel=-2&nohist=1, Zugriff am 19.02.2020).

Mainka T Stork J Hidding U, Buhmann C (2018) Cannabis bei Parkinson – Hype oder Heilmittel? [Cannabis in Parkinson's Disease: Hype or help?]. Fortschr Neurol Psychiatr. 86(2): 106–116.

Sieradzan KA, Fox SH, Hill M, Dick JP, Crossman AR, Brotchie JM (2001) Cannabinoids reduce levodopa-induced dyskinesia in Parkinson's disease: a pilot study. Neurology 57(11): 2108–11.

16 Der Patient im Pflegeheim

Ingmar Wellach[19]

Zusammenfassung

Die Versorgung von schwer kranken, größtenteils multimorbiden Parkinson-Patienten mit langjährigen Verläufen außerhalb des familiären Umfeldes stellt oft eine große Herausforderung für den behandelnden Neurologen dar. Insbesondere das Vorhandensein von komplexen Therapiestrategien, Eskalationstherapien und wechselnde Zuständigkeiten und Ansprechpartner unter den betreuenden Personen erschwert die Versorgung des Patienten. Besondere Herausforderungen ergeben sich durch Informationsverluste und oft auch durch mangelnde Kommunikationsfähigkeiten der Patienten.

Der dargestellte Fall illustriert die Komplexität dieser Problematik und die besondere Schwierigkeit der Einschätzung der Therapieziele auch vor dem Hintergrund palliativer Aspekte und der Einschätzung des mutmaßlichen Patientenwillens.

Einleitung

Über die medizinische Versorgungssituation von Patienten mit Parkinson-Syndrom in Deutschland ist bisher wenig bekannt (Binder et al. 2018). Dies betrifft vor allem auch diejenigen Patienten, die in stationären Pflegeeinrichtungen untergebracht sind. Laut Daten aus Großbritannien (GB) liegt der Anteil an Parkinson-Patienten, die in Pflegeheimen betreut werden müssen etwa bei 14 %. Das entspricht etwa 5 % aller pflegerisch betreuten Patienten in GB (Hand et al. 2016). Wenig aussagekräftige Daten liegen über die medikamentöse Therapie dieser Patienten vor (Hand et al. 2016).

Ärztliche Versorgung von Patienten in stationären Pflegeeinrichtungen

Die ärztliche Versorgung von Patienten in stationären Pflegeeinrichtungen ist aus unterschiedlichen Gründen eine besondere Herausforderung. Dies liegt einerseits daran, dass die Patienten oft eingeschränkt kommunikationsfähig, fortgeschritten erkrankt, hochaltrig und in der Regel multimorbide sind. Andererseits fehlt die oft so wichtige Einbeziehung der pflegenden Angehörigen bzw. deren Betreuungskontinuität. Sie wird – wenn überhaupt verfügbar – ersetzt durch wechselndes pflegerisches Personal. Die Angehörigen sind

---

19 **Dr. Ingmar Wellach,** Verantwortlicher Arzt Kompetenzfeld Neurologie, Evangelisches Amalie Sieveking-Krankenhaus, Praxis für Neurologie & Psychiatrie Hamburg Walddörfer.

dementsprechend nicht so detailliert über den Zustand des Patienten informiert. Ein Nachteil, der durch den positiven Aspekt der Entlastung der oft überproportional belasteten Angehörigen häufig aufgehoben wird.

Ein weiterer Aspekt sind die eingeschränkten diagnostischen Möglichkeiten in Einrichtungen institutioneller Pflege. Hier werden die Patienten nicht in dem üblichen Rahmen einer mit vielen diagnostischen Möglichkeiten ausgestatteten Praxis oder Klinik, sondern in einer nach vor allem pflegerischen Aspekten ausgerichteten Einrichtung betreut. Der Behandlungsalltag wird somit eher von basalen klinischen Aspekten beeinflusst. Zudem werden medizinische Entscheidungen zwangsläufig oft von interdisziplinären und palliativmedizinischen Aspekten geprägt.

Der hier dargestellte Fall soll verschiedene der genannten Aspekte beleuchten, die dem Behandler bei der Betreuung von fortgeschritten erkrankten und von stationärer Pflege abhängigen Patienten mit Parkinson-Syndrom in einer entsprechenden Einrichtung begegnen können.

Typischerweise sind dies oft Patienten, die zuvor in langjähriger Betreuung bei einem möglicherweise spezialisierten Neurologen in Behandlung waren. Daher ist es nicht selten der Fall, dass man hier auf Patienten trifft, die komplexe Therapiestrategien oder aber auch interventionelle Therapien (Eskalationstherapien) erhalten. Oft sind dann die langjährige Anamnese und die zuvor durchgeführte Therapie nicht bekannt. In unserem Versorgungsalltag besteht auch häufig das Problem, dass Patienten, die zuvor regelmäßig in die Praxis gekommen sind, nicht mehr ausreichend mobil für einen Besuch sind. Was zur Folge hat, dass es dem behandelnden Arzt in der Regel nicht möglich ist, alle Patienten bis in die Spätphase der Erkrankung zu betreuen. Viele Einrichtungen institutioneller Pflege haben aus diesem Grunde »feste« Kooperationen mit Fachärzten für ihre Bewohner (was aus logistischen und informationsstrategischen Gründen auch oft sinnvoll ist). Daher kommt es in diesen ohnehin kritischen Umbruchssituationen oft zwangsweise zu einem Arztwechsel. Diese Thematik findet auch andeutungsweise in den wenigen wissenschaftlichen Arbeiten zu diesem Themenkomplex Berücksichtigung (Hand et al. 2016).

Gerade stark eingeschränkt kommunikationsfähige Patienten mit langen Krankheitsverläufen erfordern eine besonders intensive Therapiekontrolle. Das Vorhandensein von Eskalationstherapien (z. B. Tiefe Hirnstimulation (THS) und/oder ein Pumpensystem) machen die Therapiekontrolle in Verbindung mit der Ausrichtung auf den Patientenwillen zu einer sehr komplizierten Angelegenheit.

Interventionelle Therapien (Eskalationstherapien)

Insbesondere sind hierbei die palliativen Ansätze (z. B. Sinnhaftigkeit einer invasiven Therapie und Zeitpunkt der Beendigung einer Eskalationstherapie) oft schwer in den Gesamtkontext der Behandlungsstrategie zu integrieren. Dies ist besonders schwierig bei denjenigen Patienten, die in der Spätphase zusätzlich noch eine Demenz entwickeln, was nach neueren Daten insbesondere in Pflegeeinrichtungen keine Seltenheit ist (Binder et al. 2018; Hely et al. 2008).

Palliative Ansätze

Fragen/Problemstellung

Zeitpunkt der Beendigung von Eskalationstherapien

Aus der genannten Konstellation ergeben sich ganz praxisrelevante Fragen, deren Beantwortung aus evidenzbasierter Sicht nicht immer ganz banal ist. Nachdem es bereits klare Indikationen und Empfehlungen für den idealen Zeitpunkt für den Beginn einer Eskalationstherapie gibt (s. a. Leitlinien der DGN), ist die Frage nach deren Beendigung immer eine ganz individuelle. Auch ob ein Patient überhaupt mit einer oder mehreren Eskalationstherapien in Einrichtungen stationärer Pflege zu führen ist und wie die ärztliche Therapiekontrolle gesichert werden kann, ist nicht ohne die genaue Kenntnis der Einrichtung und der individuellen Umstände dort zu beantworten.

Relatives »Neuland« ist auch, welche Effekte von Eskalationstherapien im Langzeitverlauf hinsichtlich Wirkung und Nebenwirkungen sowie Komplikationen zu erwarten sind.

Aus palliativer Sicht stellt sich die Frage, wie die medizinische Situation durch den betreuenden Arzt erfasst werden kann, auch wenn der Patient eingeschränkt kommunikationsfähig ist und ob es einen definierbaren Zeitpunkt gibt, an dem zum Beispiel eine invasive Eskalationstherapie wieder beendet werden muss. Aspekte, die palliative und ethische Grenzbereiche fern von evidenzbasierten Therapieempfehlungen berühren.

Falldarstellung

Anamnese und Vorgeschichte

Im vorliegenden Fall handelt es sich um einen 89-jährigen Patienten, der sich bereits seit 2001 in der Vorgängerpraxis in ambulant-nervenärztlicher Behandlung befand. Es bestand seit 1987 ein idiopathisches linksführendes Parkinson-Syndrom (IPS) vom Äquivalenztyp. An Vorerkrankungen sind ein degeneratives lumbales Wirbelsäulensyndrom und ein Zustand nach OP eines lumbalen Bandscheibenvorfalls sowie eine Leistenhernien-OP, eine Presbyakusis und eine bekannte Makuladegeneration bds. zu erwähnen. Am ehesten im Rahmen einer organisch-affektiven Störung bei IPS bestand eine Depression.

Motorische Wirkfluktuationen

Im Verlaufe der Parkinson-Erkrankung war es zu der typischen Dynamik von motorischen Wirkfluktuationen gekommen. Nachdem man die im Rahmen der Erkrankung auftretenden Wearing-OFF-Phänomene zu Beginn noch durch den Zusatz des COMT-Hemmers (Entacapon) zur bestehenden Therapie mit L-Dopa und einem Dopaminagonisten (Pramipexol) beherrschen konnte (▶ Tab. 16.1, Therapieplan), kam es schließlich zu erheblichen Wirkfluktuationen mit ON-/OFF-Phänomenen und Dyskinesien, sodass es ab 2002 mehrfach zu z. T. längeren Klinikaufenthalten gekommen war. Komplizierend hinzu kamen dopaminerg induzierte Verhaltensstörungen. Schließlich entschloss man sich im Jahre 2003 zur Implantation von Elektroden zur Tiefen Hirnstimulation im Nucl. subthalamicus (STN-THS).

Tab. 16.1: Medikamentöser Therapieplan 2003 vor THS Operation

Dauer-Medikation	06:00	08:00	11:00	14.00	17:30	20:00
AMANTADIN AL 100 FTA 100 St		1	0,5			
DETRUSITOL RETARD 4MG KAP 98 St					1	
EXELON 4,6 MG/24 STUNDEN PFT PFT 30 St		1				
PANTOZOL 20 MG TMR 98 ST		1				
SEROQUEL 25 MG FTA 50 St						
SIFROL 0,7 MG TAB 100 STt			0,5			
STALEVO 100/25/200 MG FTA 175 St	1		1	1	1	1
STALEVO 75/18.75/200 MG FTA 100 St			1	1,25	1,25	1
STALEVO 125/31,25/200 MG FTA 100 St		1				
TARGIN 10 MG/5 MG RET 20 St						1

Mit der THS konnte zunächst eine gute Reduktion der bis dahin erheblich belastenden Hyperkinesen und Wirkfluktuationen erreicht werden. Leider hatten sich jedoch das Gehvermögen und die posturale Stabilität erheblich verschlechtert und es war eine schwere Dysarthrie mit Hypophonie aufgetreten, die sich bis zu einer Aphonie entwickelte. Die eingeschränkte Gehfähigkeit mündete dahin, dass der Patient auf einen Rollator, phasenweise auch auf einen Rollstuhl angewiesen war.

Tiefe Hirnstimulation (THS)

Dieser Zustand blieb bis etwa 2011 relativ stabil. Der drohende Verlust der Kommunikationsfähigkeit durch die Aphonie führte dazu, dass nach längerem Abwägen die Umstellung auf eine Infusionstherapie mit Levodopa/Carbidopa als intestinales Gel (LCIG) über eine Pumpe Duodopa® Pumpe erwogen wurde. Nach der Umstellung im Jahre 2012 besserte sich zumindest die Aphonie, sodass der Patient wieder kommunikationsfähig war. Die Gangparameter besserten sich zwar etwas, führten aber nicht zu einer funktionellen Verbesserung, sodass der Patient weiterhin auf seine Hilfsmittel angewiesen blieb.

Enterale Duodopa® (LCIG) Therapie

Im weiteren Verlauf entwickelte sich noch eine symptomatische Epilepsie und eine neurogene Dysphagie. Die THS wurde zusätzlich zu der Therapie mit LCIG mit modifizierten (reduzierten) Stimulationsparametern fortgeführt. Im Rahmen von rezidivierenden Aspirationspneumonien wurde – auch vor dem Hintergrund des Lebensalters und der schweren Erkrankung und Beeinträchtigung – immer wieder mit dem Patienten und den Familienangehörigen über eine Begrenzung der Therapiemaßnahmen gesprochen.

Immer wieder konnte der schwer in der Kommunikation eingeschränkte Patient sich verlässlich dahingehend mitteilen, dass er die bestehende Therapie so fortsetzen wollte.

Neurologischer Befund

In der klinischen Untersuchung zeigte sich initial ein schwerhöriger Patient mit einer hochgradigen Sehminderung (Visusredukion bds. auf ca. 5 %). Es fand sich eine deutliche Hypohonie bis Aphonie, die Kommunikation war sehr mühsam und z. T. durch schriftliche Aussagen ergänzt, deren Mitteilung z. T. einen erheblichen Zeitrahmen beanspruchte. Eindeutige Denk- oder Gedächtnisstörungen im Sinne einer Demenz fanden sich nicht. Die Antriebslage war deutlich reduziert, die Stimmung ebenfalls. Der Patient war deutlich hypokinetisch, es zeigte sich eine für fortgeschrittene THS-Patienten typische generalisierte »Hypokinese ohne Starre«, bds. kein Rigor, kein Tremor, keine Dyskinesien. Hirnnerven und Blickmotorik waren unauffällig. MER stgl. schwach, keine Pyramidenbahnzeichen, Zeigeversuche sicher, die Sensibilität wurde als intakt angegeben. Bereits im Sitzen im Rollstuhl zeigte sich ein deutlich erkennbares Pisa-Syndrom nach links sowie eine Kamptokormie.

Diagnose

Fortgeschrittenes idiopathisches Parkinson-Syndrom, Parkinson-Spätsyndrom mit motorischen Wirkfluktuationen, Z. n. STN-THS-Implantation 2003, Z. n. PEJ-Anlage für eine enterale LCIG-Therapie 2012, symptomatische fokale Epilepsie mit sekundär generalisierten Anfällen, anfallsfrei unter Levetiracetam, fortgeschrittene Presbyakusis, bek, Makuladegeneration bds.

Therapie

Tabelle 16.2 gibt den zu dieser Zeit aktuellen Medikationsplan wieder.

Tab. 16.2: Medikamentöser Therapieplan 2013

Medikation	7 Uhr	10 Uhr	13 Uhr	16 Uhr	19 Uhr	20 Uhr
Amitritylin 25 mg						2
Duodopa®	s. u.					
Rivastigmin Pflaster 9,5 mg/24 h	1					
Levodopa/Carbidopa 100/25 mg ret. Kps						1
Levetirazetam 500 mg	1					1
Quetiapin 25 mg Tbl.						2

Duodopa®-Pumpe: Morgendosis 6,5 ml; kontinuierliche Rate 2,4 ml/h, Extradosis 2,0 ml
STN-THS: Links 2-/G+; Amplitude 3,0 V; Impulsdauer 60 µs, Frequenz 130 Hz
Rechts 7-/G+; Amplitude 2,8 V; Impulsdauer 60 µs, Frequenz 130 Hz
Zusätzlich erhielt der Patient regelmäßig Physiotherapie, Ergotherapie und Logopädie.

Verlauf

Zusätzlich zur THS war der Patient ursprünglich mit Levodopa/Carbidopa/Entacapon 125/37,5/200 mg, Pramipexol 0,35 mg sowie 25 mg Quetiapin z. N. eingestellt (▶ Tab. 16.2). Nach der Einstellung auf LCIG konnte die Stimulationsintensität (Amplitude) der Tiefen Hirnstimulation derart reduziert werden, dass sich zumindest die Kommunikationsfähigkeit deutlich verbesserte. Ein Zugewinn an Mobilität konnte leider nicht wie erhofft erreicht werden. Der Patient profitierte sehr von seinem höchst engagierten familiären Umfeld, welches mit viel Zeit und Mühe und materiellem Engagement sowohl eine relativ kontinuierliche Betreuung in der Einrichtung als auch einen zuverlässigen Informationsfluss zwischen den beteiligten Therapeuten und Pflegenden erreichte und letztlich auch regelmäßige Arztbesuche, später als Heimbesuche, ermöglichte. Nach einer relativ stabilen Phase von mehreren Jahren, in der es im Wesentlichen um den Erhalt der Kommunikationsfähigkeit und der Teilhabe innerhalb seines eng umschriebenen Umfeldes ging, kam es im Krankheitsverlauf wiederholt zu krisenhaften Verschlechterungen mit weiteren Krankenhausaufenthalten. Grund dafür waren Aspirationspneumonien, eine Cholezystolithiasis und Komplikationen des PEJ-Systems (sog. »Burried bumper« durch Einwachsen der inneren Halteplatte in die Magenschleimhaut). Diese machte schließlich eine Neuanlage der Jet-PEG erforderlich. Im Rahmen der Krankenhausaufnahmen wurde gemeinsam mit den Familienangehörigen immer wieder über die Sinnhaftigkeit der therapeutischen Interventionen sowie über die Möglichkeit einer Therapiebegrenzung diskutiert. Da es im Laufe der Zeit (auch durch eine zunehmende kognitive Beeinträchtigung) zunehmend schwieriger wurde, derart komplexe Zusammenhänge zuverlässig und umfassend mit dem Patienten zu diskutieren, wurde dies immer gemeinsam mit den Kindern des Patienten thematisiert.

Die mit einer umfassenden Vollmacht ausgestatteten Angehörigen verwiesen auf die bisherigen Therapieentscheidungen des Patienten mit dem Hinweis, er sei immer »ein Kämpfer gewesen« und hätte sich stets für die vollständige Ausschöpfung der zur Verfügung stehenden medizinischen Möglichkeiten ausgesprochen, sodass letztlich und bis heute nicht von der Fortführung der bisherigen Therapiestrategie abgewichen wurde.

Diskussion

Das Kernproblem der Versorgung von Patienten mit Parkinson-Syndrom in Einrichtungen stationärer Pflege ist die kontinuierliche Erfassung möglichst aller Facetten der Parkinson-Symptome in Verbindung mit einer möglichst zuverlässigen Erfassung des mutmaßlichen Patientenwillens, selbst wenn Kommunikationsfähigkeit und die Betreuungskontinuität nicht in dem sonst üblichen Versorgungsrahmen gegeben ist. Diese Problematik ist besonders bedeutsam, wenn eine oder sogar mehrere komplexe Therapiestrategien oder Eskalationstherapien Anwendung finden. Mögliche Fehlerquellen in der Beurteilung des Patienten können ärztliche Behandlerwechsel durch Umzug des Patienten aus der langjährigen häuslichen Betreuung und eben der Wegfall der gewohnten pflegerischen häuslichen Betreuungskontinuität sein. Vielen spezialisierten Praxen gehen in dieser Form langjährig bekannte Patienten im Laufe der Zeit »verloren«. Besonders erschwerend kommt oft hinzu, dass der hinzukommende Arzt nicht in seinem gewohnten Umfeld der Klinik oder Praxis, sondern in einer rein von pflegerischen Aspekten dominierten Umgebung tätig wird, in der keine der sonst vorgehaltenen diagnostischen Routineverfahren ohne weiteres einsetzbar sind. In diesem Fall ist der behandelnde Arzt auf eine gute (Fremd-) Anamnese und auf seine klinische Erfahrung angewiesen. Die gezielte Erfassung von relevanten Krankheitssymptomen durch qualifiziertes Personal (z. B. im Rahmen von Scores oder Beurteilungsbögen wie z. B. Bewegungsbögen) können hier hilfreich sein. Ideal zur Entlastung des ärztlichen Dienstes wäre – analog zum Klinik- oder Praxisbetrieb – ein speziell ausgebildetes nichtärztliches Personal (medizinische Fachangestellte (MFA) mit PASS-Ausbildung (**P**arkinson-**Ass**istentin) oder Parkinson-Nurse) als aufsuchend tätiges Praxispersonal (EVA = Entlastende Versorgungsassistentin oder NäPa (= nichtärztliche Praxisassistentinnen, nur für an der hausärztlichen Versorgung beteiligten Ärzte verfügbar). Alternative Lösungsansätze wären telemedizinische Methoden, zumindest für motorische Aspekte der Erkrankung mit Videomonitoring, oder der Einsatz sensorbasierter Bewegungsanalysen. Nicht nur bei Eskalationstherapien ist mit besonderen Herausforderungen hinsichtlich der Therapiekontrolle auszugehen, insbesondere da Pumpensysteme (Apomorphin) und Hirnschrittmachersysteme mittlerweile von verschiedenen Anbietern zum Einsatz kommen und so eine wachsende Zahl von Patienten mit komplexen heterogenen Systemen in Einrichtungen stationärer Pflege zunehmend wenig geschultem Personal gegenüberstehen. Aber auch zunehmend komplexe medikamentöser Therapiestrategien erschweren hier nicht selten die medizinische Versorgung im Alltag, was die Gefahr birgt, dass medikamentöse Therapien aus anderen als rein medizinischen Beweggründen neu an die umgebende *Versorgungssituation* angepasst wird.

Empfehlung

Grundvoraussetzung für eine sichere Behandlung in institutionellen Pflegeeinrichtungen ist eine gute Informationsstruktur. Neben der Aufrechterhaltung der fachärztlichen Grundversorgung (Visiten, Anamnese und neurologische Untersuchung, Rezepte für Medikamente und aktivierende Therapien) sollte dem betreuenden Pflegepersonal eine klare Handlungsempfehlung auch für besondere Therapiesituationen gegeben werden (z. B. Bedarfsmedikation bei Unruhezuständen und Schlafstörungen, insbesondere zusätzliche orale Dosierungen im Falle eines Schrittmacher- oder Pumpenausfalls, z. B. durch Batterieerschöpfung) sowie auch eine Bedarfsmedikation im Falle von OFF-Zuständen (z. B. die Angabe von »Gabe von löslichem Levodopa/Decarboxylasehemmer 100/25 mg bis 4 x täglich eine halbe Tablette zusätzlich im Falle von OFF-Zuständen/Akinese). Eine regelmäßige Kontrolle und Pflege der Medikamentenpläne ist obligat. Die Betreuung von Patienten mit Eskalationstherapien erfordert darüber hinaus besondere Maßnahmen wie regelmäßige Visiten der Punktions- und Einstichstellen auf Rötungen oder Infektionen (▶ Abb. 16.1) sowie Kontrollen der Schlauchsysteme bei Pumpen oder bei THS der Schrittmachertasche und Kabelverläufe an Brust (▶ Abb. 16.2), Hals und Kopf (cave: Druckstellen, Hautläsionen, Infektionen).

Gute Informationsstruktur als Grundvoraussetzung für eine sichere Behandlung

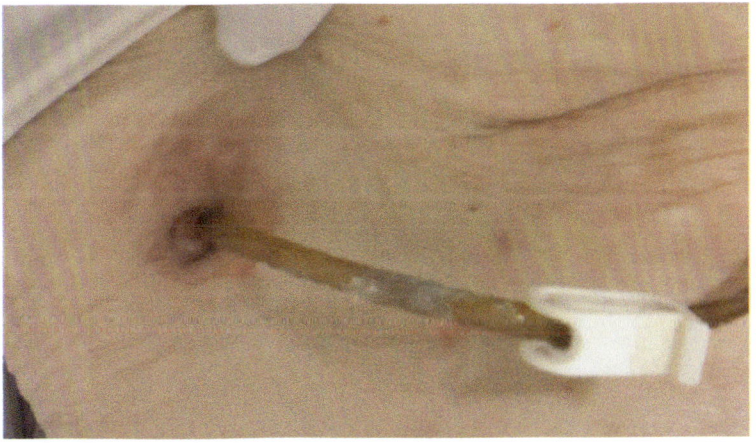

Abb. 16.1:
Infizierte Einstichstelle der PEJ bei LCIG-Pumpentherapie (© Schönwald, UKE)

Darüber hinaus müssen die Stimulationsparameter und Pumpeneinstellungen gelegentlich überprüft und mit dem bisherigen Therapieregime abgeglichen werden. Die Dauertherapie mit LCIG erfordert darüber hinaus regelmäßige Laborkontrollen insbesondere der B-Vitamine, v. a. Vitamin B12, B6 und der Folsäure um einer Neuropathie vorzubeugen (Urban et al. 2010). Manchmal machen routinemäßige endoskopische Kontrollen des Ösophagus und des Magens Sinn, um Komplikationen (z. B. Sondenfehllagen, Schleimhautläsionen, »Burried bumper« etc.) rechtzeitig behandeln zu können. Die subkutane Pumpentherapie mit Apomorphin erfordert zusätzlich regelmäßige Blutbildkontrollen (cave: Thrombopenie und hämolytische Anämie). Dies erfordert ggf. eine enge Abstimmung mit dem behandelnden Heim- bzw. Hausarzt.

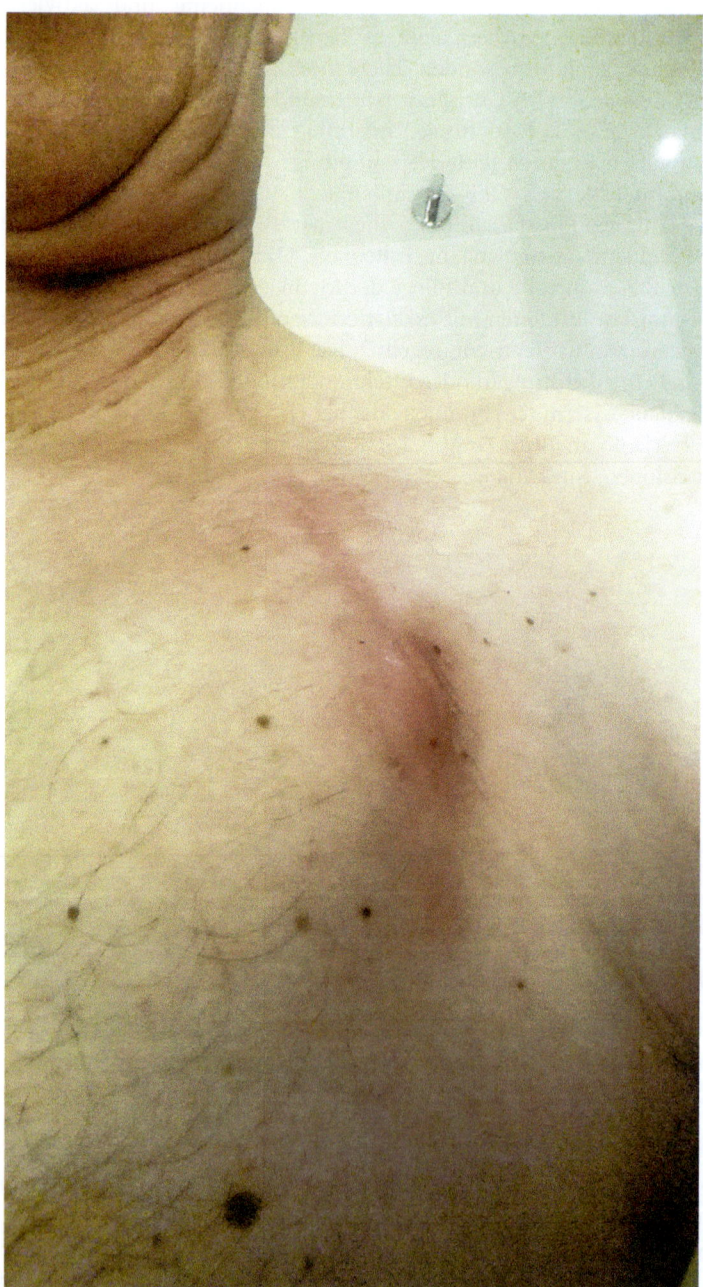

Abb. 16.2: Infektionen im Bereich der Schrittmachertasche eines THS Systems, die wegen des Risikos einer nach intrakraniell aufsteigender Infektion schnellstmöglich neurochirurgisch behandelt werden muss (© Buhmann, UKE).

Was hat der Autor aus diesem Fall gelernt?

Dieser Fall hat anschaulich gezeigt, dass zwar Patienten mit komplexen Therapieverfahren und Medikamentenplänen in Pflegeeinrichtungen eine »gute« und auch langfristige Prognose haben können, dass dies aber mit einem erheblichen Aufwand in jeglicher Hinsicht verbunden und somit nicht grundsätzlich selbstverständlich ist. Entscheidend scheint hier ein intaktes lokales Netzwerk mit guten Kommunikationsstrategien zu sein (unter Einbeziehung des familiären Umfelds). Ob dieser Aufwand auch wirklich für den Patienten zu einer Verbesserung der Lebensqualität führt, ist trotz aller guten Intentionen des Behandlungsteams nicht pauschal beurteilbar und immer abhängig von von Einzelfallentscheidungen. Die Erfassung des Patientenwillens kann bei derart fortgeschritten Erkrankten durchaus problematisch sein und sollte rechtzeitig im Krankheitsverlauf thematisiert werden.

Besonders instruktiv war an diesem Fall, dass die von außen betrachtet mutmaßlich leidvolle und vermeintlich perspektivlose Situation eines alten Menschen in einem stark fortgeschrittenen Stadium einer chronisch-neurologischen Erkrankung nicht zwangsläufig bedeutet, dass der Patient eine Therapiebegrenzung wünscht. Vielleicht spielt hier auch die Erfahrung eines jahrzehntelangen Kampfes gegen eine bezüglich der Lebensqualität eingreifenden Erkrankung eine prägende Rolle.

Highlights

- Die Versorgung von betagten, multimorbiden Patienten mit langjährigen Krankheitsverläufen ist eine besondere Herausforderung.
- Durch den Einzug in institutionelle Pflegeeinrichtungen kommt es oft durch einen Arztwechsel, aber auch durch einen Abbruch der Betreuungskontinuität und wechselndes Personal zu Informationsdefiziten.
- Eskalationstherapien und komplexe Therapiestrategien benötigen eine besonders intensive Therapiekontrolle, wobei der zuständige Arzt bedingt durch die aufsuchende Tätigkeit auf sein gewohntes Instrumentarium verzichten muss.
- Die Berücksichtigung des Patientenwillens hinsichtlich der Fortführung oder Beendigung von Eskalationstherapien ist insbesondere bei eingeschränkt kommunikationsfähigen Patienten sehr schwierig und erfordert ein gutes Netzwerk im betreuenden Umfeld. Dies kann immer nur eine Einzelfallentscheidung sein, Evidenzen und Empfehlungen diesbezüglich sind nicht vorhanden.

Literatur

Binder S et al. (2018) Patientenperspektive auf die Versorgungssituation im Krankheitsbild Morbus Parkinson in Deutschland – eine Querschnittserhebung [*] Stuttgart, New York: Georg Thieme Verlag KG.

Campenhausen S v (2004) Versorgung von Parkinson-Patienten in Europa. European Cooperative Network for research, diagnosis and the therapy of Parkinson's disease (EuroPa). Akt Neurol 31: P425.

Hand A et al. (2016) Medication use in people with late stage Parkinson`s disease and parkinsonism living at home and in institutional care in noth-east England: Abalance of symptoms and side-effects? Parkinsonism and Related Disorders 32: 120–3.

Hely MA, Reid WG, Adena et al. (2008) The Sydney multicenter Study of Parkinson's disease: the inevitability of dementia at 20 years. Mov Disord 23(6): 837–844.

Sixel-Döring F, Ebersbach G (2010) Long-term care after deep brain stimulation of patients with Parkinson's disease. Nervenarzt 81(6): 688–95.

Urban PP et al. (2010) Subacute axonal neuropathy in Parkinson's disease with cobalamin and vitamin B6 deficiency under duodopa therapy. Mov Disord 25(11): 1748–52.

Walker WW (2014) Experience of care home residents with Parkinson`s disease: Reason for admission and services use. Geriatr Gerontol Int 14: 947–53

17 Der sterbende Patient

Stefan Lorenzl[20]

Zusammenfassung

Entscheidungen am Lebensende von Menschen mit einer Parkinson-Erkrankung sind oft schwer, da verschiedene Faktoren die letzte Lebensphase beeinflussen können. Es gilt nicht nur die aktuelle klinische Situation genau zu betrachten und Möglichkeiten einer Therapie auszuloten, sondern auch Vorausverfügungen und die Ansicht der Angehörigen in den Entscheidungsprozess einzubeziehen. Der Arzt muss letztendlich auf dem Boden all dieser Umstände und aufgrund seiner Erfahrung eine Entscheidung treffen und die dem Zustand adäquate Behandlung empfehlen. Dabei dürfen lebensverlängernde Maßnahmen nur solange durchgeführt werden, solange auch eine Aussicht auf Besserung des Gesamtzustandes besteht.

Kritische Entscheidungen am Lebensende

Einleitung

Die Behandlung von Menschen mit neurologischen Erkrankungen am Lebensende oder in der Sterbephase wird als »Neuropalliative Care« bezeichnet. Der Ursprung des Ausdrucks »Neuropalliative Care« ist angloamerikanisch. Hierunter fallen Menschen mit neurodegenerativen Erkrankungen, mit Tumoren des zentralen und peripheren Nervensystems sowie neuromuskulären, aber auch neuropädiatrischen Erkrankungen. Neuropalliative Care ist aber nicht nur bezeichnend für eine bestimmte Patientengruppe, sondern unterstreicht auch eine feste Bindung zwischen einer Expertise in Palliative Care und einer in der Neurologie und oft in Verbindung mit einer Expertise in Geriatrie. In der Interdisziplinarität und selbstredend auch in der Multiprofessionalität liegt auch das Besondere von Neuropalliative Care. Für den Neurologen ist es wichtig, die letzte Lebensphase von Menschen mit einer Parkinson-Erkrankung zu kennen und den damit verbundenen Symptomen sowie den Belastungen für die Angehörigen vertraut zu sein. In der praktischen Arbeit im Bereich Neuropalliative Care ergeben sich zum Teil andere Problemfelder im Vergleich zur onkologischen Palliative Care. Die Arbeit der Pflegenden und Ärzte ist in der Regel belastender und

»Neuropalliative Care« Behandlung von Menschen mit neurologischen Erkrankungen am Lebensende oder in der Sterbephase

---

20 **Prof. Dr. und Univ.-Prof. für Palliative Care (PMU Salzburg) Stefan Lorenzl**, Dipl. Pall. Med. (Univ. Cardiff), Professur Palliative Care, PMU Salzburg, Research Associate, LMU München, Chefarzt Neurologie, Krankenhaus Agatharied.

zeitaufwändiger als in der Palliative Care, da die Patienten häufig schwieriger zu mobilisieren oder oft genug komplett immobil und oft aufgrund der Dysarthrie bis hin zu Anarthrie schwer verständlich sind oder gar nicht in der Lage sind zu sprechen.

Hohe Belastung der Angehörigen

Dadurch kommt es auch zu größeren Belastungssituationen für die Angehörigen. Man denke nur an die Diskussion der Anlage einer Magensonde bei einem Patienten, dessen Kommunikationsfähigkeit so stark eingeschränkt ist, dass er nur mit Augenzwinkern auf einfache Ja- oder Nein-Fragen antworten kann, und dies nicht immer zu jedem Zeitpunkt nachvollziehbar ist, da seine Kommunikationsfähigkeit mit Augenblinzeln starken zeitlichen Schwankungen unterliegt. Dann ist oft der Eindruck des Angehörigen bzw. die engere, auch non-verbale Kommunikation des Angehörigen mit dem Patienten gefragt und die einzige Möglichkeit über dieses Medium mit dem Patienten in Kontakt zu treten. Oft haben sich in der fortgeschrittenen Phase der Parkinson-Erkrankung zwischen dem Patienten und den Angehörigen eigene Kommunikationsformen und -strukturen ausgebildet, sodass der Angehörige bei jeder Entscheidung am besten mit anwesend sein sollte. Dadurch entstehen aber auch regelhaft Überlastungssituationen für die Angehörigen, insbesondere dann, wenn es sich um Entscheidungsfindung am Lebensende handelt. Diese Last gilt es durch professionelle ärztliche Entscheidungen von den Angehörigen zu nehmen.

Falldarstellung

Anamnese

Patient mit Pneumonie und Exsikkose

Ein 76-jähriger Patient mit seit dreizehn Jahren bekanntem M. Parkinson wurde wegen einer akuten Verschlechterung seines Zustandes bei Pneumonie und Exsikkose aus einem Pflegeheim, in das er vier Wochen zuvor aufgenommen worden war, ins Krankenhaus eingeliefert.

Klinischer Befund

Bei Aufnahme war der Patient somnolent, teilweise halluzinierend und es zeigte sich ein beinbetonter Rigor, sodass er nicht gehfähig war. Aufforderungen konnten nicht befolgt werden. Es bestand eine ausgeprägte Schluckstörung, sodass eine selbstständige Nahrungsaufnahme nicht möglich war. Es zeigten sich erhöhte Entzündugnszeichen und im Röntgen-Thorax der Befund einer Pneumonie (am ehesten Aspirationspneumonie bei Schluckstörung).

Diagnose

Es bestand eine Parkinson-Erkrankung im Stadium Hoehn und Yahr V und zudem eine Aspirationspneumonie. Der Patient war in schlechtem Allgemeinzustand aber gutem Pflegezustand.

Therapie und Verlauf

Die Lebensgefährtin, die gleichzeitig die Betreuerin war, wollte zunächst keine Ausschöpfung sämtlicher therapeutischer Möglichkeiten. Bei dem Patienten bestand aufgrund der ausgeprägten Schluckstörung die Notwendigkeit einer nasogastralen Sonde für die Applikation der Medikamente. Dies wurde mit Hinweis auf die bestehenden Vorausverfügungen in Form einer Patientenverfügung und einer Vorsorgevollmacht von der Ehefrau abgelehnt. Die Meinung in Bezug auf lebensverlängernde Maßnahmen wurde im Zuge der nun notwendigen Gespräche von der Lebensgefährtin nicht revidiert. Sie (und auch die vorbetreuende Neurologin) sei der Meinung, dass er nun doch sterben dürfe. Nach intensiven Gesprächen, in denen erklärt wurde, dass es sich bei der Anlage einer Magensonde um eine temporäre Maßnahme handeln würde, konnte eine begrenzte Zustimmung erreicht werden. Die Anlage einer PEG wurde grundsätzlich abgelehnt. Über die nasogastrale Sonde konnte dem Patienten seine gewohnte Medikation zur Behandlung des M. Parkinson appliziert werden, zusätzlich zur intravenösen Gabe von Antibiotika und Flüssigkeiten. Bereits innerhalb von zwei Tagen zeigte sich eine geringe Besserung des Zustandes. Der Patient begegnete uns bei den täglichen Visiten mit offenen Augen und er versuchte zu kommunizieren. Die Bewegungsfähigkeit der Arme besserte sich und auch der Rigor. Allerdings zeigte die Schluckstörung keine Besserung. Nach weiteren vier Tagen kam es trotz Magensonde zu einer Zunahme der Aspirationspneumonie und damit einhergehend zu einer Verschlechterung des Allgemeinzustandes mit einem soporösen Patienten. Aufgrund der Verschlechterung unter Therapie wurde die Magensonde entfernt und damit die Gabe von Medikamenten, Flüssigkeit und Ernährung beendet. Zur Therapie des Fiebers wurde Metamizol gegeben und aufgrund von einer nach zwei Tagen eintretenden Atemveränderung Morphin subkutan. Der Patient verstarb gut symptomkontrolliert nach sechs Tagen im Beisein seiner Angehörigen.

Kritische Haltung gegenüber nasogastraler Sonde

Diskussion

Der oben dargestellte Fall zeigt, dass bei Menschen mit einer fortgeschrittenen Parkinson-Erkrankung durch viele Faktoren (Pneumonie, Exsikkose) das Endstadium der Krankheit ausgelöst werden kann. Es ist daher sorgfältig zu prüfen, ob sich der Patient bereits in der palliativen Phase der Krankheit befindet und man dann eine Sterbebegleitung durchführen soll. Die palliative Phase bei der Parkinson-Erkrankung ist ein langes Kontinuum und kann sich über Wochen erstrecken. Häufig findet sich in der allerletzten Phase ein hypoaktives Delir.

Für die Ehefrau war die Situation ihres Mannes ohne Würde und mit ihrem Einspruch gegen lebensverlängernde Maßnahmen wollte sie ein in ihren Augen würdeloses Dasein ihres Gatten verhindern.

In der westlichen Welt haben die Begriffe Autonomie und Würde an Bedeutung gewonnen und werden oft als Hauptargumente für ein selbstbestimmtes Leben und Sterben angeführt.

Neuropalliative Krankheitsphase als Kontinuum

Würde als Achtungsanspruch

Ein zentrales Charakteristikum der Würde ist, dass Würde – im Sinne von Menschenwürde – allen zugesprochen wird und mit dem Anspruch verknüpft ist, dass dies auch in Phasen schwerer körperlicher, psychischer und sozialer Beeinträchtigung nicht infrage gestellt werden darf. Daraus resultiert ein Achtungsanspruch, der Rechte nach sich zieht. Solche Rechte sind beispielsweise in Form der Menschenrechte formuliert, längst nicht alle davon sind in nationalen Gesetzgebungen verankert.

Würde wird zu einem großen Teil auf der Basis sozialer Interaktionen hergestellt und konstituiert. Daher wird oft eine Voraussetzung von Würde darin gesehen, dass der Mensch in der Lage ist, an sozialen Interaktionen zu partizipieren. Dies ist aber bei Menschen mit einer fortgeschrittenen Parkinsonerkrankung keine Selbstverständlichkeit mehr. In weiterer Folge geht es daher darum, wie die Interaktionen gestaltet werden, und ob darin Würde zum Ausdruck gebracht wird. Die Wahrung der Identität jedes Menschen ist Voraussetzung zur Achtung von Würde und steht insbesondere im Falle von Krankheit, Pflegebedürftigkeit und Abbau im hohen Alter auf dem Spiel. Aus diesen Ausführungen wird ersichtlich, dass nicht nur der Verlust der Autonomie, sondern auch das Gefühl des Verlustes von Würde als elementare Dimension menschlichen Seins im Falle einer neurodegenerativen Erkrankung als schwerer Einschränkung von Lebenssinn und Lebensqualität erlebt werden.

Dynamische Krankheitstrajektoren

Ein besonders wichtiger Faktor in der Neuropalliative Care sind die Krankheitstrajektoren, denn diese werden immer wieder als Hinderungsgrund für die Aufnahme von Menschen mit neurologischen Erkrankungen in die palliative Versorgung angeführt. Die Krankheitstrajektoren sind aber nicht als statische Faktoren zu werten, sondern stellen sich eher sehr dynamisch dar, wie auch das Patientenbeispiel eingangs zeigt. Als Krankheitstrajektoren wird zum einen der Verlauf der Krankheit aber auch Symptome bezeichnet, die als Meilensteine für eine Veränderung der Gesamtsituation gelten. Ein Beispiel ist die Schluckstörung mit konsekutiven Aspirationspneumonien oder das terminale Delir. Darüber hinaus muss im Hinblick auf diese Krankheitstrajektoren bei akuten Veränderungen auch in der fortgeschrittenen Phase neurologischer Erkrankungen immer auch an behandelbare Ursachen gedacht werden. Insbesondere Menschen mit einer Parkinson-Erkrankung in der fortgeschrittenen Phase können an einer Pneumonie oder Exsikkose (oft tritt beides gemeinsam auf) rasch versterben. Anders als bei dem Fallbeispiel ist der Zustand regelhaft nicht mehr umkehrbar.

Der Zustand eines Patienten mit M. Parkinson in der fortgeschrittenen Phase kann sich durch folgende Veränderungen dramatisch verschlechtern:

- epileptische Anfälle und Status epilepticus
- Subileus und Ileus
- Aspirationspneumonie
- kryptogene organisierende Pneumonie

Sämtliche oben genannten Zustände sind prinzipiell behandelbar mit der Möglichkeit einer Wiederherstellung des Ausgangszustandes. Allerdings verschlechtert sich der Allgemeinzustand des Patienten rasch, wenn keine lebenserhaltende Therapie erfolgt. Das ist immer bei Diskussionen zu beachten und gilt insbesondere für Menschen, die an einer Parkinson-Erkrankung leiden. Der Patient verstirbt und man verpasst möglicherweise die Behandlung eines Zustandes, der reversibel gewesen wäre. Das Beispiel des Patienten illustriert auch die Notwendigkeit der interdisziplinären Zusammenarbeit, da mögliche Ursachen in den Behandlungsbereichen der Gastroenterologie und der Pulmologie liegen. Ohne die adäquate Unterstützung und die Expertise aus diesen Fachbereichen würden die Zustände allein neurologisch möglicherweise falsch eingeschätzt werden.

In der Abbildung 17.1 wird regelhaft eine palliative Sedierung genannt. Hierunter versteht man eine ärztlich kontrollierte Sedierung zur Linderung einer Symptomlast, beispielsweise bei starker Atemnot. Der Patient wird also aus dem Grund sediert, damit er unter dem belastenden Symptom nicht leidet.

Mit »Groaning« werden Lautäußerungen bezeichnet, die man besonders bei Menschen mit progressiver supranukleärer Blickparese erlebt. Diese könne über Stunden zur Tages- und/oder Nachtzeit anhalten und sind ein häufiger Belastungsfaktor bei der häuslichen Pflege.

Die Abbildung 17.1 fasst beispielhaft diejenigen Zustände in der fortgeschrittenen Phase einer Parkinson-Erkrankung zusammen, die regelmäßig einer Überprüfung des Therapieziels bedürfen und Entscheidung fordern.

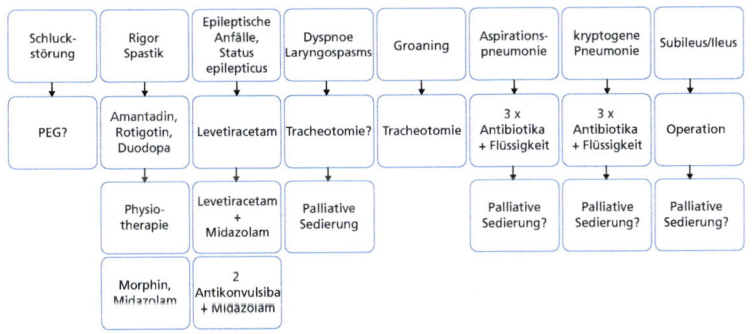

Abb. 17.1: Entscheidungen in der fortgeschrittenen Phase einer Parkinson-Erkrankung

Die Entscheidung zur interdisziplinären Zusammenarbeit und die Notwendigkeit muss von dem behandelnden Arzt getragen werden. Ebenso muss dieser Arzt die Entscheidungen über das Fortsetzen der Behandlung bzw. das Therapieziel festlegen und damit seiner Verantwortung zur angemessenen Indikationsstellung gerecht werden. Die Realität ist allerdings oft so, dass die Angehörigen gefragt werden, ob lebensverlängernde Maßnahmen aufrechterhalten werden sollen oder eben nicht. Das liegt zum einen an der mangelnden Kenntnis der Ärzte über die möglichen Krankheitsverläufe und weil immer noch befürchtet wird, dass eine Therapiezieländerung neben der emotionalen auch eine mögliche juristische Konsequenz nach sich ziehen könnte. Darüber hinaus wurde allerdings auch gezeigt, dass diese wichtigen

Therapiezielentscheidungen häufig nicht von den leitenden Ärzten, also den hierarchisch übergeordneten und aufgrund längerer Berufszeit erfahreneren Ärzten durchgeführt werden, sondern dass diese Entscheidungen gerne an die Berufsanfänger bzw. jüngeren Kollegen delegiert werden. Das führt dann tatsächlich zu Überforderungssituationen. Wir konnten in einer eigenen Studie zeigen, dass Ärzte verschiedener Fachrichtungen Scheu zeigen, bei sterbenden Patienten Flüssigkeit und Ernährung zu beenden, da sie zum einen Leid für den Patienten fürchten, aber auch Angst vor rechtlichen Konsequenzen ihres Handelns haben (Bükki et al. 2014).

Limitierte Partizipation durch kognitive Einschränkungen

Patienten mit einer weit fortgeschrittenen Parkinson-Erkrankung können aufgrund der kognitiven Einschränkungen nur unzureichend oder gar nicht mehr auf ausreichende intellektuelle Kompensationsmechanismen zurückgreifen. Diese Situationen stärken den Willen zum Überleben nicht immer. Es fehlt die stabile Orientierung als Basis des physischen und psychischen Befindens. Daher stellt sich die Frage, ob in derartigen Grenzsituationen eine sogenannte »freie Willensäußerung« überhaupt möglich ist? Eine stabile Orientierung in Grenzsituationen wie das Lebensende ist daher nicht einfach umsetzbar. An dieser Stelle spielt erneut der Autonomiegedanke eine große Rolle (Lorenzl 2013). Die Gefahr besteht allerdings, wenn ein zu starker Fokus auf die Autonomie gelegt wird, dass Phasen eingeschränkter Autonomie sehr rasch als »nicht lebenswert« eingestuft werden.

Zudem gibt es die bereits weiter oben angeführten demografischen und soziokulturellen Veränderungen bei den pflegenden Angehörigen, der sogenannten »unit of care«. Die Berufstätigkeit der Frauen, veränderte Wohnverhältnisse und eine generelle Instabilität familialer Bindungen tragen dazu bei, dass die Familie immer weniger als der geeignete Ort für das Sterben aufgefasst werden kann. Insbesondere hochbetagte sterbende Menschen weisen ein wesentlich dünneres soziales Netz auf. Die Angehörigen sind regelmäßig überlastet und entwickeln eine Depression, wenn sie beispielsweise Menschen mit einer Parkinson-Erkrankung in der letzten Lebensphase zu Hause betreuen (Schmotz et al. 2017). Hinzu kommt, dass sich die Betreuung durch Fachkräfte, Schmerzlinderung und Lebensverlängerung derart in den Vordergrund geschoben haben, dass die Familie in der Versorgung Sterbender vielen gar als zu »unprofessionell« erscheint. Dies unterstreicht die These, dass in modernen Gesellschaften grundlegende Funktionen der Daseinsvorsorge technisch-wissenschaftlichen Systemen übertragen werden, etwa das Sterben an die Medizin und die dazugehörigen Institutionen.

Das Konzept der Futility (Aussichtslosigkeit) wurde in den letzten Jahrzehnten im Zusammenhang mit Entscheidungen am Lebensende immer wichtiger. Der moralische Impetus, der sich hinter dem Begriff der Futility verbirgt, ist allerdings nicht ausschließlich für Entscheidungen am Lebensende wichtig. Futility kann leicht als Grundlage einer moralischen Entscheidungsautorität gebraucht werden und dann sogar Ärzte von zeitaufwendigen, aber angstreduzierenden Gesprächen abhalten, die bei Entscheidungen am Lebensende dringend notwendig sind. Das Konzept der Futility dient aber nicht dazu, die Wünsche des Patienten und der

Familie zu ignorieren, sondern eine schlüssigere und rationale Sicht auf die Entscheidungen am Lebensende zu ermöglichen. Im Hinblick auf die Anlage auch nur einer temporären Magensonde gibt es keine validen Daten (Lex et al. 2018), sodass es bislang immer noch eine Einzelfallentscheidung bleiben muss. Immer wieder wird auch die Medikamentengabe über eine PEG-Sonde diskutiert. Es ist dabei wichtig zu wissen, dass alle Parkinsonmedikamente mit Ausnahme von Cabaseril über die Sonde applizierbar sind. Nicht teilbar, aber in Suspension auflösbar sind Comtess®, Parkotil®, Requip® und Stalevo®.

Der Mensch mit einer Parkinson-Erkrankung steht am Ende seines Lebens im Spannungsfeld zwischen Autonomie, Fürsorge und Selbstbestimmung sowie ärztlichem Paternalismus. Wie eingangs bereits erwähnt, sollte die Basis für den ärztlichen Paternalismus die Professionalität und Erfahrung sein.

Das Verbinden von Autonomie und Fürsorge für den Patienten sowie Paternalismus (und hier ist nicht nur der ärztliche gemeint) resultiert in einem Zustand, den ich »be-gleitete« oder »ge-tragene« Autonomie nennen möchte: Selbstbestimmung auf dem Boden der aktuellen physischen, psychischen, soziokulturellen und spirituellen Situation. Es ist ein schrittweiser Prozess, der gemeinsam mit dem Patienten, den Angehörigen und den Ärzten entstehen sollte (Lorenzl 2013). Das Therapieziel sollte dann nach ärztlichem Ermessen klar formuliert und gemeinsam festgelegt werden. Dieses Therapieziel muss im Hinblick auf die Konsistenz mit den Wünschen des Patienten überprüft werden. Diese gemeinsame Entscheidungsfindung auf der Basis der ärztlichen Indikation kann Schuldgefühle verringern und das Risiko von pathologischen Trauerverläufen.

Es geht am Ende darum, dass man dem Menschen in seiner Unvollkommenheit die Autonomie belässt und die Würde nicht abspricht. Es geht um ein Wiederentdecken des liebevollen Unterlassens und des damit verbundenen natürlichen Sterbens.

Was hat der Autor aus diesem Fall gelernt?

Ich persönlich dachte beim ersten Anblick des Patienten auf jeden Fall an eine palliative Situation und hatte dann erst durch die genaue Anamnese den Eindruck gewonnen, dass man unter Beachtung der Möglichkeiten und der Vorausverfügung und unter Berücksichtigung der Sicht der Angehörigen noch einen letzten Therapieversuch wagen sollte. Wichtig war allerdings, dass diese therapeutische Bemühung von Anfang an begrenzt gehalten werden sollte.

Highlights

- Sorgfältige klinische Einschätzung mit genauer Anamnese als Grundlage einer palliativen Betreuung
- Interdisziplinarität und Multiprofessionalität als Basis der Entscheidung

- Vorausverfügungen und Angehörige beachten und in den Entscheidungsprozess einbeziehen
- Basis der Entscheidung ist Autonomie und Würde des Patienten

Literatur

Bükki J, Unterpaul T, Nübling G, Lorenzl S (2014) Decision making at the end of life – cancer patients' and their caregivers' views on artificial nutrition and hydration. Support Care Cancer 22: 3287–3299.

Lex KM, Kundt FS, Lorenzl S. (2018) Using tube feeding and levodopa-carbidopa intestinal gel application in advanced Parkinson's disease. Br J Nurs. 27: 259–262.

Lorenzl S (2013) End of life-decision making between autonomy and uncertainity. Ger Ment Health, Geriatric Mental Health Care 1: 63–66.

Schmotz C, Richinger C, Lorenzl S (2017) High Burden and Depression Among Late-Stage Idiopathic Parkinson Disease and Progressive Supranuclear Palsy Caregivers. J Geriatr Psychiatry Neurol 30: 267–272.

B Spezielle nicht-motorische Probleme

18 Der depressive Patient

Inga Liepelt-Scarfone[21]

Zusammenfassung

Das Auftreten klinisch bedeutsamer depressiver Symptome ist mit einer Prävalenz von 30–40 % eines der häufigsten nicht-motorischen Symptome des idiopathischen Parkinson-Syndroms (IPS). Goldstandard ist die klinische Diagnose einer Depression gemäß den Kriterien der Internationalen Klassifikation psychischer Störungen (ICD-10) und in wissenschaftlichen Studien gemäß den Kriterien des Diagnostic and Statistical Manual of Mental Disorders (DSM-5). Die Depression ist häufig bei Patienten mit IPS unterdiagnostiziert. Ursachen hierfür sind vielfältig. Oftmals wird die Definition von somatischen Diagnosekriterien der Depression als problematisch für die Diagnosestellung diskutiert. Diese charakterisieren nicht nur eine Depression, sondern treten oftmals auch unabhängig von dieser im Krankheitsverlauf auf. Daher stellt die frühe und valide Diagnosestellung der Depression bei dem IPS eine große Herausforderung dar. Die Demenz bei IPS ist eine häufige Komorbidität der Depression insbesondere in späten Krankheitsstadien. Für die Therapieindikation ist die valide Differenzierung einer primären Depression bzw. Demenz von entscheidender Bedeutung. Zielführend für die differentialdiagnostische Abgrenzung sind neben dem vertiefenden klinischen Interview weiterführende Untersuchungen im interdisziplinären Team. Für die erfolgreiche Therapie der Depression sollten medikamentöse und nicht-pharmakologische Behandlungsoptionen genutzt werden.

> Depressive Symptome

Einleitung/Hintergrund

Die Depression ist eines der häufigsten nicht-motorischen Symptome des idiopathischen Parkinson-Syndroms (IPS), mit erheblichen Auswirkungen auf die Lebensqualität betroffener Patienten und deren Angehörigen. Das Vorliegen einer Depression wirkt sich nachteilig auf den Krankheitsverlauf bei IPS aus. So zeigen Parkinson-Patienten mit depressiven Symptomen mehr funktionelle Einschränkungen, insbesondere in den Aktivitäten des

> Depression: eines der häufigsten nicht-motorischen Symptome

---

21 **PD Dr. Inga Liepelt-Scarfone**, Neuropsychologin, Abteilung für Neurodegeneration, Deutsches Zentrum für Neurodegenerative Erkrankungen und Hertie Institut für klinische Hirnforschung, Universität Tübingen.

täglichen Lebens, und haben eine erhöhte Mortalitätsrate. Die Angststörung ist eine häufige Komorbidität der Depression, wobei beide Phänomene auch unabhängig voneinander auftreten können und verschiedene Phänotypen der Erkrankung markieren.

Epidemiologie und Risikofaktoren

> Parkinson-Patienten: doppelt so hohes Risiko, eine Depression zu entwickeln

Das Risiko, eine Depression zu entwickeln, ist bei Patienten mit IPS doppelt so hoch wie bei altersentsprechenden Personen in der Bevölkerung. Depressive Symptome können sich früh im Krankheitsverlauf manifestieren und treten nicht selten als Prodromalmarker mehrere Jahre vor der Diagnosestellung des IPS auf. Internationale Studien belegen, dass ca. 35 % aller Patienten mit IPS – in Deutschland ca. 33 % (Riedel et al. 2012) – klinisch bedeutsame depressive Symptome aufweisen. Angaben zur Prävalenz sind stark beeinflusst vom Setting der Untersuchung, mit geringsten Raten in Populationsstudien und den höchsten Prävalenzraten in Ambulanzen oder stationären Einrichtungen in Krankenhäusern. Angaben zur Prävalenz, welche das Erhebungssetting und die Art der Erhebung miteinbeziehen, betragen 17 % für eine schwere depressive Episode, 22 % für eine leichte depressive Episode und 13 % für die Dysthymie (Reijnders et al. 2008).

> Frauen haben ein höheres Risiko für eine Depression als Männer

Frauen haben ein höheres Risiko eine Depression zu entwickeln als Männer, insbesondere in späten Stadien der Erkrankung. Weitere Risikomarker der Depression beim IPS beziehen sich in erster Linie auf Merkmale, welche mit einem fortgeschrittenen Erkrankungsstadium des IPS assoziiert und daher wenig modifizierbar sind. Hierunter fallen eine längere Erkrankungsdauer, kognitive Störungen, motorische Fluktuationen und Einschränkungen in den Aktivitäten des täglichen Lebens.

Klassifikation und Diagnostik

Aufgrund fehlender Biomarker ist der Goldstandard die klinische Diagnose gemäß den Kriterien der Internationalen Klassifikation psychischer Störungen (ICD-10). In wissenschaftlichen Studien basiert diese oftmals auf den Kriterien des Diagnostic and Statistical Manual of Mental Disorders (DSM-5). Ein Überblick der Diagnosekriterien ist in Tabelle 18.1 dargestellt. Je nach Anzahl und Ausprägung der Haupt- und Nebenkriterien wird zwischen leichter, mittelgradiger und schwerer Depression unterschieden. Die Dysthymie kennzeichnet eine an der Mehrzahl der Tage auftretende depressive Verstimmung über einen Zeitraum von mind. zwei Jahren, ohne dass die Kriterien zur Diagnose einer depressiven Episode hinreichend sind. Oftmals fluktuieren die Symptome und sind daher weniger persistierend, sie umfassen jedoch mind. zwei der folgenden Symptome: Appetit- mit Gewichtsveränderung, Schlaflosigkeit/vermehrter Schlaf, verminderter Antrieb oder gesteigerte Ermüdbarkeit, Gefühle von Wertlosigkeit, geringes Selbstwertgefühl, Konzentrations- und Entscheidungsprobleme sowie Gefühle der Hoffnungslosigkeit (Wittchen 2011).

Tab. 18.1: Haupt- und Nebenkriterien einer Major Depression gemäß den Kriterien der Internationalen Klassifikation psychischer Krankheiten (ICD-10) und dem Diagnostic and Statistical Manual of Mental Disorders (DSM-5); Kriterien gelten als erfüllt, wenn diese mindestens über zwei Wochen bestehen

Symptom	ICD-10	DSM-5
eine fast täglich, überwiegend am Tag vorhandene, depressive Verstimmung mit Auswirkungen auf das Alltagsverhalten, im wesentlichem unbeeinflusst von spezifischen Umständen	Hauptkriterium	Hauptkriterium
Verlust von Freude und Interesse an Aktivitäten, die normalerweise angenehm waren	Hauptkriterium	Hauptkriterium
verminderter Antrieb oder gesteigerte Ermüdbarkeit	Hauptkriterium	Nebenkriterium
Gefühle von Wertlosigkeit	Nebenkriterium	Nebenkriterium
unbegründete Schuldgefühle	Nebenkriterium	
wiederkehrende Gedanken an den Tod oder an Suizid bzw. suizidales Verhalten	Nebenkriterium	Nebenkriterium
Konzentrations- und Entscheidungsprobleme	Nebenkriterium	Nebenkriterium
Psychomotorische Unruhe/Verlangsamung	Nebenkriterium	Nebenkriterium
Schlaflosigkeit/vermehrter Schlaf	Nebenkriterium	Nebenkriterium
Appetit- mit Gewichtsveränderung	Nebenkriterium Appetitverlust	Nebenkriterium Appetitverlust oder gesteigerter Appetit
Libidoverlust	Nebenkriterium	-

Die folgenden Skalen wurden von einer Expertengruppe der Movement Disorder Society (MDS) als diagnostisch hilfreich eingestuft: Hamilton Depression Scale (HAM-D), Beck Depressions Inventar (BDI), Hospital Anxiety and Depression Scale (HADS), Montgomery-Asberg Depression Rating Scale (MADRS) sowie die Geriatrische Depressionsskala (GDS). Zur Einschätzung der Schwere depressiver Symptome bei IPS werden die HAM-D, MADRS, BDI und Zung Self-Rating Depression Scale (SDS) empfohlen. Diese können in der klinischen Routine ökonomisch als Screeningverfahren eingesetzt werden und die Basis für ein klinisches Interview bilden (Schrag et al. 2007).

Generell berichten Patienten mit IPS und Depression weniger häufig über Gefühle von Wertlosigkeit und Schuld als depressive Patienten ohne IPS (Schrag et al. 2007). Trauer kann durch ähnliche Symptome wie eine depressive Episode gekennzeichnet sein. In der neuesten Auflage der DSM-5 ist die Trauerreaktion jedoch nicht mehr als Ausschlusskriterium für die Diagnose einer Depression definiert, sofern sich die Symptome der Trauer nach einem Zeitraum von zwei Monaten weiterhin negativ auf die Alltagsfähigkeit auswirken und ein Gefühl von Wertlosigkeit, Suizidgedanken, psychomotorische Verlangsamung oder psychotische Symptome hervorrufen. Pathologische Trauerreaktionen werden in der ICD-10, je nach Symptomspektrum, als Anpassungsstörung, Depression oder posttraumatische Belastungsstörung kodiert.

Herausforderung der Diagnostik im klinischen Alltag

Depression: bei Parkinson häufig unterdiagnostiziert

Aktuell ist die Depression beim IPS unterdiagnostiziert und wird in der klinischen Routine bei bis zur Hälfte aller betroffenen Patienten mit IPS nicht korrekt erkannt (Shulman et al. 2002). Lediglich 20 % der diagnostizierten depressiven Patienten mit IPS werden antidepressiv behandelt (Goodarzi et al. 2016). Ursachen hierfür sind vielfältig, so berichten Patienten nicht immer spontan über depressive Symptome aufgrund von Scham und Angst vor Stigmatisierung. Als weiterer Grund wird die Definition von somatischen Kriterien für die Diagnose einer Depression diskutiert, insbesondere Gewichtsverlust, Schlafstörungen, psychomotorische Verlangsamung, gesteigerte Ermüdbarkeit, Konzentrations- und Entscheidungsprobleme, welche im Verlauf des IPS oftmals auch unabhängig von einer Depression auftreten. Somit stellt die frühe und valide Diagnosestellung der Depression beim IPS eine große Herausforderung dar.

Nationale Prävalenzstudie GEPAD

In der nationalen GEPAD Studie (German Study on Epidemiology of Parkinson's Disease with Dementia) wurden Prävalenzzahlen von ca. 12 % für das gemeinsame Auftreten von Depression und Demenz ermittelt. Dabei wies der Großteil aller depressiven Patienten (52 %) eine Demenz auf, und bei ca. 44 % aller IPS Patienten mit Demenz fanden sich Hinweise auf eine Depression (Riedel et al. 2010). Wie bereits beschrieben, erhöht das Vorliegen von kognitiven Störungen das Risiko eine Depression zu entwickeln. Weiterhin problematisch für die Differenzialdiagnose beider Phänomene ist die Tatsache, dass die Schwere depressiver Symptome mit dem Grad kognitiver Störungen assoziiert sein kann. Im Verlauf der differentialdiagnostischen Abklärung muss daher beurteilt werden, ob kognitive Störungen durch die depressive Symptomatik wesentlich beeinflusst sind. Für die Therapieindikation ist die valide Unterscheidung einer primären Depression bzw. Demenz im Rahmen des IPS von entscheidender Bedeutung, wie im nachfolgend dargestellten Fall verdeutlicht wird.

Falldarstellung

Ein 74-jähriger männlicher Patient stellte sich zur Verlaufskontrolle und Medikamentenanpassung in der Spezialambulanz Parkinson wieder vor. Die Erstdiagnose eines idiopathischen Parkinson-Syndroms war 2007 bei Symptom-Erstmanifestation im gleichen Jahr erfolgt.

Anamnese

Zur Parkinson-Symptomatik befragt, schilderte der Patient eine leichte Verschlechterung der Beweglichkeit in den letzten Monaten im Sinn einer allgemeinen Verlangsamung. Weiterhin bestehe eine rechtsbetonte »Muskelsteifigkeit« und eine zunehmende Dysarthrie. Wirkungsfluktuationen, Freezing, Festination oder Starthemmungen seien nach wie vor nicht im Krankheitsverlauf aufgetreten, auch sei es zu keinen Stürzen gekommen. Feinmotorische Tätigkeiten beurteile der Patient als gut durchführbar.

Nicht-motorische Symptome: Der Patient berichtete über einen selten vorkommenden ungewollten Urinabgang und regelmäßige Obstipation. Halluzinationen, Schwindel oder das Vorliegen einer Impulskontrollstörung werden von dem Patienten verneint.

Im letzten Jahr habe der Patient eine progrediente Störung der Konzentrations-, Exekutiv und Gedächtnisleistung bemerkt. Diese würde sich zunehmend negativ auf seine Alltagsfähigkeit auswirken. So habe er vermehrt Schwierigkeiten, seine Finanzen zu regeln. Seine Ehefrau würde ihn seit kurzem zum Einkaufen begleiten, da er oftmals Dinge vergesse mitzubringen. Die Teilnahme an gesellschaftlichen Aktivitäten wie Theaterbesuche und die aktive Beteiligung an Gesprächen falle ihm zunehmend schwerer, da er sich nicht mehr so gut auf das Geschehen konzentrieren könne. Zudem bestände ein verringertes Interesse an diesen Aktivitäten.

> Progrediente Störung der Konzentrations-, Exekutiv und Gedächtnisleistung

Seine Stimmung schilderte der Patient seit dem Tod seines Sohnes vor 16 Monaten als gedrückt. Dieser sei plötzlich an einer rasch progredienten malignen Erkrankung verstorben. Er habe große Sehnsucht nach seinem Sohn und würde täglich an ihn denken. Subjektiv habe er das Gefühl, sein Sohn sei gar nicht verstorben und müsse jeden Augenblick zu Tür hereinkommen. Darüber hinaus würde er sich aufgrund seiner Parkinson-Erkrankung auch um seine Zukunft sorgen, oftmals würde er dabei in Tränen ausbrechen. Gedanken an Suizid bestünden nicht.

Familien und Sozialanamnese: Kein Parkinson-Syndrom in der Familie. Der Patient ist verheiratet und hat ein Kind.

Medikamentenanamnese: Levodopa/Carbidopa/Entacapon 150/37,5/200 mg, mit Einnahme 7 Uhr, 9 Uhr, 12 Uhr und 16 Uhr sowie L-Dopa ret. 200 mg zur Nacht, Amantadine 100 mg um 7 und 9 Uhr morgens. Einnahme von Citalopram 20 mg morgens. Zusätzliche Tagesdosis von 5 mg Ramipril und 40 mg Pantoprazol sowie 40 mg Macrogol als Bedarfsmedikation.

Fremdanamnese

Die Ehefrau des Patienten schilderte eine zunehmende Antriebslosigkeit und eine ausgeprägte Konzentrations- und Merkfähigkeitsstörung ihres Mannes, die sich im letzten Jahr deutlich verschlechtert habe. So habe sie das Gefühl, dass er den Alltag eigenständig nicht mehr so gut bewältigen könne, weshalb sie ihn aktuell vermehrt bei Alltagstätigkeiten unterstützen würde. Darüber hinaus beschrieb sie eine depressive Stimmungsauslenkung ihres Mannes, die sich nach dem Tod des Sohnes zunehmend verstärkt habe.

Klinischer Befund

Körperlicher Untersuchungsbefund

Leicht reduzierter Allgemein- und normaler Ernährungszustand. Leichte Dysarthrie und Hyopomimie. Kein Meningismus.
Hirnnerven: unauffällig
Motorik: Keine manifesten oder latenten Paresen an oberen und unteren Extremitäten (Kraftgrad allseits 5/5), kein Absinken im Armhalteversuch, normale Trophik, mittellebhafte Muskelreflexe der oberen und unteren Extremität, keine Faszikulationen, keine Myoklonien. Rechts-betontes hypokinetisches Syndrom, kein Halte-, Ruhe- oder Intentionstremor.
Koordination: Finger-Nase- und Knie-Hacke-Versuch beidseits metrisch. Romberg negativ. Leichte posturale Instabilität.
Flüssiges Gangbild mit rechts betontem reduziertem Armschwung, mittelschrittig, flüssige Wendungen in drei Schritten. Zehen-, Hacke- und Seiltänzergang durchführbar.
Sensibilität: Berührungsempfinden unauffällig, keine Pallhypästhesie.

Unified Parkinson's disease Rating Scale (MDS UPDRS) Part III: 24 Punkte
Hoehn und Yahr Stadium: 3

Skalen zur Erfassung nicht-motorischer Symptome

Beck Depressions Inventar II (BDI-II): 24 Punkte (20 Items >0, Ausnahme Item 9 Selbstmordgedanken), vereinbar mit dem Vorliegen einer schweren depressiven Episode
Montreal Cognitive Assessment (MoCA): 19 Punkte, hinweisend auf kognitive Störungen

Aktive Exploration der Diagnosekriterien der Depression

Aufgrund des Punktwerts im BDI-II und der vorbekannten depressiven Symptomatik des Patienten wurde ein ausführliches klinisches Interview zur Evaluation der Haupt- und Zusatzsymptome der diagnostischen Kriterien depressiver Symptome durchgeführt.

Bezogen auf die letzten 14 Tage konnte das Vorliegen folgender Hauptkriterien (ICD-10) bestätigt werden: überwiegend am Tag vorhandene depressive Verstimmung mit Auswirkungen auf das Alltagsverhalten, im Wesentlichen unbeeinflusst von spezifischen Umständen, sowie ein Verlust von Freude und Interesse an Aktivitäten. Zusätzlich wurden nächtlichen Ein- und Durchschlafstörungen, Konzentration- und Entscheidungsprobleme, eine psychomotorische Verlangsamung und Gefühle von Wertlosigkeit beschrieben.

Neuropsychologische Testergebnisse

Zur Beurteilung des Schweregrades kognitiver Störungen wurde eine ausführliche Neuropsychologische Testung durchgeführt. Der Patient wurde mit folgenden Verfahren getestet: Consortium to Establish a Registry of Alzheimer's Disease (CERAD-PLUS), einschließlich dem »Trail Making Test (TMT)« sowie den Untertests »Zahlen-Symbol Test« und »Buchstaben Zahlenfolge« aus dem Wechsler Intelligenztest für Erwachsene (WIE) und dem Untertest »Fragmentierte Wörter« aus dem Leistungsprüfsystem 50+.

Neuropsychologische Testung

Vor Beginn der Untersuchung wurde der Patient ausführlich über den differenzialdiagnostischen Nutzen der Untersuchung informiert und zur Mitarbeit motiviert. Der Patient war zeitlich, örtlich, situativ und zur Person voll orientiert.

Die psychomotorische Verarbeitungsgeschwindigkeit, TMT Part A: z = -1,9, war deutlich gemindert. In den weiteren getesteten kognitiven Domänen ergaben sich keine bedeutsamen Leistungseinschränkungen (Testwert oberhalb der 1,5-fachen Standardabweichung des Mittelwerts in der Normstichprobe): Aufmerksamkeit, Sprache, Gedächtnis und visuell-räumliche Fähigkeiten.

Zusammenfassend ergaben sich in der neuropsychologischen Untersuchung somit keine Hinweise auf kognitive Leistungseinschränkungen, die vereinbar mit einer Diagnose einer leichten kognitiven Störung bei IPS bzw. eine Demenz wären.

Diagnose

Aufgrund der Ergebnisse der neuropsychologischen Testung konnte das Vorliegen einer demenziellen Entwicklung als primäre Ursache für die beschriebenen Alltagsprobleme ausgeschlossen und die Diagnose einer schweren depressiven Episode bestätigt werden.

Therapie

Aufgrund des guten Ansprechens des Patienten auf die Parkinson-Medikation wurde empfohlen, diese so beizubehalten. Ergänzend wurde die Durchführung von Physiotherapie (Gangtraining), Ergotherapie (Training alltagsrelevanter Aktivitäten) sowie logopädischer Behandlung empfohlen.

Die Gabe von Citalopram wurde aufgrund der guten Verträglichkeit und des geringen Nebenwirkungsprofils beibehalten, die Tagesdosis jedoch von 20 auf 40 mg erhöht. Zusätzlich wurde die Möglichkeit eines psychotherapeutischen Behandlungsansatzes zur Trauer- und Krankheitsbewältigung mit dem Patienten erörtert. Konform mit den Empfehlungen in der

S3-Leitlinie »Idiopathisches Parkinson-Syndrom« der Deutschen Gesellschaft für Neurologie (https://www.dgn.org) wurde die Durchführung einer Psychotherapie mit kognitiv-verhaltenstherapeutischem Schwerpunkt empfohlen.

Verlauf

Psychotherapeutische Kurzzeittherapie

Ergänzend zur medikamentösen Behandlung wurde eine psychotherapeutische Kurzzeittherapie mit insg. 24 Therapiesitzungen à 50 Minuten durchgeführt.

Eine Wiedervorstellung zur Verlaufskontrolle erfolgte zwölf Monate nach der letzten Visite.

Anamnestisch beschrieb der Patient eine Verringerung der depressiven Symptomatik. So empfinde er zunehmend Interesse und Freude an sozialen Aktivitäten und Hobbies. Die Gedanken an seinen Sohn seien weniger in seinem Alltag präsent und würden ihn emotional weniger stark belasten. Hier habe er sehr von den in der Psychotherapie gelernten Strategien profitieren können. Seine Konzentrations- und Gedächtnisleistungen beschrieb er subjektiv als deutlich gebessert.

Im Rahmen eines ausführlichen klinischen Interviews ergaben sich nach zwölf Monaten keine Anhaltspunkte mehr für die Diagnose einer schweren depressiven Episode nach ICD-10. Der Gesamtwert im BDI betrug 14 Punkte, ebenfalls hinweisend auf eine Reduktion der Schwere depressiver Symptome. Im MoCA (26 Punkte) konnten keine substanziellen Leistungseinschränkungen evaluiert werden.

Diskussion

Klinisch bedeutsame depressive Symptome sind mit einer Prävalenz von 30–40 % beim IPS eine häufige Komorbidität. Die Definition von somatischen Kriterien für die Diagnose einer Depression, beispielsweise das Vorliegen von Schlafstörungen, psychomotorischer Verlangsamung sowie Konzentrations- und Entscheidungsprobleme, erschweren die differentialdiagnostische Abgrenzung der Depression von anderen häufig auftretenden nicht-motorischen Krankheitssymptomen beim IPS. Insbesondere die Abgrenzung zur Demenz in frühen Stadien stellt eine große Herausforderung dar. Für die Therapieindikation ist die valide Unterscheidung einer primären Depression bzw. Demenz, oder das Vorliegen beider Phänomene beim IPS von entscheidender Bedeutung, wie im aktuellen Fall skizziert.

Zielführend für die differentialdiagnostische Abgrenzung sind neben dem vertiefenden klinischen Interview weiterführende Untersuchungen im interdisziplinären Team. Screeningverfahren können ökonomisch in Risikogruppen zur Früherkennung und Monitoring depressiver und kognitiver Symptome in der ambulanten und stationären Versorgung eingesetzt werden. Eine vertiefende neuropsychologische Untersuchung kann einen wertvollen differentialdiagnostischen Beitrag zur Differenzialdiagnose von

Depression und Demenz leisten und die Schwere kognitiver Störungen klassifizieren.

Ergänzend zur pharmakologischen Therapie wurde im vorliegenden Fall Psychotherapie mit kognitiv-verhaltenstherapeutischem Schwerpunkt zur Behandlung der depressiven Episode erfolgreich angewandt. Psychotherapie ist in den aktuellen S3-Leitlinien als Therapieverfahren zur Depression beim IPS empfohlen.

Was hat die Autorin aus diesem Fall gelernt?

Die Gründe einer Depression beim IPS sind vielfältig, für die erfolgreiche Therapie sollten medikamentöse und nicht-pharmakologische Behandlungsoptionen genutzt werden.

Highlights

- Depression ist eine häufige Komorbidität beim idiopathischen Parkinson-Syndrom und klinisch oftmals unterdiagnostiziert
- Für die Therapieindikation ist die Abgrenzung der Depression gegen eine Demenz von entscheidender Bedeutung
- Neben Screeningverfahren kann eine ausführliche neuropsychologische Untersuchung einen wertvollen differentialdiagnostischen Beitrag leisten
- Ergänzend zur pharmakologischen Therapie sollte Psychotherapie zur Behandlung der Depression beim IPS empfohlen werden

Literatur

Goodarzi Z, Mrklas KJ, Roberts DJ, Jette N, Pringsheim T, Holroyd-Leduc J (2016) Detecting depression in Parkinson disease: A systematic review and meta-analysis. Neurology. 87(4): 426–37.

Reijnders JS, Ehrt U, Weber WE, Aarsland D, Leentjens AF (2008) A systematic review of prevalence studies of depression in Parkinson's disease. Mov Disord 23(2):183–9; quiz 313.

Riedel O, Dodel R, Deuschl G, Klotsche J, Forstl H, Heuser I et al. (2012) Depression and care-dependency in Parkinson's disease: results from a nationwide study of 1449 outpatients. Parkinsonism Relat Disord 18(5): 598–601.

Riedel O, Klotsche J, Spottke A, Deuschl G, Forstl H, Henn F et al. (2010) Frequency of dementia, depression, and other neuropsychiatric symptoms in 1,449 outpatients with Parkinson's disease. J Neurol 257(7): 1073–82.

Schrag A, Barone P, Brown RG, Leentjens AF, McDonald WM, Starkstein S et al. (2007) Depression rating scales in Parkinson's disease: critique and recommendations. Mov Disord 2(8): 1077–92.

Shulman LM, Taback RL, Rabinstein AA, Weiner WJ (2002) Non-recognition of depression and other non-motor symptoms in Parkinson's disease. Parkinsonism Relat Disord 8(3): 193–7.

Wittchen HU (2011) Depressive Störungen: Major Depression und Dysthymie. In: Wittchen HU, Hoyer J (Hrsg.) Klinische Psychologie & Psychotherapie. Heidelberg: Springer Verlag. S. 879–94.

19 Der demente Patient

Ann-Kristin Folkerts, Franziska Maier und Elke Kalbe[22]

Zusammenfassung

Bei dem vorgestellten Patienten wurde mit 65 Jahren ein idiopathisches Parkinson-Syndrom (IPS; (Parkinson's disease, PD) diagnostiziert. Wie bei rund 20 % aller Patienten mit IPS bestanden zu diesem Zeitpunkt bereits leichte kognitive Störungen (Mild Cognitive Impairment, PD-MCI), typischerweise mit exekutiven und Gedächtnisdefiziten. Vier Jahre später war die Alltagskompetenz aufgrund der kognitiven Beeinträchtigung bereits so eingeschränkt, dass der Patient auf die Unterstützung seiner Ehefrau angewiesen war. Eine elaborierte neuropsychologische Diagnostik ergab eine leichte bis mittelschwere Demenz (Parkinson's disease dementia, PDD). Die multidisziplinäre Versorgung, bestehend aus medikamentöser und nicht-pharmakologischer Therapie (u. a. Physiotherapie, Hirnleistungstraining) erschien zunächst erfolgreich und führte zu einer Stabilisierung der Symptomatik. Bei den Verlaufsuntersuchungen hatte der Patient jedoch zunehmend abgebaut. Ein besonderes Hindernis war die mangelnde Versorgung im ländlichen Raum, sodass nur noch Physiotherapie als Hausbesuch in Anspruch genommen werden konnte. Zusätzlich zeigte die Ehefrau ein starkes Belastungserleben. Der Patient verstarb schließlich mit 76 Jahren in einer Pflegeeinrichtung an einer Pneumonie.

Der Fall stellt einen typischen Parkinson-Patienten dar, bei dem die kognitive und neuropsychiatrische Symptomatik die Versorgungssituation verkompliziert. Die Notwendigkeit eines multidisziplinären Versorgungskonzeptes sowie typische Herausforderungen (Versorgung im ländlichen Raum, Belastung der Angehörigen) werden verdeutlicht.

---

[22] **Dr. Ann-Kristin Folkerts**, Gerontologin, Medizinische Psychologie | Neuropsychologie und Gender Studies & Centrum für Neuropsychologische Diagnostik und Intervention (CeNDI), Medizinische Fakultät und Uniklinik Köln, Universität zu Köln.
Dr. Dipl. Psych. Franziska Maier, Dipl.-Psych., Assistenzärztin, Klinik für Neurologie, Universitätsklinikum Gießen und Marburg, Standort Marburg und Klinik und Poliklinik für Psychiatrie und Psychotherapie, Medizinische Fakultät und Uniklinik Köln, Universität zu Köln.
Prof. Dr. Elke Kalbe, Leiterin Medizinische Psychologie, Medizinische Psychologie | Neuropsychologie und Gender Studies & Centrum für Neuropsychologische Diagnostik und Intervention (CeNDI), Medizinische Fakultät und Uniklinik Köln, Universität zu Köln.

Einleitung

Kognitive Störungen sind ein häufiges Symptom bei Parkinson-Patienten. Schon bei der Diagnosestellung leiden über 30 % der Patienten unter kognitiven Störungen (Monastero et al. 2018). Die Prävalenz von PD-MCI bei nicht dementen Parkinson-Patienten liegt bei ca. 40 % (Monastero et al. 2018). PD-MCI ist eine vom Patienten, Angehörigen oder Kliniker wahrgenommene und psychometrische objektivierbare kognitive Störung in einer oder mehrerer kognitiver Domänen, ohne dass substanzielle Beeinträchtigungen der Alltagskompetenz vorliegen (Litvan et al. 2012). Im Vergleich zur gesunden Normalbevölkerung ist das Risiko für die Entwicklung einer PDD bis zu sechsfach erhöht (Emre et al. 2007). Im Verlauf der Erkrankung entwickeln die meisten Parkinson-Patienten eine Demenz (Aarsland 2016). Die Punktprävalenz der PDD liegt bei ca. 30 % (Hanagasi et al. 2017). Nach den Kriterien der Movement Disorders Society (MDS; Emre et al. 2007) liegt eine PDD vor, wenn ein IPS diagnostiziert ist und sich im Verlauf Defizite in mindestens zwei kognitiven Domänen entwickeln und diese zu Beeinträchtigungen der Alltagskompetenz führen.

Häufiges Symptom bei Parkinson-Patienten: Kognitive Störungen

Kognitive Störungen bei Parkinson-Patienten sind klinisch höchst relevant (Kalbe und Folkerts 2016). Sie beeinträchtigen die Lebensqualität der Patienten und ihrer Angehörigen, sie erhöhen die Belastung der Angehörigen und sind mit einer schlechteren Krankheitsprognose und höheren Mortalitätsrate assoziiert. Weiterhin stellt eine Demenz bei Patienten mit IPS ein Ausschlusskriterium für die tiefe Hirnstimulation dar. Schließlich ist sie eine wesentliche Indikation für die Übersiedlung in eine stationäre Pflegeeinrichtung.

Kognitive Störungen bei Parkinson-Patienten sind klinisch höchst relevant

Für Patienten mit einer Parkinsondemenz (PDD) sind Acetylcholinesterasehemmer als Therapie zugelassen (DGN 2016). Auch Memantine könnte eine weitere Behandlungsoption sein. Allerdings sind die Effekte limitiert. Für die Behandlung der PD-MCI steht keine pharmakologische Behandlungsoption zur Verfügung; für Parkinson-Patienten, die einem kognitiven Abbau vorbeugen möchten, ebenfalls nicht. Kognitive Interventionen (Kalbe und Folkerts 2016; Leung et al. 2015) und Bewegungsinterventionen (da Silva et al. 2018) rücken zunehmend als Optionen zur Prävention und Therapie kognitiver Störungen bei Patienten mit IPS in den Fokus und sind vielversprechend.

Falldarstellung

Anamnese

Ein 69-jährige Herr M. stellt sich in Begleitung seiner Ehefrau aufgrund einer stark zunehmenden Vergesslichkeit und Lustlosigkeit in der Spezialambulanz für Bewegungsstörungen einer Universitätsklinik vor. Der Patient leide seit vier Jahren an einem idiopathischen akinetisch-rigiden linksbetonten Parkinson-Syndrom. Initial seien die motorischen Beeinträchtigungen nur

Zunehmende Vergesslichkeit und Lustlosigkeit

leicht gewesen. So habe beim Laufen der linke Arm nicht mehr richtig mitgeschwungen und die Beweglichkeit sei insgesamt langsamer gewesen. Ein PD-MCI mit exekutiven Defiziten und Gedächtnisstörungen laut neuropsychologischem Befund habe bereits bei Diagnosestellung vorgelegen. Mittlerweile haben sich sowohl die Beweglichkeit als auch die geistigen Fähigkeiten deutlich verschlechtert. Herr M. berichtete, dass er zunehmend Probleme habe, seinen Tag zu planen. Er vergesse Verabredungen und vor allem kurz Zurückliegendes. Ständig würden ihm die Wörter auf der Zunge liegen. Außerdem sei er in der jüngeren Vergangenheit häufiger mit der Einnahme seiner Medikamente durcheinandergekommen. Nun kontrolliere seine Ehefrau die Einnahme. Gleichzeitig sei das Laufen immer schlechter und langsamer geworden, sodass er manchmal gar keine Lust mehr habe rauszugehen. Auch seinen Hobbies wie das Reparieren von Fahrrädern oder Basteln in der Werkstatt würde er kaum noch nachgehen. Seine Ehefrau ergänzte, dass ihr Ehemann Gesprächen weniger folgen könne und sich schnell zurückziehe. Oft könne er sich an Gespräche auch gar nicht mehr erinnern. Seine Stimme würde leiser und er nuschle zunehmend. Er mache Fehler beim Lesen der Uhr. Kürzlich habe er sich sogar in der Stadt auf einem vertrauten Weg verlaufen. Wenn unvorhergesehene Dinge passieren oder gleichzeitig mehrere Bekannte zu Besuch kämen, sei er schnell überfordert und reagiere mit ungehaltenem und teilweise aggressivem Verhalten. So sei ihr Ehemann früher nie gewesen. Der Schlaf des Patienten sei unruhig, auch weil er nachts öfter zur Toilette müsse. Insgesamt sei die Stimmung des Patienten leicht niedergeschlagen, wobei Antriebs- und Interessenlosigkeit führend seien. Wahnhafte Symptome oder Halluzinationen lägen nicht vor. Die Parkinson-Medikation bestehe aktuell aus Levodopa/Carbidopa 100/25 mg dreimal täglich. Außerdem nehme er aufgrund der Gangstörung Amantadin morgens und mittags ein. Unter Dopaminagonisten war es in der Vergangenheit zu Impulskontrollstörungen gekommen. Abgesehen vom PD leide Herr M. an einer arteriellen Hypertonie und werde mit Ramipril 5 mg morgens behandelt. Darunter sei der Blutdruck stabil. Aufgrund seit Jahren bestehender Obstipation nehme er täglich Leinsamen und einen Beutel Macrogol ein. Zusätzlich erhalte Herr M. zweimal wöchentlich Physiotherapie als Hausbesuch. Der Patient habe bereits Pflegegrad 2. Derzeit übernehme die Frau die komplette Versorgung und Betreuung. Seine Ehefrau berichtete über eine zunehmende Belastung durch die Versorgungssituation. Sie sei manchmal völlig ausgebrannt und traurig über den Zustand ihres Ehemannes. Zudem weine sie häufig.

Sozialanamnestisch sei Herr M. früher als KFZ-Mechaniker und im Straßentiefbau tätig gewesen. Seit seinem 65. Lebensjahr sei er berentet. Das Ehepaar wohne gemeinsam im eigenen Haus in einer ländlichen Gegend. Er habe eine erwachsene Tochter, die 300 km entfernt wohne. Das Verhältnis zu seiner Ehefrau beschreibt er als liebevoll und vertrauensvoll. In der Familie habe es bisher keine PD-Syndrome gegeben.

Klinischer Befund

Internistischer Befund: Gebiss saniert, Rachen reizlos, keine Struma, keine LK-Schwellungen, Pulmo seitengleich, vesikulär, Cor rein, rhythmisch, Abdomen weich, keine Druckdolenz, Peristaltik über allen vier Quadranten regelrecht, Nierenlager bds. sowie WS nicht klopfdolent.

Neurologischer Befund: Pupillen isokor, mittelweit mit prompter Lichtreaktion bds., Konvergenz o. B. Kein Meningismus. Hirnnervenstatus: sakkadierte Blickfolge, Hypomimie, Dysarthrophonie, Hyposmie, sonst regelrecht. Muskeleigenreflexe (TSR, BSR, RPR, PSR, ASR) seitengleich mittellebhaft auslösbar, Babinski bds. negativ, Palmo-Mental Reflex positiv. Grobe Kraft regelrecht. Keine latenten oder manifesten Paresen. Sensibilität orientierend unauffällig. PD-Syndrom mit linksbetonter Bradydysdiadochokinese, linksbetontem Rigor und leichtem linksbetontem Haltetremor. Kleinschrittig nach vorn geneigtes Gangbild, erhöhte Wendeschrittzahl, posturale Instabilität.

Psychopathologischer Befund: Wach, bewusstseinsklar, zeitlich und örtlich desorientiert, zur Person und Situation orientiert. Im Kontakt offen und freundlich. Mittelgradige Gedächtnisstörung. Stimmung dysthym, reduzierte affektive Schwingungsfähigkeit, Antrieb reduziert, deutliche Apathie. Keine formalen oder inhaltlichen Denkstörungen, keine Wahrnehmungsstörungen, keine Ich-Störung. Kein Anhalt für Zwänge, Tics oder pathologische Ängste. Keine lebensmüden Gedanken, keine Suizidversuche, aktuell klare Distanz von akuter Suizidalität. Kein Anhalt für akute Fremdgefährdung. Keine Selbstverletzung.

Diagnostik

Neurologische Diagnostik: Im L-Dopa-Test kam es unter 200 mg Madopar LT zu einer Verbesserung der Parkinson-Symptomatik von 30 auf 20 Punkte (UPDRS-III, Ansprechen von 33 %). Im cMRT fanden sich leichtgradige unspezifische mikroangiopathische und hirnatrophische Veränderungen ohne Hinweise für atypische Parkinson-Syndrome. Die Doppleruntersuchung der hirnversorgenden Gefäße ergab keine relevanten Stenosen. In der Liquoranalyse zeigte sich eine unauffällige Basisdiagnostik. Die Demenz-Biomarker ergaben erniedrigte beta-Amyloid-Werte bei unauffälligem Tau.

Neuropsychologische Testung: Die ausführliche und elaborierte Testbatterie ist in Tabelle 19.1 dargestellt.

Die Erfassung des globalen Status mit dem MMST (25 Punkte von max. 30 Punkten) sowie dem Parkinson-spezifischen Screeninginstrument PANDA (10 Punkte von max. 30 Punkten) indizierten eine demenzielle Symptomatik leichter bis mittelgradiger Ausprägung. Auch der Uhrentest zeigte mit 4 Punkten (max. 10 Punkte) eine kognitive Beeinträchtigung mit visuell-räumlichen und exekutiven Störungen an. Die elaborierte Testung zeigte Defizite im verbalen langfristigen Gedächtnis (Wortliste Abrufen) und nonverbalen langfristigen Gedächtnis (Figuren Abrufen), in den exekutiven

MMST, PANDA und Uhrentest

Tab. 19.1: Neuropsychologische Testbatterie

Domäne	Testverfahren
Screeningverfahren: Globaler kognitiver Status	• Mini Mental Status Test (MMST; Folstein et al. 1975) • Parkinson Neuropsychometric Dementia Assessment (PANDA; Kalbe et al. 2008) • Uhrentest (Shulman et al. 1986)
Gedächtnis	• Wortliste Lernen (CERAD-Plus; Welsh et al. 1994; Aebi et al. 2002) • Wortliste Abrufen (CERAD-Plus; Welsh et al. 1994; Aebi et al. 2002) • Figuren Abrufen (CERAD-Plus; Welsh et al. 1994; Aebi et al. 2002)
Exekutive Funktionen	• Semantische (»Tiere«) und phonematische (»S-Wörter«) Wortflüssigkeit (CERAD-Plus; Welsh et al. 1994; Aebi et al. 2002; Spreen und Benton 1977) • Trail Making Test (TMT) B (CERAD-Plus; Welsh et al. 1994; Aebi et al. 2002; Reitan et al. 1979) • Zahlenspanne rückwärts (WAIS-IV; Petermann 2012)
Aufmerksamkeit	• Trail Making Test (TMT) A (CERAD-Plus; Welsh et al. 1994; Aebi et al. 2002; Reitan et al. 1979) • Zahlenspanne vorwärts (WAIS-IV; Petermann 2012)
Visuokognition	• Figuren Abzeichnen (CERAD-Plus; Welsh et al. 1994; Aebi et al. 2002) • LPS 50+, Subtest 10: Form- und Gestalterfassung (Sturm et al. 2015)
Sprache	• Boston Naming Test (CERAD-Plus; Welsh et al. 1994; Aebi et al. 2002) • Aachener Aphasie Test (AAT), Subtest: Auditives Sprachverständnis (Huber et al. 1983)
Neuropsychiatrische Symptome	• Geriatrische Depressionsskala (GDS, Selbsteinschätzung; Sheikh und Yesavage 1986) • Neuropsychiatrisches Inventar (NPI, Fremdeinschätzung; Cummings 1997)
Alltagskompetenz	• Bayer ADL-Skala (B-ADL, Fremdeinschätzung; Hindmarch et al. 1998)

Anmerkung: Die vollständigen Literaturangaben der Testverfahren sind auf Anfrage bei der Erstautorin erhältlich.

Funktionen (semantische Wortflüssigkeit »Tiere«), in der Aufmerksamkeit bzw. psychomotorischen Geschwindigkeit (TMT A) und in der Visuokonstruktion (Figuren Abzeichnen). Die Testergebnisse sind in Abbildung 19.1a verdeutlicht (z-Wert ≤ -1,5 differenziert zwischen auffälligen und unauffälligen Ergebnissen).

Es liegt eine leichte depressive Symptomatik vor (Selbsteinschätzung mit der GDS: 6 Punkte; max. 15 Punkte, wobei eine höhere Punktzahl eine stärkere depressive Symptomatik abbildet). In der Fremdeinschätzung mit dem NPI ergaben sich Hinweise auf leicht ausgeprägte neuropsychiatrische

Symptome (im Speziellen: Erregung/Aggression, Depression/Dysphorie und Apathie/Gleichgültigkeit).

Die Aktivitäten des täglichen Lebens sind deutlich beeinträchtigt (Fremdeinschätzung mit der Bayer-ADL: 5,68 Punkte).

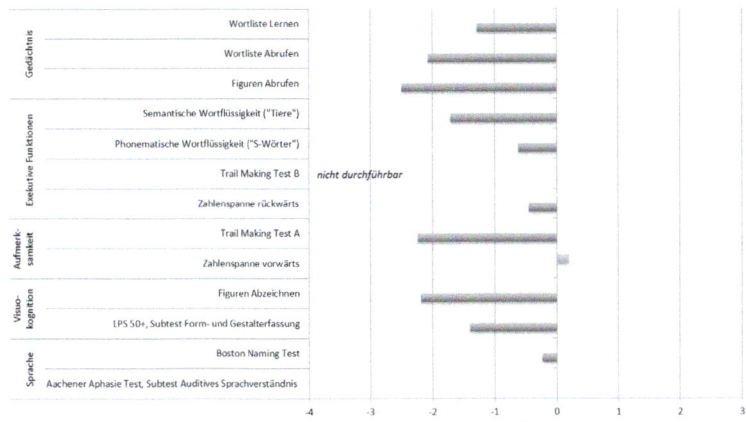

Abb. 19.1a:
CERAD-Profil des Patienten Herrn M.
Anmerkung: Die Durchführung des Trail Making Tests B war aufgrund der Komplexität der Aufgabe nicht durchführbar

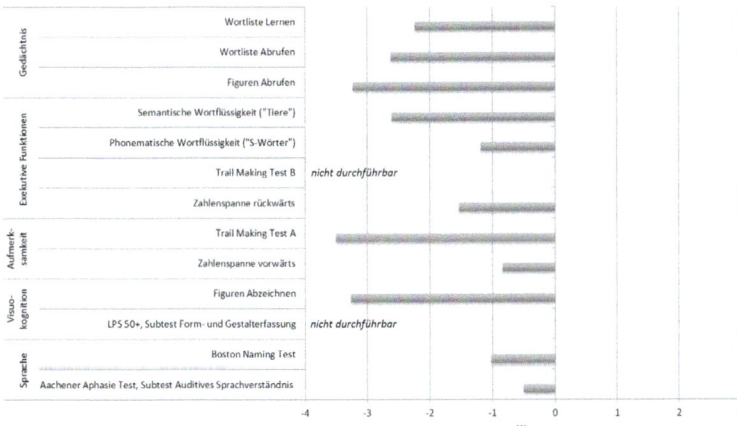

Abb. 19.1b:
CERAD-Profil des Patienten Herrn M. nach 2 Jahren
Anmerkung: Die Durchführung des Trail Making Tests B sowie des Subtests Form- und Gestalterfassung aus dem LPS-50+ waren aufgrund der Komplexität der Aufgaben nicht durchführbar

Diagnosen

- Idiopathisches Parkinson-Syndrom (akinetisch rigide, linksbetont, Hoehn und Yahr Stadium unter Medikation 3) mit leicht bis mittelgradig ausgeprägter demenzieller Symptomatik (PDD)
- Leichtgradige depressive Symptomatik

Therapie

Medikamentöse und nicht-medikamentöse Therapie

Medikamentöse Therapie: Aufgrund der derzeitigen Unterbeweglichkeit wurde zunächst die L-Dopa Gabe auf vier Einnahmezeitpunkte erhöht. Zusätzlich wurde eine Retardgabe zur Nacht begonnen. Amantadin wurde abgesetzt. Weiterhin wurde mit der Gabe von Rivastigmin begonnen. Bei guter Verträglichkeit und ausbleibenden typischen Nebenwirkungen wie gastrointestinalen Beschwerden, Schwindel oder Hautveränderungen wie Pruritus wurde der Acetylcholinesterase-Hemmer schrittweise auf die Zieldosis von 13,3 mg/24 h erhöht und auf ein Pflaster umgestellt. Ergänzend wurde zur Verbesserung der Stimmung und des Antriebs ein selektiver Serotonin-Wiederaufnahme-Hemmer (SSRI) begonnen (z. B. Venlafaxin).

Nicht-medikamentöse Therapien: Zur Stabilisierung der Mobilität und Selbstständigkeit wurde die Fortführung der Physiotherapie empfohlen. Spezifisch wurden ein Informationsflyer sowie eine Kontaktadresse mit Rezept für das PD-spezifische Physiotherapiekonzept LSVT BIG ausgehändigt. Zusätzlich wurde Herr M. über Rehasport-Möglichkeiten (budgetierungsfrei) für Parkinson- bzw. Demenzpatienten aufgeklärt und ein Rezept ausgestellt. Für die Behandlung der Dysarthrophonie wurde zunächst ein Rezept für 20 Einheiten Logopädie ausgehändigt, ebenso für Hirnleistungstraining im Rahmen einer Ergotherapie.

Aufgrund der beschriebenen Belastung der Ehefrau des Patienten wurde jeweils ein Flyer für die ortsansässige Selbsthilfegruppe für Angehörige von Demenzpatienten sowie für die Selbsthilfegruppe der Deutschen Parkinson Vereinigung (dPV) e. V. ausgehändigt. Zusätzlich wurde ein Beratungstermin mit dem Sozialdienst des Krankenhauses vereinbart, um weitere sozialrechtliche Schritte zu klären (u. a. Erhöhung des Pflegegrades, Entlastungsbeitrag, Hinzuziehung eines ambulanten Pflegedienstes, Möglichkeit der Kurzzeitpflege).

Regelmäßige Kontrollen zunächst nach drei Monaten, dann halbjährlich beim niedergelassenen Neurologen wurden empfohlen. Zudem wurde eine jährliche Wiedervorstellung in der Spezialambulanz angeraten.

Verlauf

Neurologischerseits zeigte sich im ersten Jahr nach Vorstellung in der Spezialambulanz ein ausgesprochen gutes Ansprechen der Beweglichkeit. Auch das Gangbild zeigte sich leicht gebessert; Hoehn und Yahr Stadium unter Medikation bei 2,5. Insgesamt zeigte sich auch eine Verbesserung der Antriebslosigkeit und der Stimmung. Die kognitiven Leistungen stabilisierten sich.

Bei der Verlaufsuntersuchung nach zwei Jahren berichtet die Ehefrau allerdings, dass sich ihr Ehemann wieder vermehrt zurückziehen würde. Er ginge kaum noch aus dem Haus. An Familienfeiern wolle er nicht mehr teilnehmen. Er wirke zunehmend traurig und weine ungewohnt oft. Manchmal träten visuelle Halluzinationen in Form von Tieren und Kindern auf; ihr Ehemann wisse jedoch, dass diese nicht real seien. Die neuropsychologische Verlaufsuntersuchung ergab eine Verschlechterung des kognitiven Gesamtstatus (MMST: 22 Punkte; PANDA: 6 Punkte) sowie eine Verschlechterung spezifischer kognitiver Funktionen (Gedächtnis, exekutive Funktionen, Aufmerksamkeit, Visuokognition; ▸ Abb. 19.1b). In der Selbsteinschätzung ergaben sich Hinweise auf eine mäßig ausgeprägte Depression (GDS: 10 Punkte). Motorisch zeigte sich eine Verschlechterung des Gangbildes; zweimal war der Patient gestürzt, Hoehn und Yahr Stadium unter Medikation 4. Es erfolgte eine weitere Anpassung der dopaminergen Medikation in Form einer Erhöhung der L-Dopa-Dosis.

Die Ehefrau berichtete, dass ihr Ehemann nach wie vor Physiotherapie zuhause bekomme; eine LSVT BIG sei vor Ort nicht verfügbar. Sie habe den Eindruck gehabt, die Logopädie und das Hirnleistungstraining in der Ergotherapie habe ihrem Ehemann auch sehr gutgetan, jedoch seien diese Therapien nicht mehr realisierbar, da die nächstgelegenen verfügbaren Therapeuten 35 km entfernt lägen und sie nicht mehr Auto fahre. Sie sei selbst zunehmend gesundheitlich beeinträchtigt und fühle sich immer mehr belastet. Die Selbsthilfegruppe habe ihr sehr viel gebracht, daher bedaure sie, dass sie diese aufgrund der räumlichen Distanz nicht mehr wahrnehmen könne.

Fünf Jahre nach der Erstvorstellung in der Spezialambulanz (insgesamt neun Jahre Krankheitsdauer) verschlechterte sich die motorische Symptomatik weiter (Hoehn und Yahr Stadium noch 4 unter Medikation); der Patient ist weitestgehend auf den Rollstuhl angewiesen. Mittlerweile habe er Pflegegrad 4, sodass der ambulante Pflegedienst nun mehrmals täglich komme. Außerdem leide der Patient zunehmend an einer Schluckstörung, sodass er sich häufiger verschlucke. Als dessen Folge kam es dann zu einer Pneumonie mit Aufenthalt auf einer geriatrischen Akutstation und passagerem Delir. Darunter nochmals deutliche Verschlechterung der motorischen (passager Hoehn und Yahr Stadium unter Medikation 5) und kognitiven Symptomatik (MMST: 14 Punkte; PANDA: nicht mehr durchführbar) mit ausgeprägter Apathie und mittelgradig ausgeprägter depressiver Symptomatik (GDS: 10 Punkte).

Im Anschluss an den Krankenhausaufenthalt kam der Patient in die Kurzzeitpflege. Anschließend wurde er für einige Wochen in die Häuslichkeit entlassen. Allerdings zeigte sich schnell ein Überforderungserleben der Ehefrau, sodass im Folgenden eine Pflegeheimübersiedlung initiiert wurde. Im 11. Krankheitsjahr starb der Patient an den Folgen einer erneuten Pneumonie.

Diskussion

Unser Patient Herr M. stellt einen typischen Parkinson-Patienten dar, bei dem die kognitive und neuropsychiatrische Symptomatik die Versorgungssituation verkompliziert und die Notwendigkeit eines multidisziplinären Versorgungskonzeptes deutlich macht. Der Patient hatte einen akinetisch-rigiden Subtyp und schon zum Zeitpunkt der Diagnose ein PD-MCI u. a. mit Gedächtnisstörungen; beide Faktoren erhöhen bekanntermaßen das Risiko für eine Demenzentwicklung bei Parkinson-Patienten. Ein eher generelles Problem stellt das fortschreitende Alter des Patienten dar, sodass generell mit erhöhter Komorbidität wie kardiovaskulären Erkrankungen oder Niereninsuffizienz gerechnet werden muss. Dies kann zur Folge haben, dass bis dato eingenommene Medikamente nicht mehr gut vertragen werden oder sogar paradoxe Reaktionen auslösen können. So kommt es nicht selten zu einer Dosisanpassung oder einem Absetzen der Medikation. Andererseits erfordern neue Diagnosen auch adäquate Therapien, sodass häufig eine Neueinstellung notwendig wird. Vor diesem Hintergrund ist jedwede medikamentöse Therapie beim geriatrischen Patienten kritisch abzuwägen.

Relevanz kognitiver Störungen

Kognitive Störungen führen häufig zu einer Verschlechterung des allgemeinen Gesundheitszustands

Kognitive Störungen bei Parkinson-Patienten führen häufig zu einer Verschlechterung des allgemeinen Gesundheitszustands sowie der motorischen Symptomatik und gehen mit einer Verschlechterung der Krankheitsprognose einher; der Versorgungsbedarf ist mit Vorliegen einer Demenz erhöht und nimmt mit fortschreitendem Demenzschweregrad zu; das Mortalitätsrisiko steigt. Zu beachten ist, dass die Lebensqualität der Angehörigen durch eine Demenz erheblich beeinträchtigt werden kann und deren Belastung steigt. Die Versorgung durch informelle Pflege – häufig durch (meist weibliche) Ehepartner, die selbst ein höheres Alter aufweisen, geleistet – wird vor diesem Hintergrund bei dementen Patienten mit IPS oft kritisch oder kann nicht mehr geleistet werden; es kommt vermehrt zur Pflegeheimübersiedlung.

Notwendigkeit der neuropsychologischen Diagnostik

Aufgrund der Häufigkeit und Relevanz kognitiver Störungen bei Patienten mit IPS sollte schon bei Diagnosestellung und im Verlauf eine entsprechende Abklärung durch ein kognitives Screening und ggf. bei auffälligem Befund eine elaborierte neuropsychologische Diagnostik erfolgen. Sofern der Patient selbst von kognitiven Störungen berichtet, diese jedoch nicht im Screening objektivierbar sind, sollte ebenfalls eine elaborierte Diagnostik durchgeführt werden. Bei einer rein subjektiven kognitiven Störung, die prädiktiv für einen späteren kognitiven Abbau sein könnte, ist eine engmaschige Verlaufsdiagnostik (z. B. alle sechs Monate) besonders wichtig. Zu Beginn der Erkrankung bzw. bei beginnenden kognitiven Störungen sollten für das typische kognitive Profil sensitive Verfahren, z. B. der MoCA oder der PANDA, verwendet werden. Für die Verlaufsdiagnostik ist der MMST durchaus geeignet.

Multidisziplinäres Versorgungskonzept

Die kombinierte motorische und kognitive Symptomatik, die häufig mit weiteren neuropsychiatrischen und anderen nicht-motorischen Symptomen vergesellschaftet sind, erfordern ein multidisziplinäres Vorgehen (▶ Abb. 19.2). Neben der medikamentösen Therapie – bei einer Demenz auch mit Antidementiva – nehmen nicht-pharmakologische Interventionen einen hohen Stellenwert bei Parkinson-Patienten ein, der zunehmend anerkannt wird. Bei der Physiotherapie stehen parkinsonspezifische Interventionskonzepte (z. B. LSVT BIG) zur Verfügung; die Verwendung solch auf das Profil dieser Patienten angepassten Physiotherapien hat nachweislich einen besseren Effekt auf die motorische Symptomatik und laut neuerer Daten auch auf die Mortalität (Ypinga et al. 2018). Bei Patienten mit kognitiven Störungen ist eine Ergotherapie – mit besonderem Schwerpunkt auf Hirnleistungstraining – besonders wichtig. Auch eine spezialisierte kognitive Therapie bei einem Neuropsychologen sollte in Betracht gezogen werden. Bei Vorliegen einer Dysarthrophonie und/oder Dysphagie ist eine logopädische Behandlung indiziert. Den Angehörigen sollte aufgrund ihrer besonderen Rolle in der Versorgung von dementen Parkinson-Patienten (PDD), aber auch um sekundäre Krankheitskosten zu minimieren, besondere Aufmerksamkeit geschenkt werden, u. a. mit einer guten Aufklärung zur Deckung des Informationsbedarfs, aber auch durch Vermittlung von Anlaufstellen z. B. regionaler Selbsthilfegruppen. Hierbei spielen Sozialdienste in Krankenhäusern und ambulante Pflegestützpunkte eine wesentliche Rolle, um die Möglichkeiten der Versorgung und der damit einhergehenden Entlastung der Angehörigen zu vermitteln (z. B. Pflegeberatung, Vermittlung von ambulanten, teilstationären und stationären Angeboten).

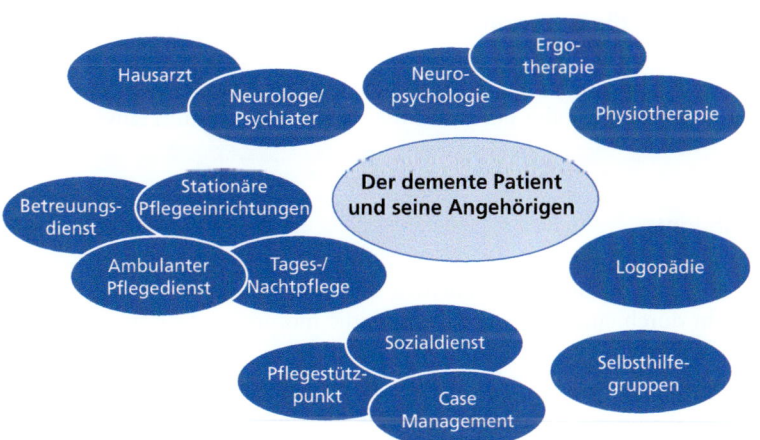

Abb. 19.2: Das multidisziplinäre Team in der Versorgung von Patienten mit Parkinson-Demenz

Aktuelle Herausforderungen in der Versorgung und mögliche Lösungsansätze

Problematik der medizinisch-therapeutischen Unterversorgung im ländlichen Raum

Der Fall unseres Patienten Herr M. verdeutlicht die Problematik der medizinisch-therapeutischen Unterversorgung im ländlichen Raum. Oft stehen keine oder nicht genügend Kapazitäten vor Ort zur Verfügung, um den Versorgungsbedarf zu decken; längere Wege zu Ballungszentren bedeuten in der Regel eine zusätzliche zeitliche, physische und monetäre Belastung der Patienten und Angehörigen, was auch zu einer Nichtinanspruchnahme notwendiger Therapien führen kann. Eine bessere telemedizinische Versorgung sowie der vermehrte Einsatz von Video-gestützten Therapien und »Home«-Trainings könnten zu einer flächendeckenderen medizinisch-therapeutischen Versorgung führen. Gezielte psychosoziale Interventionsprogramme für Angehörige von PD-Patienten sind bislang kaum verfügbar und sollten entwickelt, evaluiert und implementiert werden; auch hier sind Video-/Internet-gestützte Konzepte notwendig. Zur Behandlung einer demenziellen Symptomatik sollten vermehrt kognitive Stimulationsprogramme (d. h. die globale Aktivierung der Kognition durch den Einsatz von kognitiv anregenden Aufgaben, Spielen und Gesprächsrunden) für Patienten mit PDD angewendet werden; laut S3-Leitlinie der Diagnostik und Therapie der Demenzen haben diese einen Empfehlungsgrad B und sollten daher angeboten werden (DGPPN & DGN 2016). Zur Prävention kognitiver Beeinträchtigungen bei Parkinson-Patienten ohne kognitive Störungen bzw. eines weiteren kognitiven Abbaus bei Patienten mit PD-MCI sollten die zunehmenden Erkenntnisse zur Wirksamkeit kognitiver Trainings dazu führen, dass auch diese zukünftig einen höheren Stellenwert einnehmen und in die Regelversorgung implementiert werden.

Kognitive Stimulationsprogramme

Was haben die Autorinnen aus diesem Fall gelernt?

Kognitive Störungen bei Parkinson-Patienten sollten frühzeitig diagnostiziert werden; es sollte ein multidisziplinärer Behandlungsansatz verfolgt werden.

Highlights

- Die Lebensqualität der Patienten und Angehörigen wird mindestens so sehr durch eine Demenz wie durch die motorische Symptomatik beeinträchtigt.
- Demenz ist eine wichtige Indikation für eine Pflegeheimübersiedlung.
- Schon zum Zeitpunkt der Parkinson-Diagnose und zur Verlaufsuntersuchung sollten neuropsychologische Testungen erfolgen.
- Kognitive Trainings und kognitive Stimulation stellen wirksame Interventionen bei Patienten mit IPS dar.
- Angehörige von dementen Parkinson-Patienten sind oft stark belastet und sollten gut informiert und in das Versorgungskonzept eingebunden werden.

Literatur

Aarsland D (2016) Cognitive impairment in Parkinson's disease and dementia with Lewy bodies. Parkinsonism Relat Disord 22 (Suppl. 1): 144–148.

da Silva FC, Iop RDR, de Oliveira LC, Boll AM, de Alvarenga JGS, Gutierres Filho PJB, de Melo LMAB, Xavier AJ, da Silva R (2018) Effects of physical exercise programs on cognitive function in Parkinson's disease patients: A systematic review of randomized controlled trials of the last 10 years. PLoS One 13(2): e0193113.

Deutsche Gesellschaft für Neurologie (DGN) (2016) S3-Leitlinie Idiopathisches Parkinson-Syndrom. (https://www.dgn.org/leitlinien/3219-030-010-idiopathisches-parkinson-syndrom, Zugriff am 02.08.2018).

Deutsche Gesellschaft für Psychiatrie und Psychotherapie, Psychosomatik und Nervenheilkunde (DGPPN) & Deutsche Gesellschaft für Neurologie (DGN) (2016) S3-Leitlinie »Demenzen« (Langversion). (https://www.awmf.org/uploads/tx_szleitlinien/038-013l_S3-Demenzen-2016-07.pdf, Zugriff am 03.08.2018).

Emre M, Aarsland D, Brown R, Burn DJ, Duyckaerts C, Mizuno Y, Broe GA, Cummings J, Dickson DW, Gauthier S, Goldman J, Goetz C, Korczyn A, Lees A, Levy R, Litvan I, McKeith I, Olanow W, Poewe W, Quinn N, Sampaio C, Tolosa E, Dubois B (2007) Clinical diagnostic criteria for dementia associated with Parkinson's disease. Mov Disord 22(12): 1689–1707.

Hanagasi HA, Tufekcioglu Z, Emre M (2017) Dementia in Parkinson's disease. J Neurol Sci 374: 26–31.

Kalbe E, Folkerts AK (2016) Kognitives Training bei Parkinsonpatienten – eine neue Therapieoption? Fortschr Neurol Psychiatr 84 (Suppl 1): 24–35.

Leung IH, Walton CC, Hallock H, Lewis SJ, Valenzuela M, Lampit A (2015) Cognitive training in Parkinson disease: A systematic review and meta-analysis. Neurology 85 (21): 1843–1851.

Litvan I, Goldman JG, Tröster AI, Schmand BA, Weintraub D, Petersen RC, Mollenhauer B, Adler CH, Marder K, Williams-Gray CH, Aarsland D, Kulisevsky J, Rodriguez-Oroz MC, Burn DJ, Barker RA, Emre M (2012) Diagnostic criteria for mild cognitive impairment in Parkinson's disease: Movement Disorder Society Task Force guidelines. Mov Disord 27: 349–356.

Monastero R, Cicero CE, Baschi R, Davi M, Luca A, Restivo V, Zangara C, Fierro B, Zappia M, Nicoletti A (2018) Mild cognitive impairment in Parkinson's disease: the Parkinson's disease cognitive study (PACOS). J Neurol 265(5): 1050–1058.

Ypinga JHL, de Vries NM, Boonen LHHM, Koolman X, Munneke M, Zwinderman AH, Bloem BR (2018) Effectiveness and costs of specialised physiotherapy given via ParkinsonNet: a retrospective analysis of medical claims data. Lancet Neurol 17 (2):153–161.

20 Der halluzinierende Patient

Ilona Csoti[23]

Zusammenfassung

Ein 68-jähriger Rentner leidet seit neun Jahren an einem idiopathischen Parkinson-Syndrom (syn. M. Parkinson) und degenerativen Veränderungen der Wirbelsäule. Er wird leitliniengerecht mit einer Kombination aus Levodopa/Decarboxylasehemmer, einem COMT-Hemmer und einem Dopaminagonisten behandelt. MAO-B-Hemmer wurden nicht vertragen. Die aktivierenden Begleitbehandlungen werden leider nur limitiert wahrgenommen, da der Patient nach eigenen Angaben nicht ausreichend Zeit zur Verfügung habe.

Doppelbilder und Halluzinationen

Seit drei Jahren treten Doppelbilder und Halluzinationen auf, die den Patienten und auch seine Ehefrau belasten. Insbesondere in der Dämmerung und am Abend sieht er fremde Menschen in seiner Wohnung, die im Wohnzimmer herumstehen oder in seinem Bett liegen. Begonnen hatte diese Symptomatik zunächst mit visuellen Verkennungen, welche in Halluzinationen mit erhaltener Einsicht übergingen. In der Zwischenzeit ist der Realitätsbezug verloren gegangen. So geht der Patient am Abend z. B. nicht zu Bett, da dieses schon belegt sei. Aufgrund der Halluzinationen entwickelte er eine depressive Affektlage mit Rückzugstendenzen und fährt kein Auto mehr. Seine Ehefrau war sehr besorgt und veranlasste mehrfach kurzfristige Vorstellungstermine bei seinem Neurologen.

Eindeutiger Zusammenhang von Halluzinationen mit IPS

Vorgestellt wird eine Kasuistik, aus der ein eindeutiger Zusammenhang von Halluzinationen mit der Grunderkrankung idiopathisches Parkinson-Syndrom (IPS) hervorgeht. Einleitend wird auf provozierende Faktoren eingegangen. Die Differenzialdiagnose und Möglichkeiten der Therapie werden diskutiert. Eine interdisziplinäre Kooperation zwischen Neurologie, Psychiatrie und Ophthalmologie ist bei halluzinierenden Patienten wünschenswert.

Einleitung

Halluzination: häufiges nicht-motorisches Symptom bim IPS

Halluzinationen sind ein häufiges nicht-motorisches Symptom beim Idiopathischen Parkinson-Syndrom (IPS) mit einer Langzeitprävalenz von 46 %

---

23 **Dr. Ilona Csoti**, Ärztliche Direktorin, Gertrudis-Klinik, Parkinson-Zentrum, Leun-Biskirchen.

(Fénelon et al. 2000). Typisch sind visuelle Trugwahrnehmungen, selten wird auch über olfaktorische, taktile oder akustische Halluzinationen berichtet (Kulick et al. 2018). Die Patienten sehen Menschen, Tiere, Insekten oder bizarre Objekte, z. B. stark verzerrte Gesichter. Als neuropsychiatrisches Symptom werden sie neben illusionären Verkennungen (aus einem Schatten an der Wand wird ein Gesicht), Präsenz-Halluzinationen (Gefühl, dass eine Person im Raum anwesend ist), Passage-Halluzinationen (Sehreize im Augenwinkel werden fälschlicherweise als vorbeihuschende Personen oder Tiere interpretiert), paranoiden Denkinhalten und Verwirrtheit dem klinischen Spektrum der Psychose beim IPS zugeordnet. Im zirkadianen Tagesverlauf treten sie bevorzugt in der Abenddämmerung bzw. bei reduzierter Beleuchtung und in der Nacht auf (hypnagoge Halluzinationen), ein Zeitabschnitt, in dem auch Visus und Okulomotorik besonders herausgefordert werden und das Konzentrationsniveau absinkt (Barnes und David 2001). So wird von einer australischen Arbeitsgruppe ein Zusammenspiel zwischen gestörter visueller Verarbeitung, Mangel an Aufmerksamkeit und dopaminerger Funktionsstörung in höheren Verarbeitungszentren (Retina, Striatum, präfrontaler Cortex, occipitaler Cortex, Thalamus, Cingulum, Amygdala) als Ursache vorgeschlagen (siehe Fig. 1. in Shine et al. 2011).

Diederich et al. konnten zudem nachweisen, dass sich die Augen von Patienten mit IPS langsamer bewegen und sie aus diesem Grund Schwierigkeiten haben, ein sich bewegendes Objekt »automatisch« mit den Augen zu verfolgen. Außerdem falle es ihnen schwer, Bilder mit niedrigen Kontrasten zu erkennen und Gesichtsausdrücke anderer Menschen unbewusst zu analysieren (Diederich et al. 2014).

Risikofaktoren und Therapie

Diagnostik und Therapie basieren auf einem sorgfältigen Ausschluss anderer in- und extrinsischer auslösender Faktoren, wie fieberhafte Infekte, Dehydratation sowie einer Überprüfung der Begleitmedikation inklusive der Parkinson-Medikation. Hier sei insbesondere auf anticholinerge und somit psychotogene Pharmaka hingewiesen (z. B. zentral wirksame Urologika, Trizyklika).

Engmaschige klinische Verlaufsuntersuchungen in Kombination mit einer neuropsychologischen Testung sind angezeigt, da Halluzinationen häufig bei kognitiv eingeschränkten Patienten auftreten und somit auf eine beginnende Parkinson-Demenz hinweisen können (Fénelon et al. 2000). Einige Arbeitsgruppen konnten Halluzinationen jedoch auch in frühen Krankheitsstadien nachweisen (Biglan et al. 2007; Khoo et al. 2013). Halluzinationen beim IPS sind in seltenen Fällen nur eine einfache Nebenwirkung der Medikation, in diesem Fall würden sie durch das Absetzen des auslösenden Arzneimittels oder durch eine Dosisreduktion vollständig remittieren. In den meisten Fällen flackern sie jedoch nach anfänglicher Rückbildung durch eine Dosismodifikation erneut auf oder persistieren, wenn keine anderen Therapieoptionen zum Einsatz kommen. Es gibt Arbeitsgruppen,

Parkinson-Demenz

welche aufgrund von systematischen Untersuchungen von Halluzinationen beim IPS einen Zusammenhang mit der Medikation ausschließen (Merims et al. 2004). Diskutiert werden bereits in frühen Krankheitsstadien nachweisbare cholinerge Defizite in temporalen, occipitalen und parietalen Assoziationscortices, welche bei Eintreten einer Parkinson-Demenz deutlich zunehmen (Hilker et al. 2005).

Differenzialdiagnostisch sollten o. g. organische Begleiterkrankungen mit Beeinträchtigung des Hirnstoffwechsels ebenso überprüft werden wie toxische Arzneimittelreaktionen, Schlaf-Wach-Rhythmusstörungen oder andere neurologisch/psychiatrische oder ophthalmologische Komorbiditäten. Insbesondere sollte ein Charles-Bonnet-Syndrom bei erheblicher Sehminderung differenzialdiagnostisch ausgeschlossen werden, da diese Patienten nicht auf die sonst in der S3-Leitlinie empfohlene Therapie mit atypischen Neuroleptika oder Acetylcholinesterasehemmer ansprechen.

Bleibt im Rahmen des Ausschlussverfahrens das IPS ursächlich, ist zunächst eine Reduktion der dopaminergen Ersatztherapie vorzunehmen. Sollte dies nicht zu einem Sistieren der Halluzinationen führen, ist eine zusätzliche Behandlung mit atypischen Neuroleptika erforderlich, um eine untragbare Verschlechterung der PS-Symptome zu vermeiden. Laut der aktuellen S3-Leitlinie Parkinson kommen dafür nur Clozapin (mit Zulassung) oder Quetiapin (OFF-label) infrage. Klassische Neuroleptika sind bekanntlich kontraindiziert. Auf eine ausreichende Flüssigkeitszufuhr ist zu achten. Sollte sich klinisch und neuropsychologisch eine Demenz bei IPS sichern lassen, wird eine Therapie mit Acetylcholinesterasehemmern empfohlen (Zahodne und Fernandez 2008). In der Zulassungsstudie von Rivastigmin waren Halluzinationen in der Plazebogruppe häufiger als in der Verumgruppe (Emre et al. 2014). Das in den USA zur Therapie von Halluzinationen im Rahmen einer Parkinson-Psychose bereits zugelassene Pimavanserin steht in Deutschland nicht zur Verfügung.

Falldarstellung

Anamnese

Im Jahr 2012 bemerkte der damals 59-jährige Hausmeister erstmals eine Behinderung des linken Beines beim Gehen und eine Verlangsamung aller Bewegungsabläufe bei bereits seit Jahren vorbestehenden Riechstörungen. Feinmotorisch anspruchsvolle Tätigkeiten gingen ihm schlechter von der Hand und seine Frau ermahnte ihn häufig wegen seiner schlechten Körperhaltung. Krankengymnastik und symptomatische Behandlungen durch einen Orthopäden brachten keine Linderung der Beschwerden, auch wurden sie nicht konsequent in Anspruch genommen. Nachdem auch ein Ruhetremor der linken Hand auftrat, wurde noch im selben Jahr ein Parkinson-Syndrom diagnostiziert und eine spezifische medikamentöse Dopaminersatztherapie mit Pramipexol und Rasagilin eingeleitet. Leider musste wegen Schwindel und Benommenheit auf den MAO-B-Hemmer verzichtet werden. Auch die Dosis von Pramipexol musste wegen Benommenheit und Doppelbildern von 3,15 mg retard auf 2,1 mg retard zurückdosiert werden. Eine Kombination mit Levodopa/Benserazid (3 x 100/25 mg) wurde nach fünf Krankheitsjahren erforderlich. Trotz regelmäßiger Einnahme der Medikation entwickelte der Patient Wirkungsfluktuationen vom Wearing-OFF-Typ und ab 2018 auch visuelle Halluzinationen. Zur Verkürzung der OFF-Phasen erfolgte zunächst die Kombination mit dem COMT-Hemmer Entacapon, welcher wegen neu aufgetretener Benommenheit und Verfärbung des Urins auf Opicapon umgestellt wurde mit bislang guter Verträglichkeit. Aufgrund der Parkinson-assoziierten Lidmotorikstörung (verminderter Lidschlag) entwickelte der Patient eine Keratokonjunktivitis sicca (trockenes Auge) und infolge einer Überaktivität der Talgdrüsen der Gesichtshaut eine seborrhoische Dermatitis unter Einschluss der Lidränder mit chronischer Blepharitis. Ferner zeigte sich eine überaktive Blase mit imperativem Harndrang, Pollakisurie und Nykturie mit konsekutiver Insomnie und abnorm erhöhter Tagesmüdigkeit.

An komplizierenden Begleiterkrankungen bestanden neben einer leichten Adipositas (BMI 27,4 kg/m^2) eine Karotisatheromatose ohne hämodynamisch relevante Stenosen sowie muskuloskelettale Schmerzen bei degenerativem Wirbelsäulensyndrom. Ein Vitamin D Mangel wurde substituiert. Das 2012 veranlasste MRT des Neurocraniums zeigte eine leichte zerebrale Mikroangiopathie, das MRT der LWS degenerative Veränderungen ohne Zeichen einer Spinalkanalstenose. In der Elektroneurografie (ENG) stellte sich eine axonale sensible Polyneuropathie dar. Die Familienanamnese war bezüglich extrapyramidaler Bewegungsstörungen unauffällig.

Komplizierende Begleiterkrankungen

Klinischer Befund

Allgemein: 69-jähriger Patient in gutem AZ und EZ. Körpergröße 174 cm, Gewicht 85 kg. Haut und sichtbare Schleimhäute gut durchblutet, Flushing und seborrhoische Dermatitis der Gesichtshaut, Lidränder gerötet, Epiphora. Keine Ödeme, Zunge feucht, Visus brillenkorrigiert. Cor und Pulmo auskultatorisch unauffällig, RR 130/80 mmHg, HF 76/min rhythmisch. Abdomen weich, Peristaltik mäßig, keine pathologischen Resistenzen. Extremitäten frei beweglich, Wirbelsäule nicht klopfschmerzhaft, periphere Pulse tastbar, keine Stenosegeräusche über den Karotiden.

Neurologisch: Kalotte nicht klopfschmerzhaft, NAP frei, kein Meningismus. Glabellareflex enthemmt, Hirnnerven intakt. Konvergenzparese links mehr als rechts, keine vertikale oder horizontale Blickparese. VOR unauffällig. MER seitengleich mittellebhaft, keine pathologischen Reflexe. Kraftentfaltung linksbetont leicht vermindert ohne manifeste Paresen, Halteversuche ohne Absinken, Sensibilität ungestört, Zeigeversuche metrisch. Haltung gebunden und leicht anteflektiert, Hypomimie, seltener Lidschlag. Sprache hypophon mit verminderter Prosodie. Gang verlangsamt mit verminderter Schrittweite, verminderte Synkinese links, Wendung mit drei Zwischenschritten, Retropulsion, Starthemmungen. Mäßiger linksbetonter Rigor in den Armen und

Beinen mit Zahnradphänomen in den großen Gelenken, Nackenrigor. Linksseitiger Ruhetremor. Bradydiadochokinese links > rechts. End-of-dose-, early-morning- und Nacht-Akinese. Keine Dyskinesien. Keine Dystonien.

In den medikamentösen »OFF«-Phasen Zunahme der motorischen Symptome, insbesondere der Gangstörungen mit Starthemmungen und des Tremors, im nichtmotorischen Bereich Dysthymie.

Vegetativum: Hyperhidrosis, Seborrhoe, Dranginkontinenz, kalte Akren.

Psychisch: Bewusstseinsklarer Patient, zu allen Qualitäten voll orientiert. Stimmungslage im medikamentösen »ON« ausgeglichen, im »OFF« dysthym. Normaler Antrieb, leichte Kurzzeitgedächtnis- und Konzentrationsstörungen ohne Beeinträchtigung der Alltagskompetenz, verminderte Wortflüssigkeit, sonst unauffällige mnestisch-kognitive Funktionen. Anamnestisch visuelle Halluzinationen, Gedankengang inhaltlich und formal geordnet, Impulskontrollstörungen werden verneint, allerdings beschäftigt sich der Patient ganztägig in Haus und Garten (Ehefrau »Er ist immer am Räuseln.«).

Tab. 20.1: UPDRS

Teil	Unified Parkinson's Disease Rating Scale (UPDRS)	ON	OFF
I.	Kognitive Funktionen, Verhalten, Stimmung	0	2
II.	Aktivitäten des täglichen Lebens	12	19
III.	Motorik	33	40
	Gesamtsumme	**45**	**61**
IV.	Komplikationen	3	3

Hoehn-Yahr-Skala: Aufnahme: 3, Entlassung: 3

Schwab-England-Skala: Aufnahme: 60 %, Entlassung: 70 %

EEG

Gut ausgeprägtes, regelmäßiges Alpha-EEG an der Grenze zur leichten Allgemeinveränderung, kein Herdbefund, keine epilepsiespezifischen Potenziale. Vigilanzschwankungen.

Neuropsychologische Diagnostik

Uhrentest: 2/6 Fehlerpunkte. Leichte visuell-räumliche Fehler.
Montreal-Cognitive Assessment (MoCA): 25/30 Punkten – leichte kognitive Beeinträchtigung (Visuospatial-Exekutiv 4/5, Benennen 3/3, Aufmerksamkeit 4/6, Sprache 2/2, Benennen 0/1, Abstraktion 2/2, Erinnerung 4/5, Orientierung 6/6)

Parkinson Neuropsychometric Dementia Assessment (PANDA): 19/30 Punkten – leichte kognitive Defizite (Paarassoziationslernen 4/5, Wortflüssigkeit 4/7, räumliches Vorstellungsvermögen 4/5, Arbeitsgedächtnis 4/6, verzögerte Abfrage 3/7).

Kranielle Bildgebung

cMRT: Symmetrische Hirnhälften, Liquorräume normal entfaltet, normaler Kontrast zwischen Marklager und Hirnrinde. T1-gewichtetes MRT (links): Marklager signalintensiver als Hirnrinde. T2-gewichtetes MRT (rechts): Marklager signalärmer als Hirnrinde. Die disseminierten signaldifferenten Punkte im beidseitigen hochfrontalen und hochparietalen Marklager sind nicht pathologisch. Es handelt sich um perivaskuläre Liquorräume Robin Virchow. Beurteilung: Normalbefund.

Diagnosen

Idiopathisches Parkinson-Syndrom vom Äquivalenztyp mit Wirkungsfluktuationen
Stadium III nach Hoehn und Yahr
Leichte kognitive Beeinträchtigung
Organische Halluzinose
Schwindel und Taumel
Imperativer Harndrang
Sensible Polyneuropathie
Keratokonjunktivitis sicca
Karotisatheromatose ohne hämodynamisch wirksame Stenosen (ED 2007)
Degeneratives LWS-Syndrom
Vitamin D Mangel
Unverträglichkeiten: Rasagilin, Entacapon (Benommenheit), Pramipexol in Dosen > 2,1 mg retard (Doppelbilder)

Therapie

Die initiale Therapie erfolgte 2012 mit Pramipexol (1,05 mg retard) mit guter Response. Das zur potenziellen Krankheitsmodifikation verordnete Rasagilin wurde nicht vertragen und musste wegen Schwindel und Benommenheit abgesetzt werden. Wegen Zunahme der motorischen Einschränkungen und des Tremors erfolgte eine Kombination mit Levodopa/Benserazid (50/12,5 mg, Dosis 1-1-1) mit schrittweiser Aufdosierung auf 100/25 mg (1-1-1). Auch Pramipexol wurde im Verlauf aufdosiert. 2015 – unter Pramipexol 3,15 mg retard – klagte der Patient erstmals über Doppelbilder und nächtliche visuelle Verkennungen. Trotz Reduktion von Pramipexol auf 2,62 mg retard Weiterbestehen der Doppelbilder und Übergang der visuellen Verkennungen in Halluzinationen ohne Einsicht. Die Pramipexol-Dosis wurde aus diesem Grund auf 0,52 mg retard zurückdosiert. Nach Rückdosierung von Pramipexol Verschlechterung der Motorik, Auftreten einer nächtlichen und frühmorgendlichen Akinese sowie Wirkungsverlust mit Auftreten von motorischen und nicht-motorischen end-of-dose-Erscheinungen nach ca. vier Stunden. Aus diesem Grund Verkürzung der Einnahmeintervalle auf vier Stunden und Kombination mit dem COMT-Hemmer Opicapon zur Optimierung der L-Dopa-Therapie, nachdem Entacapon zuvor nicht vertragen wurde (Schwindel, Benommenheit). Im weiteren Verlauf persistierte die frühmorgendliche Akinese und der Patient entwickelte eine dysthyme Affektlage. Aus diesem Grund Gabe der ersten L-Dopa-Dosis in löslicher Formulierung (Madopar® LT) mit schnellerem Wirkungseintritt und gutem Effekt auf die morgendlichen Muskelverspannungen und das affektive Morgentief. Nach Optimierung der dopaminergen Substitution erneutes Auftreten von visuellen Halluzinationen, nun auch über den Tag. Da eine Rückdosierung aus Rücksicht auf die Motorik nicht gewünscht wurde, wurde der Patient auf Clozapin zur Nacht eingestellt, beginnend mit 6,25 mg, aktuell 12,5 mg. Unter dieser Medikation Sistieren der Halluzinose bei guter Kinese und nur kurzen und tolerierbaren end-of-dose Phasen von ca. zehn bis maximal 15 Minuten. Als positiver Nebeneffekt berichtete der Patient auch über eine Besserung des Tremors.

Die Funktion der Harnblase besserte sich unter dem Alphablocker Tamsulosin, auf die Gabe eines anticholinergen Urologikums wurde wegen der Halluzinose bewusst verzichtet.

Das im Rahmen der augenärztlichen Untersuchung diagnostizierte trockene Auge wird lokal dauerhaft mit einem künstlichen Tränenersatzmittel behandelt, die chronische Blepharitis mit einer Pflegelotion, die Gesichtshaut lokal mit Ketoconazol 2 % Creme.

Aktuelle Medikation: Levodopa/Benserazid (Madopar® LT) 1-0-0-0, Levodopa/Benserazid (Madopar 125 mg®) 100/25 mg 0-1-1-1-1-0, Levodopa/Benserazid 100/25 mg retard (Madopar depot®) zur Nacht, Opicapon (Ongentys® 50 mg) 0-0-0-0-1-0, Tamsulosin 0,4 mg 0-0-0-1, Cationorm® Augentropfen 3 x tgl. je einen Tropfen R/L, Blephasol Duo Lotion morgens und abends zur Lidrandpflege, Terzolin® 2 % Creme lokal Gesicht. Physiotherapie 2 x/Woche unter Anleitung, täglich in Eigenregie.

Diskussion

Halluzinationen beim IPS gehören zu den neuropsychiatrischen Symptomen

Halluzinationen beim IPS gehören zu den neuropsychiatrischen Symptomen der Erkrankung. Aufgrund der positiven Korrelation mit Alter und Demenz sollte immer eine orientierende kognitive Testung erfolgen. Das therapeutische Setting beinhaltet zunächst eine Modifikation der dopaminergen Medikation und bei Realitätsverlust und drohender psychotischer Entgleisung eine Behandlung mit einem atypischen Neuroleptikum. Lässt das Ergebnis der neurokognitiven Testung auf eine Demenz schließen, sollte vor Beginn einer neuroleptischen Medikation eine Therapie mit einem Acetylcholinesterasehemmer erfolgen. Im Rahmen der Differenzialdiagnose sind sowohl internistische, pharmakologische, psychiatrische als auch ophthalmologische Begleitumstände zu berücksichtigen. In seltenen Fällen treten sie als einfache Nebenwirkung eines Arzneimittels auf und bilden sich nach Absetzen oder Dosisreduktion vollständig zurück. Zur Dokumentation eignet sich in der täglichen Praxis Teil I der UPDRS (Unified Parkinson's Disease Rating Scale), für wissenschaftliche Studien steht u. a. der University of Miami Parkinson's disease Hallucinations Questionnaire (UM-PDHQ) zur Verfügung (Papapetropoulos et al. 2008).

Im vorliegenden Fall war eine zusätzliche neuroleptische Behandlung erforderlich, da eine weitere Dosisreduktion zu einer nicht tolerierbaren Verschlechterung der Motorik geführt hatte. Clozapin wurde als für diese Indikation einzig zugelassenes Medikament first-line eingesetzt und auch vertragen. Bezüglich der erforderlichen Blutbildkontrollen war der Patient compliant, was nicht immer die Regel ist. Hier wäre eine Ausweitung der medikamentösen Möglichkeiten dringend erforderlich, z. B. in Form des in den USA bereits seit 2016 zugelassenen atypischen Neuroleptikums Pimavanserin (Nuplazid®). In der Praxis wird oft aus pragmatischen Gründen Quetiapin verwendet, welches jedoch dosisäquivalent eine geringere antipsychotische Wirksamkeit zeigt und bei Anheben der Dosis zu morgendlichem Überhang, erhöhter Tagesmüdigkeit und orthostatischer Hypotension führen kann. Wegen einer möglichen extrapyramidal-motorischen Verschlechterung soll laut aktueller S3-Leitlinie das ebenfalls atypische Neuroleptikum Olanzapin nicht verwendet werden, dies gilt ebenso für alle typischen Neuroleptika.

Halluzinationen sind ein Symptom der Parkinson-Demenz. Sollte eine solche klinisch und neuropsychologisch nachgewiesen sein, stellen Cholinesterasehemmer, hier insbesondere das für die Demenz bei Parkinson zugelassene Rivastigmin, eine Therapieoption dar. Alltagsrelevante kognitive Einschränkungen waren in diesem Fall nicht nachweisbar. Im Rahmen der Diagnostik wurde vom Augenarzt eine Keratokonjunktivitis sicca und eine chronische Blepharitis diagnostiziert und behandelt. Ein Charles-Bonnet-Syndrom konnte ausgeschlossen werden.

Halluzinationen: Symptom der Parkinson-Demenz

Was hat die Autorin aus diesem Fall gelernt?

Halluzinationen als Symptom des idiopathischen Parkinson-Syndroms stellen im Verlauf der Erkrankung eine der größten therapeutischen Herausforderungen dar. Sie limitieren die dopaminerge Substitution, führen konsekutiv zu einer Verschlechterung der Motorik, haben einen erheblichen Einfluss auf die Lebensqualität der Patienten und erhöhen die seelische Belastung der pflegenden Angehörigen/Betreuer. Früh auftretende Halluzinationen stellen einen wesentlichen Risikofaktor für eine neurokognitive Beeinträchtigung bzw. die Entwicklung einer Parkinson-Demenz dar.

Highlights

- Halluzinationen beim idiopathischen Parkinson-Syndrom können in allen Krankheitsstadien auftreten, auch ohne Nachweis einer kognitiven Beeinträchtigung.
- Eine kognitive Beeinträchtigung sollte als Risikofaktor differenzialdiagnostisch jedoch ausgeschlossen oder nachgewiesen werden, da sich dadurch das therapeutische Setting verändert.
- Ophthalmologische Begleiterkrankungen oder halluzinogene Arzneimittel als Ursache sollten ausgeschlossen werden; nachgewiesene Sehstörungen sollten behandelt, halluzinogene Pharmaka abgesetzt werden.
- Die Therapie erfolgt nach Ausschluss anderer Ursachen durch eine Modifikation der dopaminergen Stimulation und/oder mit atypischen Neuroleptika, bei kognitiven Defiziten mit Rivastigmin.
- Eine Verbesserung der therapeutischen Möglichkeiten, z. B. durch Zulassung von Pimavanserin in Deutschland, wäre wünschenswert.
- Eine interdisziplinäre Zusammenarbeit ist erforderlich und anzustreben.

Literatur

Barnes J, David AS (2001) Visual hallucinations in Parkinson's disease: a review and phenomenological survey. J Neurol Neurosurg Psychiatry 70: 727–733.

Biglan KM, Holloway RG, McDermott MP, Richard IH (2007) The Parkinson Study Group CALM-PD Investigators. Risk factors for somnolence, edema, and hallucinations in early Parkinson disease. Neurology 69(2): 187–195.

Diederich NJ, Stebbins G, Schiltz C, Goetz C (2014) Are patients with Parkinson's disease blind to blindsight? Brain 137(6): 1838–49.

Emre M, Ford PJ, Bilgiç B, Uç EY (2014) Cognitive impairment and dementia in Parkinson's disease: practical issues and management. Mov Disord 29(5): 663–672.

Fénelon G, Mahieux F, Huon R, Ziégler M (2000) Hallucinations in Parkinson's disease: prevalence, phenomenology and risk factors. Brain 123(4): 733–745.

Hilker R, Thomas A, Klein JC, Weisenbach S, Kalbe E, Burghaus L, Jacobs AH, Herholz K, WD Heiss WD (2005) In-vivo-Untersuchung des dopaminergen und cholinergen Systems bei Parkinson-assoziierter Demenz. Akt Neurol. 32: V148.

Khoo TK, Yarnall AJ, Duncan GW, Coleman S, O'Brien JT, Brooks DJ, Barker RA, Burn DJ (2013) The spectrum on nonmotor symptoms in early Parkinson disease. Neurology 80(3): 276–281.

Kulick CV, Montgomery KM, Nirenberg MJ (2018) Comprehensive identification of delusions and olfactory, tactile, gustatory, and minor hallucinations in Parkinson's disease psychosis. Parkinsonism Relat Disord 54: 40–45.

Merims D, Shabtai H, Korczyn AD, Peretz C, Weizman N, Giladi N (2004) Antiparkinsonian medication is not a risk factor for the development of hallucinations in Parkinson's disease. J Neural Transm 111(10–11): 1447–1453.

Papapetropoulos S, Kathen H, Schrag A, Singer C, Scanlon BK, Nation D, Guevara A, Levin B (2008) A questionnaire-based (UM-PDHQ) study of hallucinations in Parkinson's disease. BMC Neurology 8: 21.

Shine JM, Halliday GM, Naismith SL, Lewis SJG (2011) Visual Misperceptions and Hallucinations in Parkinson's Disease: Dysfunction of Attentional Control Networks? Mov Disord 26(12): 2154–2159.

Zahodne LB, Fernandez HH (2008) Course, prognosis, and management of psychosis in Parkinson's disease: are current treatments really effective? CNS Spectr 13(2 Suppl 4): 26–33.

21 Der Patient träumt wild

Sylvia Kotterba[24]

Zusammenfassung

Obwohl bis zu 90 % der Patienten mit idiopathischem Parkinson-Syndrom (IPS) zumindest vorübergehend Schlafstörungen haben, werden diese selten in der Anamnese erfragt. Von besonderer Bedeutung ist die REM-Schlaf-Verhaltensstörung (REM-Sleep behavior disorder, RBD). Durch die fehlende Muskelatonie im REM-Schlaf können die Patienten ihre Träume ausagieren, sich und andere verletzen. Die RBD kann dem IPS und anderen Alphasynucleinopathien um mehr als zehn Jahre vorausgehen und somit Frühsymptom sein. Die Therapie besteht aus Clonazepam und Melatonin. Entscheiden für die RBD ist, dass sie in Zusammenhang mit Dopa-sensitiven cerebralen Bildgebungsverfahren einen Prädiktionsmarker zum Konversionszeitpunkt in die komplette Parkinsonsymptomatik darstellt. Daher könnten sich zukünftig Ansätze für eine neuroprotektive Medikation ergeben.

Einleitung

In der Therapie des idiopathischem Parkinson-Syndroms (IPS) steht oft die Tagesperformanz im Fokus. Bei genauerer Anamnese geben aber bis zu 90 % der Parkinson-Patienten zumindest vorübergehende Schlafstörungen an.

Da es sich häufig um ältere Patienten handelt, können Schlafstörungen völlig unabhängig von der Grunderkrankung sein (Insomnie bei fehlender circadianer Struktur, Schmerzen bei degenerativen Gelenk- und Wirbelsäulenerkrankungen, Herzinsuffizienz; schlafbezogene Atmungsstörungen). Schlafstörungen werden häufig nicht primär berichtet, es muss gezielt gefragt werden. Ein Instrument ist die Parkinson's disease sleep scale (PDSS-2).

Die schlafmedizinische Untersuchung bleibt in vielen Schlaflaboren auf die Bestätigung oder den Ausschluss einer schlafbezogenen Atmungsstörung beschränkt.

Bekannt sind Schlafstörungen bei Parkinson-Patienten durch Halluzinationen unter dopaminerger Therapie. Patienten beschreiben diese manchmal unscharf als »Träume«. Angehörige berichten bei Patienten mit fortgeschrittenem Parkinson häufig eine massive motorische Unruhe in der Nacht, die

> 90 % der Parkinson-Patienten geben zumindest vorübergehende Schlafstörungen an

---

24 **Prof. Dr. Sylvia Kotterba**, Chefärztin, Klinik für Geriatrie, Klinikum Leer gGmbH.

Patienten würden um sich schlagen und sprechen. Tritt dieser Zustand im stationären Setting auf, beginnt die Delirdiagnostik.

Bei gezielter Anamneseerhebung berichten manche Patienten, dass sie auch schon vor der Diagnose und Beginn der Therapie unruhig geschlafen und häufig geträumt haben.

Nicht selten erfolgt der erste Kontakt mit Schlafmedizinern, weil die Partner dieses Verhalten in der Nacht beobachtet haben.

Falldarstellung

Anamnese

Anlässlich einer Patientenveranstaltung mit Führung durch das Schlaflabor fragt ein 69-jähriger Mann, ob auch Patienten mit lebhaften Träumen untersucht werden können. Er wurde vor zehn Jahren tätlich angegriffen. Danach hatte er Albträume.

Nächtliche Bewegungsstörung

Seine Frau hat ihm berichtet, dass er zwei Jahre später begonnen habe, zunehmend häufiger in der Nacht, um sich zu schlagen, zu schreien oder lauthals zu schimpfen. Da er dabei sehr aushole, habe er sie auch schon mehrfach getroffen. Außerdem sei er häufiger aus dem Bett gefallen. Man schlafe daher jetzt getrennt.

Er glaube, dass die Träume durch den Überfall ausgelöst wurden. Auch sein Psychologe habe von einer posttraumatischen Belastungsstörung gesprochen. Unter Antidepressiva seien die Auffälligkeiten viel stärker geworden.

Vor zehn Jahren war er in einem Schlaflabor. Dort wurde extremes Schnarchen diagnostiziert, das Zäpfchen operativ entfernt, das Gaumensegel gestrafft. Später erfolgte noch eine Korrektur des Nasenseptums. Er habe nicht mehr geschnarcht, der unruhige Schlaf blieb bestehen.

Klinischer Befund

In der durchgeführten Polysomnografie ergaben sich keine Hinweise auf eine schlafbezogene Atmungsstörung. Der Index periodischer Beinbewegungen (PLM) war erhöht (PLM-Index normal bis zu 10/h, unser Patient 90/h). Auffällig waren immer wieder kurze Bewegungen aus dem REM-Schlaf. In zwei Episoden trat Aufrichten und Sprechen/Schimpfen über mehrere Minuten auf (▶ Abb. 21.1).

In der letzten Bewegungsphase wurde der Patient durch die Nachtwache geweckt, da er drohte, aus dem Bett zu fallen. Er berichtete, dass er gerade mit seinem Nachbarn gestritten habe.

Am Folgetag konnte sich der Patient nur an den letzten Traum erinnern. Auch bei gezielter Anamnese ergaben sich keine Hinweise auf das Vorliegen eines Restless Legs Syndroms.

In der neurologischen Untersuchung zeigten sich bis auf eine leichte bimalleoläre Pallhypästhesie keine Auffälligkeiten. Auch der psychopathologische Befund war regelrecht.

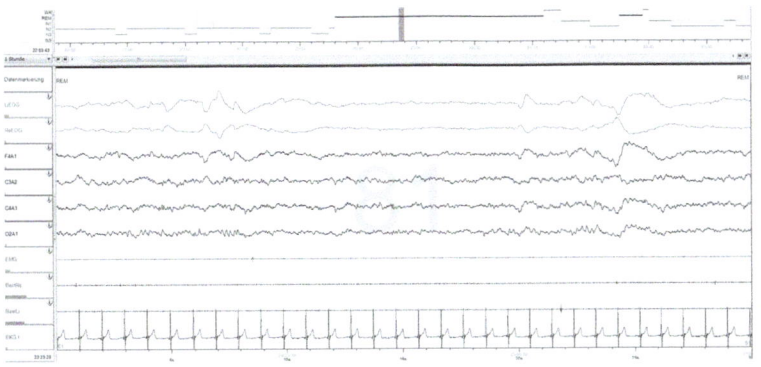

Abb. 21.1:
Physiologischer REM-Schlaf – Atonie der Muskulatur
Schlafstadien
WK wach
REM-Rapid Eye Movement,
N1-N3- Non-REM-Schlafphasen
Elektrookulogramm: LEOG, REOG-linkes und rechtes Auge, typisch gegenläufig im REM-Schlaf
Elektroenzephalogramm: F4A1, C3A2, C4A1, O2A1
Submentales EMG: EMG
Beinableitung
M.tibialis ant: Bein li, Bein re

Schlaflabor:
REM-Schlaf Verhaltensstörung

Unauffällig war ebenfalls die Zusatzdiagnostik mittels MRT des Schädels, EEG, Routinelabor und EKG.

Die schlafmedizinischen Befunde waren somit klassisch für eine REM-Schlaf Verhaltensstörung. Es erfolgte die Gabe von 1 mg Clonazepam zur Nacht. Hierunter waren die nächtlichen Bewegungen nicht mehr nachweisbar

Therapie und Verlauf

Sechs Monate später traten leichte Gangstörungen auf, in der neurologischen Untersuchung fand sich ein linksbetonter Rigor der Arme. Ein DaTSCAN® bestätigte die Diagnose eines Parkinson-Syndroms.

Seither ist der Patient in Jahresabständen zweimal vorstellig geworden. Unter der Therapie mit 3 x 62,5 mg Levodopa/Benserazid und Rasagilin 1 mg ist er gut eingestellt. Die Clonazepam-Dosis wurde beibehalten, es bestand kein Überhang tagsüber. Selten traten Episoden der REM-Schlaf-Verhaltensstörung auf.

Vor sechs Monaten trat wieder eine Zunahme der Episoden der REM-Schlaf Verhaltensstörung, eine Erhöhung der Clonazepam-Dosis lehnte der Patient ab. Daher erfolgte eine Eindosierung von 2 mg retardiertem Melatonin zur Nacht. Hierunter ließ sich bisher die REM-Schlaf-Verhaltensstörung gut beherrschen.

Diskussion

Die REM-Schlaf Verhaltensstörung ist bei Patienten mit idiopathischem Parkinson-Syndrom häufig und kann Jahrzehnte als isoliertes Symptom vor Eintritt der typischen Parkinson-Symptome auftreten.

Charakteristisch für den REM-Schlaf ist eine Muskelatonie, ansonsten würden wir alle unsere Träume ausagieren (▶ Abb. 21.1). Normalerweise kommt es im REM-Schlaf zu inhibitorischen Inputs auf die Muskulatur. Mit zunehmender Schlafforschung wurden auch die Bewegungen im Schlaf beobachtet. Carlos Schenck et al. haben sich hier insbesondere dem

Phänomen der Bewegung aus dem REM-Schlaf gewidmet. Betroffen sind hauptsächlich Männer zwischen dem 50. und 60. Lebensjahr. Sie stellten fest, dass viele Patienten aus dieser Phase erweckbar sind und dann über lebhafte Träume, die den beobachteten Verhaltensweisen entsprachen, berichteten. Sie bezeichneten das Phänomen als REM-Schlaf Verhaltensstörung/REM Sleep behavior Disorder (RBD).

Diagnosesicherung mittels Polysomnografie

Für die polysomnografische Diagnosesicherung wird ein anhaltender oder phasenweiser Verlust der für den REM-Schlaf charakteristischen Muskelatonie gefordert. Das bedeutet, dass im immer abgeleiteten Kinn- oder Bein-EEG Muskelaktivität erkennbar ist, die nicht durch ein Restless-Legs-Syndrom bedingt ist. In aller Regel sind im Video Bewegungen sichtbar (► Abb. 21.2).

Abb. 21.2: Tonussteigerung im submentalen EMG und prätibialen EMG sowie komplette Bewegung bei REM-Schlaf-Verhaltensstörung

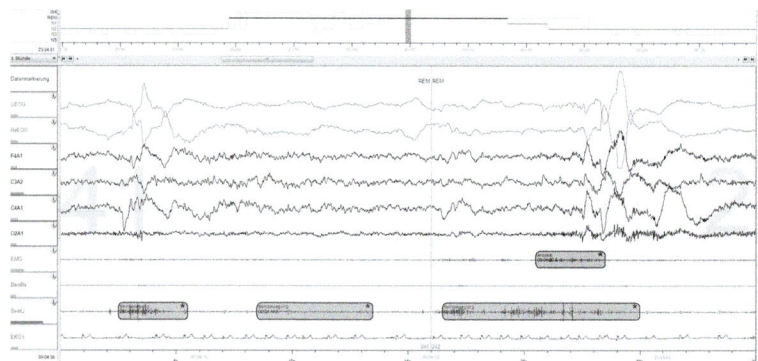

Als Hauptläsionsort wird bei der RBD der pontine Coeruleus-Subcoeruleus-Komplex gesehen. Durch die Läsion fehlt der inhibitorische Input auf die Muskelaktivität. Die RBD kann somit durch jegliche Prozesse in dieser Region ausgelöst werden, es dominieren neben neurodegenerativen Prozessen Hirnstammischämien, Tumore und entzündliche Herde. Ferner können einige Psychopharmaka (insbesondere Mirtazapin und Fluoxetin) eine RBD induzieren.

Viele dieser Patienten sind nachbeobachtet worden und werden weiter beobachtet.

Hohes Risiko für die Entwicklung einer Alphasynukleinopathie

Es zeigt sich, dass sie in zunehmendem Maße (aktuell bei mehr als 80 %) Alphasynukleinopathien (IPS, Lewy-Body-Demenz, Multisystematrophien) entwickeln und wahrscheinlich alle Patienten mit einer initialen REM-Schlafverhaltensstörung im Laufe ihres Lebens betroffen werden.

Dabei kann die RBD den ersten klinischen Anzeichen des IPS Jahrzehnte vorausgehen.

Klinische Zusatzuntersuchungen zeigen, dass die betroffenen Patienten früh Riechstörungen im Sniffing-Test aufweisen und Veränderungen in speziellen bildgebenden Verfahren mit Darstellung der dopaminergen Regionen (F-Dopa-PET, 18F-FDG-PET, DaTSCAN®) aufweisen können und sich in Kombination mit anderen Biomarkern mögliche Prognosen zur Konversion in eine Alphasynukleinopathie ergeben. Die RBD ist somit ein wesentliches Symptom in der Prodromalphase von Alphasynukleinopathien.

Es ist also wichtig, Patienten mit REM-Schlaf Verhaltensstörung im Verlauf weiter zu untersuchen, um weitere Krankheitszeichen früh zu erkennen. Eine dopaminerge Medikation beeinflusst die Schlafstörung nicht. Forschungsbemühen im Hinblick auf eine neuroprotektive Medikation gibt es zunehmend auf dem Gebiet der Alphasynukleinopathien. Hier wären die Patienten mit Frühzeichen wie Riechstörungen oder REM-Schlaf Verhaltensstörungen die geeigneten Kandidaten.

Aber auch bei bereits diagnostiziertem IPS spielen Schlafstörungen eine wichtige Rolle. Gezielte Forschungen von Trenkwalder et al. mithilfe eines Fragebogens bei IPS (PDSS-2) zeigen bei bis zu 90 % der Parkinson-Patienten zumindest vorübergehende Schlafstörungen auf.

Häufig besteht im Verlauf der Parkinson-Erkrankung eine REM-Schlaf Verhaltensstörung.

Darüber hinaus werden häufig folgende Symptome beklagt:

- Restless Legs Syndrom
- Ein- und Durchschlafstörungen durch krankheitsspezifische Symptome wie Akinese und Tremor
- Halluzinationen – meist bei höherer dopaminerger Medikation
- Albträume
- Insomnie
- Schlafbezogenen Atmungsstörungen

Die Anamnese sollte daher bei Parkinson-Patienten auch immer den Schlaf beinhalten, um eine Medikationsanpassung zu ermöglichen oder zusätzliche Therapien (z. B. CPAP-Therapie) zu initiieren.

Bei unruhigem Schlaf mit Bewegung und Träumen wird zur Differenzialdiagnostik eine Polysomnografie notwendig, um zwischen REM-Schlaf Verhaltensstörung und Halluzinationen/deliranten Bildern unterscheiden zu können. Insbesondere bei fortgeschrittenem IPS wird dies häufig versäumt.

Eine Therapie der RBD ist erforderlich, wenn Eigen- oder Fremdgefährdung besteht (in der Regel Verletzungen, die aber bei angezweifeltem Zusammenhang mit der RBD auch forensische Bedeutung haben können).

Aktuell besteht die Therapie der REM-Schlaf-Verhaltensstörung in der Gabe von Clonazepam (0,5–2 mg) zur Reduktion der phasischen EMG-Aktivität im REM-Schlaf (wenig Toleranzentwicklung beobachtet) oder Melatonin (3 mg unretardiert, 2 mg retardiert), welches die Muskelatonie im REM-Schlaf fördern kann. Wenige Studien belegten auch Therapieerfolge mit Pramipexol.

Was hat die Autorin aus dem Fall gelernt

- Anhaltende traumbezogene Schlafstörungen sollten nicht isoliert als posttraumatische Belastungsstörungen betrachtet werden.
- Patienten mit REM-Schlaf Verhaltensstörungen müssen regelmäßig nachuntersucht werden.
- Parkinson-Patienten sollten zu ihrem Schlaf befragt werden.

Highlights

- Eigen- oder fremdbeobachteter unruhiger Schlaf bei Parkinson-Patienten in Zusammenhang mit Angaben von Träumen sollten Anlass zu schlafmedizinscher Vorstellung sein.
- Die RBD ist häufig mit Alphasynucleinopathien assoziiert und kann das erste Krankheitssymptom sein.
- Eine Polysomnografie ist für die Diagnose der RBD notwendig.
- Aufgrund der Verletzungsgefahr ist eine Medikation notwendig – in der Regel Clonazepam oder Melatonin.
- Die Diagnose RBD kann ggf zukünftig eine frühe neuroprotektive Therapie ermöglichen.

Kasten 21.1: Diagnosekriterien der REM Sleep Behavior Disorder (RBD)

- Wiederholte Episoden schlafbezogenen Sprechens und/oder komplexer motorischer Handlungen.
- Diese Handlungen sind in der Polysomnografie aus dem REM-Schlaf auftretend, spiegeln den Trauminhalt wider (Patientenanamnese), sodass eine REM-Schlaf Assoziation anzunehmen ist.
- In der Polysomnografie finden sich REM- Schlaf Phasen ohne Atonie.
- Die Störung kann durch keine andere Schlafstörung, psychische Störung, Medikation oder Medikamenten-/Drogenabusus erklärt werden.

Literatur

American Academy of Sleep Medicine (2014) International classification of sleep disorders, 3rd ed.: Diagnostic and coding manual. Westchester, Illinois: American Academy of Sleep Medicine.

Kotterba S (2015) Schlafstörungen bei neurologischen Erkrankungen. Nervenarzt 86 (6): 759–777.

Schenck CH (2013) Rapid eye movement sleep behavior disorder: current knowledge and future directions. Sleep Med 14: 699–702.

Schenck CH, Montplaisir JY, Frauscher B et al (2013) Rapid eye movement sleep behavior disorder: devising controlled active treatment studies for symptomatic and neuroprotective therapy-a consensus statement from the International Rapid Eye Movement Sleep Behavior Disorder study Group. Sleep Med 14: 795–806.

Schulz H, Geisler P, Rodenbeck A (Hrsg.) (2018) Kompendium Schlafmedizin für Ausbildung, Klinik und Praxis (28. Auflage). Landsberg: eco-med.

Trenkwalder C, Kohnen R, Högl B et al. (2011) Parkinson's disease sleep scale – validation of the revised PDSS-2. Mov Disord 26: 644–652.

22 Der Patient sieht doppelt

Josefine Waldthaler[25]

Zusammenfassung

Die Wahrnehmung von Doppelbildern ist ein häufiges nicht-motorisches Symptom der Parkinson-Erkrankung. Die Parkinson-Diplopie kann allerdings durch verschiedene pathophysiologische Mechanismen ausgelöst sein und bedarf daher unterschiedlicher therapeutischer Ansätze.

Intermittierende Phasen mit binokulären Doppelbildern der gesamten Umgebung, insbesondere in der Nähe, sind meist durch Konvergenzinsuffizienz verursacht. Hier lohnt sich vor der Anpassung von prismatischen Brillengläsern die Optimierung der dopaminergen Medikation zur Reduktion von Wirkfluktuationen und OFF-Phasen. Auch die Verbesserung von Tagesmüdigkeit kann zur Rückbildung von Doppelbildern beitragen. Ob und wie weit eine Tiefe Hirnstimulation die Konvergenzinsuffizienz verbessert, ist bisher nicht ausreichend untersucht, scheint aber in Hinblick auf die Minderung von Fluktuation vielversprechend.

Selektive Doppelbilder hingegen stehen in engem Zusammenhang zu anderen visuellen Verkennungen und können Zeichen einer beginnenden kognitiven Dysfunktion sein. Diese Doppelbilder werden, wie andere Halluzinationen, durch dopaminerge Medikation potenziell getriggert und bedürfen daher einer eindeutigen anamnestischen Abgrenzung von vollständigen Doppelbildern sowie ggf. einer neuroleptischen Therapie.

> Wahrnehmung von Doppelbildern: häufiges nicht-motorisches Symptom

> Selektive Doppelbilder: Zeichen einer beginnenden kognitiven Dysfunktion

Einleitung

78 % der Patienten mit idiopathischem Parkinson-Syndrom (IPS) berichten von mindestens einem Symptom, das die visuelle Wahrnehmung betrifft. Gut charakterisierte okuläre Beschwerden umfassen hierbei Blepharospasmus, Lidapraxie, trockenes Auge und reduzierte Blinzelfrequenz, eine leichtgradige Blickparese nach oben, auffällige Sakkaden sowie visuelle Halluzinationen. Doppelbilder werden im Kontakt mit dem Neurologen relativ selten spontan beklagt, vermutlich auch weil Parkinson-Patienten diese nicht direkt in Zusammenhang zu der Erkrankung bringen. Auf Nachfrage und in

---

25 **Dr. Josefine Waldthaler**, Oberärztin Klinik für Neurologie, Universitätsklinikum Gießen und Marburg, Standort Marburg.

klinischen Studien berichten allerdings ca. ein Drittel der Patienten von intermittierender Diplopie.

Aufgrund der Einschränkungen der Beweglichkeit und posturalen Stabilität sind gerade Parkinson-Patienten auf eine Kompensation dieser Defizite durch visuelle Kontrolle angewiesen. Okuläre Beschwerden können daher die Aktivitäten des täglichen Lebens sowie die Orientierung und Bewegung in der Umgebung, sei es beim Gehen oder beim Autofahren, deutlich einschränken und damit zu einer reduzierten Lebensqualität der betroffenen Patienten führen.

Falldarstellung

Anamnese

Der 75-jährige Patient litt bereits seit ca. fünf Jahren an einem idiopathischen Parkinson-Syndrom. Unter der Therapie mit viermal täglich 100/25 mg Levodopa/Benserazid und 8 mg Rotigotin-Pflaster war er lange Zeit sehr zufriedenstellend behandelt.

Wirkfluktuationen und Dyskinesien

Nun bemerkte er allerdings erstmals deutliche Wirkfluktuationen mit leichten Dyskinesien, gefolgt von OFF-Phasen jeweils drei Stunden nach der Einnahme von L-Dopa, weshalb der seit einigen Wochen die Dosis habe anheben müssen. Erstmals berichtete er auch von einem ganz anderen Problem, das ihn beim allmorgendlichen Lesen der Tageszeitung zunehmend störe: Es träten seit zwei Monaten gehäuft Doppelbilder auf, vor allem beim Lesen. So müsse er häufig eine Zeile zweimal lesen und das Lesen sei sehr anstrengend. Er habe sich bereits zwei neue Brillen in der Drogerie gekauft, ohne dass zu einer Besserung der Symptomatik gekommen sei. Auch beim Augenarzt habe er das Problem bereits angesprochen. Dieser habe bei der Routinekontrolle einzig ein trockenes Auge festgestellt, sein Visus sei unverändert gut korrigiert gewesen. Die Verordnung von Tränenersatzmittel habe einzig eine Linderung des unangenehmen Fremdkörpergefühls gebracht.

Auf genauere Nachfrage gab der Patient an, dass die Doppelbilder ausschließlich beim binokulären Sehen in der Nähe aufträten. Die Symptome seien fast täglich vorhanden, hielten aber meist nur für Sekunden bis Minuten an. Morgens seien die Doppelbilder am häufigsten, träten aber auch gelegentlich am Nachmittag auf. Er müsse gehäuft blinzeln und merke nach längerem Lesen eine gewisse Ermüdung der Augen und Tränenlaufen. Die Doppelbilder nehme er meist horizontal nebeneinander wahr, manchmal erschienen sie ihm auch etwas schräg versetzt. Illusionen oder Halluzinationen habe er nie festgestellt. Geschielt habe er ebenfalls nie, auch nicht als Kind. Aufmerksamkeit und Gedächtnis waren subjektiv uneingeschränkt.

Klinischer Befund

In der klinischen Untersuchung zeigte sich ein mäßiger linksbetonter Extremitätenrigor, eine mittelgradige Bradykinese im Fingertapping und alternierenden Bewegungen mit deutlich abnehmender Bewegungsamplitude sowie ein milder Haltetremor der Hände. Die posturale Stabilität war bei leicht vornüber gebeugter Haltung erhalten. Darüber hinaus waren keine fokalen Defizite festzustellen. Es fand sich eine unauffällige Blickfolge mit einer allenfalls endgradigen Blickparese nach oben. Der Simpson-Test war unauffällig.

Die Blickachse der Augen erschien im Hirschberg-Test parallel. Im Abdecktest ergaben sich keine Einstellsakkaden und damit insgesamt kein Hinweis auf latentes Schielen.

In der orientierenden neuropsychologischen Kurztestung ergab sich ein MoCA-Score von 25 Punkten und damit ein unauffälliges Ergebnis.

Die allgemeine Beweglichkeit war zum Untersuchungszeitpunkt zufriedenstellend. Mit dem Patienten wurde daher zunächst vereinbart, aufgrund der zunehmenden Fluktuationen für eine Woche ein Bewegungsprotokoll zu führen.

Ergänzend wurde zur differentialdiagnostischen Abgrenzung einer okulären Myasthenie eine repetitive Stimulation des N. facialis sowie die Bestimmung der Myasthenie-spezifischen Antikörper ergänzt, die unauffällig verliefen.

Therapie und Verlauf

Bei der nächsten Verlaufskontrolle brachte der Patient einen ausgefüllten Bewegungsbogen mit, in dem er auch das Auftreten von Doppelbildern notiert hatte. Es fiel auf, dass Phasen von Diplopie und motorische OFF-Phasen oft zusammenfielen. Er habe außerdem bemerkt, dass er dann auch meist besonders müde gewesen sei.

Durch Verkürzung des Einnahmeintervalls und Anhebung der L-Dopa- und Rotigotin-Dosis käme es nun deutlich seltener im Tagesverlauf zu OFF-Phasen und er sei am Nachmittag auch weniger müde. Gleichzeitig habe er nun auch seltener die Doppelbilder wahrgenommen. Nur morgens bei der Zeitungslektüre seien sie weiterhin lästig. Mit dem Patienten wurde vereinbart, sich ein weiteres Mal mit bei seinem Augenarzt vorzustellen und zwar am besten früh am Morgen, wenn die Doppelbilder am häufigsten zu beobachten seien.

Beim Augenarzt fiel nun eine Schwäche der Konvergenz auf, die beim vorherigen Termin, der um die Mittagszeit lag, deutlich weniger ausgeprägt war. Nach einem weiteren Kontrolltermin, bei dem sich die morgendliche Konvergenzinsuffizienz bestätigte, wurde deshalb eine Brille mit einem Prisma in der unteren Hälfte des Glases angepasst.

Bei der nächsten Vorstellung berichtete der Patient, dass die neue Brille morgens beim Lesen sehr hilfreich sei. Er könne nun, wie er es seit vielen Jahren gewohnt sei, wieder die gesamte Tageszeitung durchlesen, was ihm viel Lebensqualität zurückgebe. Manchmal nehme er im Tagesverlauf noch für wenige Sekunden einzelne Gegenstände doppelt wahr. Wenn er dann die Brille aufsetze, helfe das meist leider nicht.

Diskussion

Doppelbilder treten bei ca. einem Drittel der Patienten auf

Doppelbilder treten im Verlauf der Parkinson-Erkrankung bei ca. einem Drittel der Patienten auf (Schindelbeck et al. 2017) und sind damit ein häufiges nicht-motorisches Symptom, dem bisher sowohl wissenschaftlich als auch in der klinischen Versorgung wenig Aufmerksamkeit geschenkt wurde.

Differenzierung zwischen monokulären und binokulären Doppelbildern

Im klinischen Alltag sollte der erste Schritt (▶ Abb. 22.1) die Differenzierung zwischen monokulären und binokulären Doppelbildern sein, da eine monokuläre Diplopie mit großer Wahrscheinlichkeit nicht durch die Parkinson-Erkrankung verursacht ist, sondern eine Ursache am Auge selbst hat, wie z. B. Erkrankungen der Linse. Patienten mit monokulären Doppelbildern sollten daher zunächst einem Augenarzt vorgestellt werden.

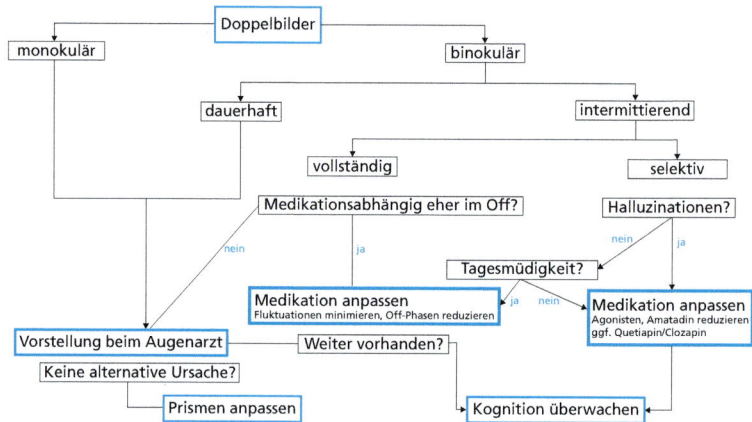

Abb. 22.1: Möglicher Workflow bei Doppelbildern

Anschließend sind einige weitere anamnestische Angaben entscheidend. Neben Fragen, die generell zur Einordnung der Pathogenese der Diplopie dienen, wie:

- Stehen die Doppelbilder horizontal, vertikal oder schräg versetzt?
- Treten die Doppelbilder dauerhaft oder intermittierend auf?
- Gibt es eine circadiane Rhythmik?
- Sind die Doppelbilder begleitet von weiteren okulären Symptomen, wie z. B. Tränenlaufen oder Ermüdung des Auges?

sollten bei Parkinson-Patienten insbesondere folgende Aspekte möglichst genau exploriert werden:

- Erscheint die gesamte Umgebung doppelt oder nur einzelne Aspekte, wie Gegenstände, Menschen oder Gesichter?
- Besteht ein Zusammenhang zwischen Doppelbildern und (Tages-)Müdigkeit?

- Besteht ein Zusammenhang zwischen Doppelbildern und motorischen Fluktuationen, d. h. werden die Doppelbilder nach der Einnahme von L-Dopa besser?
- Treten die Doppelbilder eher in der Nähe oder Ferne auf?

Besonders zur Beantwortung der letzten Fragen kann es hilfreich sein, den Patienten über einige Tage ein Tagebuch führen zu lassen, in dem er neben einem klassischen Bewegungsprotokoll auch seine Wachheit sowie das Auftreten von Doppelbildern und ggf. Illusionen oder Halluzinationen notiert.

Die orientierende Untersuchung der Okulomotorik sollte neben der Blickfolge auch immer die Konvergenzreaktion, Sakkaden und einen Abdecktest beinhalten. Während eine Einstellsakkade bei einem einfachen einseitigen Abdecktest zur Feststellung eines manifesten Schielens dient, kann mittels eines alternierenden Abdecktest auch ein latentes Schielen, eine sog. Heterophorie detektiert werden. Außerdem ist der Hirschberg-Test eine sehr einfache, orientierende Untersuchungsmethode zur Feststellung eines möglichen Schielwinkels. Hierbei überprüft man, ob die Hornhautreflexbilder des Lichtstrahls der Untersuchungslampe auf der Hornhaut beider Augen an der gleichen Stelle reflektiert werden.

Dem Augenarzt stehen außerdem zusätzliche apparative Untersuchungsmethoden zur Verfügung. Unter anderem kann er durch den Einsatz von Prismen in der Nähe und Ferne eine Konvergenzschwäche detektieren. Neben der Konvergenzinsuffizienz kommen bei Parkinson-Patienten gelegentlich Dekompensationen einer Heterophorie sowie Doppelbilder im Rahmen von Blickparesen vor, weshalb zur Klärung der Ätiologie eine enge Zusammenarbeit zwischen Augenarzt und Neurologe notwendig ist (Lepore 2006).

Konvergenz bezeichnet die Fähigkeit des okulären Systems, die Parallelstellung der Augen durch eine beidseitige Adduktion zu verlassen, um ein Objekt in der Nähe zu betrachten, ohne dass dabei Doppelbilder auftreten. Hierbei bezeichnet der Konvergenznahpunkt die Stelle, an der ein Objekt gerade noch binokular fusioniert gesehen werden kann. Eine Konvergenzinsuffizienz ist die häufigste Ursache von Doppelbildern bei Parkinson Patienten. Hierbei kommt es zu einer Verschiebung des Konvergenznahpunktes in die Ferne, was zu Doppelbildern, Verschwommensehen und Ermüdung oder Reizung der Augen beim Blick in der Nähe führen kann. In einer Studie mit Parkinson-Patienten und gesunden Probanden litten 29 % der Patienten und nur 7 % der Kontrollpersonen an relevanten Symptomen einer Konvergenzinsuffizienz, gemessen in einem validierten Screening-Fragebogen, dem CISS-15 (Convergence Insufficiency Symptom Survey) (Irving et al. 2017).

Doppelbilder aufgrund von Konvergenzinsuffizienz

Doppelbilder durch eine Konvergenzinsuffizienz treten gehäuft in OFF-Phasen auf und bessern sich oft durch die Einnahme von L-Dopa. Interessanterweise zeigen Patienten im medikamentösen OFF signifikant kleinere Konvergenzamplituden als im ON. Der Konvergenznahpunkt fluktuiert also, was die Diagnosestellung und Therapie erschwert (Almer et al. 2011). Andererseits steht somit mit der Umstellung der Medikation und Reduktion von Wirkfluktuationen eine relativ einfache Behandlungsmethode zu Verfügung. Bisher liegen keine Studienerkenntnisse vor, ob und inwieweit eine Tiefe Hirnstimulation oder Versorgung mit einer kontinuierlichen Pumpentherapie die Diplopie verbessert.

Sollten die Doppelbilder durch Medikamentenumstellung nicht gänzlich zu beheben sein, stellt die Versorgung mit prismatischen Brillengläsern eine weitere mögliche Behandlungsoption bei Konvergenzinsuffizienz dar. Da die meisten Parkinson-Patienten allerdings keine relevante Achsabweichung beim Sehen in der Ferne, sondern ausschließlich in der Nähe haben, ist insbesondere die Versorgung mit angefertigten geteilten Brillengläsern mit Prismen nur im unteren Bereich eine Option. Die Anpassung eines einzelnen, zufriedenstellenden Prismas wird allerdings deutlich durch Fluktuationen der Konvergenzfähigkeit im Tagesverlauf und mit der dopaminergen Medikation erschwert. Deshalb sollten zunächst Wirkfluktuationen soweit möglich reduziert werden. Die Effektivität der Prismenversorgung bei Doppelbildern im Rahmen der Parkinson-Erkrankung ist außerdem bisher in keinen größeren Studien belegt. Im Einzelfall sollte eine enge Abstimmung zwischen behandelndem Augenarzt, Orthoptisten, Neurologen und Patienten erfolgen.

> **Wirkfluktuationen sollten zunächst reduziert werden**

Doppelbilder scheinen gehäuft in Phasen exzessiver Müdigkeit aufzutreten, sodass eine Therapieanpassung zur Besserung von Tagesmüdigkeit ebenfalls eine Behandlungsoption darstellt, z. B. durch Umstellung des Dopaminagonisten.

Parkinson-Patienten mit Doppelbildern erleben außerdem häufiger auch Illusionen oder ungeformte Halluzinationen als solche ohne Diplopie. In diesem Kontext sind sog. selektive Doppelbilder ein differentialdiagnostisch entscheidendes Phänomen: Parkinson-Patienten berichten manchmal von einer Diplopie, bei der nur einzelne Aspekte der Umgebung verdoppelt wahrgenommen werden. Dies können typischerweise einzelne Gegenstände, Gestalten oder Gesichter sein. In einer Studie mit Parkinson-Patienten mit Doppelbildern gaben zwei Drittel von ihnen an, auch selektive Diplopie zu erleben. Schon in der ersten Beschreibung von Patienten mit selektiven Doppelbildern fiel ein Zusammenhang zwischen dieser Art der Diplopie und anderen Formen von Illusionen und Halluzinationen auf (Nebe und Ebersbach 2007). Von den 14 in der zitierten Studie beschriebenen Patienten hatten alle gleichzeitig oder zuvor bereits andere Formen von Halluzinationen, sechs litten an einer Parkinson-Demenz. Die Doppelbilder traten gehäuft in Tagen nach Beginn der Einnahme von Amantadin oder der Erhöhung der dopaminergen Medikation auf. Eine, ggf. auch nur vorübergehende, neuroleptische Behandlung mit Quetiapin oder Clozapin kann daher bei diesen Patienten hilfreich sein und führte in der Erstbeschreibung bei der Hälfte der behandelten Patienten zur Rückbildung der Doppelbilder. Pathophysiologisch wird angenommen, dass die selektive Diplopie durch eine corticale Dysfunktion bei Verarbeitung, Filterung und Fusion von Bildinformationen beider Sehbahnen entsteht.

Was hat die Autorin aus diesem Fall gelernt?

Die Ätiologie von Doppelbildern bei Parkinson-Patienten ist heterogen. Daher stehen die sehr genaue Anamneseerhebung und die enge interdisziplinäre Zusammenarbeit zwischen Neurologen, Ophthalmologen und Orthoptisten im Vordergrund, um den individuellen Pathomechanismus aufzudecken und damit eine differenzierte Therapieempfehlung abgeben zu können.

Highlights

- Intermittierende binokuläre Doppelbilder treten bei bis zu einem Drittel der Parkinson-Patienten auf und ihre Prävalenz steigt mit höherer Krankheitsdauer und L-Dopa-Äquivalenzdosis.
- Monokuläre oder dauerhaft vorhandene Doppelbilder sollten zunächst augenärztlich untersucht werden.
- Intermittierende Diplopie bei M. Parkinson ist am häufigsten Folge einer Konvergenzinsuffizienz, die Dopamin-abhängigen Fluktuationen unterliegen kann, weshalb die Anpassung der dopaminergen Medikation die erste Therapieoption sein sollte.
- Alternativ ist die Anpassung von Prismen in enger Zusammenarbeit mit dem Augenarzt vielversprechend.
- Selektive Doppelbilder einzelner Objekte können die Erstmanifestation visueller Halluzinationen und einem möglichen kognitiven Abbau sein und bedürfen daher besonderer Aufmerksamkeit.

Literatur

Almer Z, Klein KS, Marsh L, Gerstenhaber M, Repka MX (2011) Ocular Motor and Sensory Function in Parkinson's Disease. Ophthalmology (epub) 1–5. (http://www.ncbi.nlm.nih.gov/pubmed/21959370).

Irving EL, Chriqui E, Law C, Kergoat M-J, Leclerc B-S, Panisset M et al. (2017) Prevalence of Convergence Insufficiency in Parkinson's Disease. Mov Disord Clin Pract (epub). 4(3): 424–9.

Lepore FE (2006) Parkinson's disease and diplopia. Neuro-Ophthalmology 30(2–3): 37–40.

Nebe A, Ebersbach G (2007) Selective diplopia in Parkinson's disease: A special subtype of visual hallucination? Mov Disord 22(8): 1175–8.

Schindlbeck KA, Schönfeld S, Naumann W, Friedrich DJ, Maier A, Rewitzer C et al. (2017) Characterization of diplopia in non-demented patients with Parkinson's disease. Park Relat Disord 45: 1–6.

23 Der Patient hat Schmerzen

Martin Wolz[26]

Zusammenfassung

Schmerzen beim idiopathischen Parkinson-Syndrom (IPS) treten häufig auf und beeinträchtigen die Lebensqualität der Patienten. Pathophysiologisch belegt bei Parkinson-Patienten ist eine gestörte Schmerzverarbeitung durch Affektion peripherer, spinaler und zentraler schmerzrelevanter Strukturen. Es bestehen verschiedene Schmerzentitäten und Charakteristika, die durch spezifische Aspekte der Erkrankung ausgelöst, verstärkt und moduliert werden. Die Optimierung der Parkinson-Medikation ist die Basis der Schmerztherapie, häufig sind jedoch zusätzliche und spezifische Therapien zur suffizienten Behandlung der Schmerzen notwendig. Aufgrund der Komplexität und Besonderheiten der Erkrankung sollten Neurologen an der interdisziplinären Schmerztherapie stets beteiligt sein und den Patienten eine auf Basis der unterliegenden Pathophysiologie ausgerichtete Schmerztherapie anbieten.

Einleitung

Schmerzen treten bereits im Frühstadium beim IPS auf

Schmerzen sind ein häufiges Symptom bei idiopathischem Parkinson-Syndrom (IPS) und treten bereits im Frühstadium der Erkrankung auf. Parkinson-Patienten berichten von Schmerzen oft als Symptom mit deutlicher Beeinträchtigung der Lebensqualität, dennoch sind die Beschwerden oft unterdiagnostiziert und werden häufig unsystematisch therapiert. Schmerzätiologie und Schmerzcharakter können sehr vielfältig sein und erfordern sowohl eine fundierte Kenntnis der spezifischen Charakteristika motorischer und nichtmotorischer Störungen der Erkrankung als auch der allgemeinen Schmerzursachen. Neben der Optimierung der Parkinson-Medikation als Basis der Schmerzbehandlung sind häufig zusätzliche Therapien zur suffizienten Schmerztherapie notwendig. Ziel ist eine optimale Behandlung zur Verbesserung der Lebensqualität.

---

26 **PD Dr. Martin Wolz**, Ärztlicher Direktor ELBLANDKLINIKUM Meißen, Leiter ELBLANDKLINIKEN-Zentrum für Neurologie und Geriatrie, ELBLANDKLINIKUM Meißen.

Falldarstellung

Anamnese

Ein 76-jähriger berenteter Angestellter stellt sich auf Überweisung seines ambulant behandelnden Neurologen in der Ambulanz für Bewegungsstörungen vor. Er leidet seit neun Jahren an einem linkslateralisierten idiopathischen Parkinson-Syndrom vom hypokinetisch-rigiden Typ. Neben motorischen Beeinträchtigungen in Form von Wirkfluktuationen mit in typischer Weise berichteten Wearing-OFF und peak-dose-Dyskinesien stünde eine Schmerzsymptomatik im Vordergrund der Beschwerden. In der spezifischen Anamnese werden frühmorgendliche Schmerzen im linken Fuß, betont der Großzehe, angegeben, die sich nach Einnahme der löslichen L-Dopa-Formulierung am Morgen besserten. Gegen Ende des Einnahmeintervalls in den Vormittagsstunden verspüre der Patient schmerzhafte Verspannungen der Muskulatur, insbesondere der linken Körperseite. Diese würden von Schmerzen im Bereich der Halswirbelsäule, assoziiert mit dann deutlichen Dyskinesien, etwa eine Stunde nach Einnahme der nächsten L-Dopa-Tablette abgelöst. Davon unabhängig bestünden nahezu dauerhaft im Tagesverlauf lumbale Rückenschmerzen, zum Teil ausstrahlend in beide Beine. Die nächtliche Beweglichkeit sei stark herabgesetzt, neben einer schmerzhaften Verspannung der Extremitätenmuskulatur bestünden begleitend schmerzhafte Missempfindungen der Beine, welche sich bei Bewegung etwas besserten.

Klinischer Befund

In der klinischen Untersuchung unmittelbar vor Einnahme der regulären L-Dopa-Medikation imponierten eine linksbetont hypokinetisch-rigide Symptomatik mit deutlicher Beeinträchtigung der Beweglichkeit und einer Gangstörung mit Freezing sowie eine posturale Instabilität. Es bestand eine leichte Kamptokormie bei deutlicher Lateroflexion der Wirbelsäule nach links im Sinne eines Pisa-Syndroms. Darüber hinaus gehende neurologische Defizite, insbesondere in Form eines radikulären Syndroms lumbal, waren nicht auffällig. Im weiteren Verlauf der Untersuchung entwickelte der Patient ausgeprägte choreatiforme Dyskinesien im Bereich der Extremitäten und des Kopfes nach Einnahme von L-Dopa. Es bestand eine Medikation aus Levodopa/Carbidopa/Entacapon 100 mg viermal täglich, ergänzt um eine lösliche L-Dopa Formulierung (100 mg) am Morgen sowie eine retardierte Applikation (100 mg) zur Nacht. Des Weiteren erfolgte die Einnahme von 8 mg Ropinirol in retardierter Form am Morgen, eine höhere Dosierung habe den Angaben des Patienten zufolge im Vorfeld zu ausgeprägter Müdigkeit und illusionären Verkennungen geführt. Bezüglich der Schmerzen erfolgte eine Behandlung mit Novaminsulfon 500 mg drei Mal täglich mit darunter unzureichendem Effekt. Vorbekannt seien leichte kognitive Defizite im Sinne eines Mild Cognitive Impairment (MCI), ein alltagsrelevantes demenzielles Syndrom bestünde den Angaben des Patienten, bestätigt von der anwesenden Ehefrau, nicht. Eine depressive Symptomatik wurde verneint, dies bestätigte sich der Exploration unter Ergänzung eines Screening-Fragebogens (Geriatric Depression Scale; GDS).

Diagnose

Idiopathisches Parkinson-Syndrom, linksbetont, hypokinetisch-rigider Typ, Hoehn und Yahr Stadium IV mit Wirkfluktuationen, Dyskinesien, Freezing, Pisa-Syndrom und Kamptokormie
Mild Cognitive Impairment
Restless Legs-Syndrom

Therapie und Verlauf

Ursache für den Schmerz: deutliche Motorfluktuationen mit OFF-assoziierter Symptomatik

Zusammenfassend bestanden als ursächlich für den Schmerz deutliche Motorfluktuationen mit OFF-assoziierter Symptomatik nachts, am frühen Morgen sowie am Ende des L-Dopa-Einnahme-Intervalls. Des Weiteren waren Schmerzen im Bereich der Halswirbelsäule, bedingt durch ausgeprägte choreatiforme peak-dose-Dyskinesien, zu konstatieren. Davon unabhängig waren lumbale Rückenschmerzen bei skelettaler Fehlstellung sowie ein Restless Legs-Syndrom (RLS) auffällig. Bei unzureichendem therapeutischem Fenster unter bereits optimierter oraler dopaminerger Therapie bestand die Indikation zu erweiterten Therapieverfahren. Unter Berücksichtigung des Alters des Patienten, der kognitiven Defizite sowie der Nebenwirkungen unter Dopaminagonisten-Therapie wurde eine kontinuierliche L-Dopa-Therapie mittels duodenaler Pumpentherapie (Levodopa/Carbidopa-Intestinal-Gel; LCIG) etabliert. Nach darunter Glättung der Beweglichkeit mit Regredienz der Wirkfluktuationen zeigte sich eine nahezu vollständige Regredienz der fluktuationsbedingten Schmerzen im Tagesverlauf. Die kontinuierliche dopaminerge Pumpentherapie wurde auf den Tag beschränkt, die nächtliche Akinesie durch Erhöhung der nächtlichen Retard-Formulierung auf 200 mg unter ergänzendem Einsatz des langwirksamen COMT-Hemmers Opicapon behandelt. Dadurch konnte eine Besserung der nächtlichen Schmerzen und auch anteilig der RLS-Symptomatik erreicht werden. Eine diesbezüglich ergänzte Labordiagnostik bestätigte einen Eisenmangel, der durch Substitutionsbehandlung therapiert wurde. Die bildgebende Diagnostik wies degenerative und osteoporotische Veränderungen der LWS mit knöcherner Einengung des Spinalkanals, jedoch ohne relevante Bedrängung neuraler Strukturen, nach. Unter Erhöhung der Novaminsulfon-Dosis auf vier Mal 1.000 mg täglich sowie dem ergänzenden Einsatz von Oxycodon/Naloxon 5 mg morgens und abends waren sowohl die RLS-Beschwerden als auch die lumbale Schmerzsymptomatik nahezu vollständig regredient. Eine darunter zunehmende Obstipationsneigung wurde durch ergänzenden Einsatz von Macrogol therapiert. Ein laborchemisch nachgewiesener Vitamin-D-Mangel wurde bei Osteoporose-Nachweis ebenfalls substituiert.

Schmerzreduktion durch kontinuierliche dopaminerge Pumpentherapie

Diskussion

Schmerzen bei Parkinson sind ein sehr häufiges nicht-motorisches Symptom, die Prävalenz wird mit 40–95 % angegeben und ist damit höher als altersadaptiert zu erwarten (Wasner et al. 2012). Ein chronifizierter Schmerz wurde bei 79 % der Patienten gefunden, für jeden zehnten Parkinson-Patienten stellt der Schmerz das Hauptproblem dar (Buhmann et al. 2017). Schmerzätiologie und Schmerzcharakteristika sind vielschichtig und bedürfen einer sorgfältigen Schmerzanamnese und klinischen Untersuchung. Zu unterscheiden sind muskuloskelettale, radikuläre, neuropathische, dystone und zentrale Schmerzen. Am häufigsten findet sich beim IPS der nozizeptive muskuloskelettale Schmerz (Buhmann 2017). Pathophysiologisch liegen den muskuloskelettalen, radikulären und neuropathischen Schmerzen beim IPS grundsätzlich die gleichen Mechanismen zugrunde wie bei anderen Erkrankungen. Die hohe Prävalenz muskuloskelettaler Schmerzen weist darauf hin, dass diese durch parkinsonspezifische Aspekte wie Akinesie, Rigidität oder Kamptokormie in Charakteristik und Intensität moduliert und verstärkt werden. Zu den nozizeptiven Schmerzen zählen insbesondere die viszeralen Schmerzen, die im Rahmen der krankheitsbedingten autonomen gastrointestinalen und urogenitalen Störungen bestehen können. Festination, Kyphose und Dystonie beim IPS werden als Triggerfaktoren für die mögliche Reizung radikulärer Strukturen angesehen. Belegt ist, dass Schmerzen als nicht-motorische Fluktuation insbesondere in OFF-Phasen, aber auch im Rahmen von Dyskinesien und ON/OFF-Dystonien auftreten können. Davon unabhängig können Schmerzen in Verbindung mit einem Restless-Legs-Syndrom (RLS) auftreten, unter dem etwa 20 % der Parkinson-Patienten leiden. Von besonderer Bedeutung ist, dass beim IPS eine gestörte Schmerzverarbeitung mit einer Affektion peripherer, spinaler und zentraler schmerzrelevanter Strukturen assoziiert ist. Im Bereich des zentralen Nervensystems sind hierfür ursächlich der Verlust dopaminerger Neurone im Striatum und die Aggregation von α-Synuclein in subcorticalen Arealen. Studien weisen ferner auf eine gestörte zentrale Schmerzleitung und Schmerzverarbeitung im Putamen, der Inselregion, dem anterioren Cingulum und dem präfrontalen Cortex hin (Tseng et al. 2017). Darüber hinaus sind von der Pathologie betroffene Hirnstammkerne wie der Locus coeruleus, die rostrale ventromediale Medulla oder der dorsale Vaguskern pathophysiologisch involviert. Bereits in frühen Krankheitsstadien wurde darüber hinaus bei IPS-Patienten eine Degeneration der für die Schmerzperzeption relevanten sensiblen Hautnerven (Aδ und C Fasern) im Bereich des peripheren Nervensystems nachgewiesen (Tseng et al. 2017).

Die Erhebung der Schmerzcharakteristika ist wichtig, um den Schmerz ätiologisch einzuordnen. Hilfreich für die klinische Einschätzung ist das Führen eines Schmerztagebuches durch den Patienten parallel zu einem Bewegungsprotokoll. Dies erleichtert die Differenzierung von Schmerzen bei motorischen Fluktuationen und Dyskinesien, aktivitätsinduzierten Schmerzen oder dauerhaften Schmerzen. Für den Praxisalltag bietet sich darüber hinaus der ergänzende Einsatz der deutschen Version der King's

Parkinson's Pain Scale (KPPS) als validierter Selbsterhebungsfragebogen an. Die KPPS ermöglicht die Objektivierung, Graduierung und pathophysiologische Zuordnung der Schmerzen sowie das objektive Therapie-Monitoring im Verlauf. Ein standardisierter L-Dopa-Test kann zusätzlich hilfreich sein zu entscheiden, ob der Schmerz dopaminerg responsiv ist oder nicht, ggfs. sollte auch eine längerfristige Beurteilung der Schmerzen unter optimierter dopaminerger Therapie erfolgen.

Die Therapie basiert vordergründig auf der zugrunde liegenden Pathophysiologie der individuellen Schmerzen. Grundprinzip der Behandlung von Fluktuationen und Dyskinesien ist eine Glättung der Plasmaspiegel. Dies kann durch den Einsatz von COMT- und MAO-B-Hemmern zusätzlich zu L-Dopa, die Gabe von Safinamid und den Einsatz retardierter Dopaminagonisten in Mono- oder Kombinationstherapie erreicht werden. Bei unbefriedigender Einstellung darunter können eine kontinuierliche Pumpentherapie mit Apomorphin- oder LCIG sowie eine Tiefe Hirnstimulation (THS) im Nucleus subthalamicus (STN) infrage kommen. In etwa einem Drittel der Fälle kann mit einer Schmerzreduktion durch Optimierung der dopaminergen Medikation gerechnet werden (Buhmann et al. 2017). Isoliert schmerzhafte Dystonien, insbesondere des Fußes, können durch lokale Botulinumtoxin-Injektionen behandelt werden; therapieresistente Dystonien können auf eine THS ansprechen. Eine spezifische analgetische Therapie anhand des WHO-Stufenschemas sollte darüber hinaus konsequent angewandt werden. Muskuloskelettaler Schmerz wird in erster Linie durch antinozizeptiv wirksame Analgetika, wie nicht-steroidale Antiphlogistika (NSAR) oder Novaminsulfon gebessert, hier sollte die Dosis ausreichend hoch gewählt werden. Auch Opiate können bei Notwendigkeit eingesetzt werden. Für retardiertes Oxycodon in Kombination mit Naloxon konnte bei IPS in einer randomisiert kontrollierten Studie – mit allerdings knapp nicht-signifikantem Ergebnis (p = 0.058) – zumindest ein Trend hinsichtlich der Reduktion des durchschnittlichen Schmerzes gezeigt werden (Trenkwalder et al. 2015). Insbesondere in höheren Dosen muss unter Oxycodon jedoch auf eine Verstärkung der krankheitsbedingt vorhandenen Obstipation sowie der Hypokinesie geachtet werden. Eine operative orthopädisch-chirurgische Therapie sollte nur in Einzelfällen diskutiert werden, da insbesondere bei wirbelsäulenchirurgischen Eingriffen bei Parkinson-Patienten höhere Komplikationsraten resultieren. Konservative Maßnahmen wie Physiotherapie und Rehabilitation wurden von den Patienten in Studien als besonders effektiv genannt, dies ist gut vereinbar mit der hohen Prävalenz muskuloskelettaler Schmerzen. Eine kontinuierliche oder repetitive Behandlung ist praktikabel und medizinisch unbedenklich und sollte daher stets begleitend erfolgen. Bei viszeralen Schmerzen wie schmerzhafter Obstipation oder Defäkation kommen bevorzugt Maßnahmen zur Verbesserung der Darmperistaltik und Stuhlkonsistenz infrage. Hierzu zählen zunächst eine ausreichende Trinkmenge sowie die Vermeidung obstipierender Nahrung und Medikation. Bei darunter unzureichendem Effekt kommen wasserbindende (Macrogol, Lactulose) oder prokinetisch wirksame Substanzen (Cisaprid, Prucaloprid) zum Einsatz. Bei neuropathischen Schmerzen sollte vorzugsweise Gabapentin eingesetzt werden, wofür bei Parkinson-Patienten eine gute Verträglichkeit nachgewiesen wurde. Leitliniengemäß können auch trizyklische Antidepressiva (TAD) oder Duloxetin eingesetzt werden, unter Therapie mit TAD besteht jedoch vor allem bei älteren Parkinson-Patienten ein besonderes Risiko der Verschlechterung von Kognition und Psychose. Schmerzhafte Symptome eines RLS können durch Dopaminergika behandelt werden, wobei zur Vermeidung einer Augmentation die L-Dopa Dosis so niedrig wie möglich gewählt und bevorzugt ein retardierter Dopaminagonist eingesetzt werden sollte. Evidenz aus kontrollierten Studien bestehen diesbezüglich für Pramipexol, Ropinirol und Rotigotin (Oertel et al. 2007). Als Eskalationsstufen kommen Gabapentin (Oertel et al. 2007) und Oxycodon/Naloxon in Betracht. Zu bedenken ist stets ein begleitender Eisenmangel, sodass bei entsprechender Symptomatik eine Labordiagnostik und eine Substitutionsbehandlung indiziert sind. Eine bei Parkinson-Patienten häufig begleitend vorliegende depressive Störung kann zur verstärkten Schmerzwahrnehmung führen und sollte stets berücksichtigt und dann therapiert werden. In kontrollierten Studien nachgewiesene antidepressive Effekte liegen für Nortiptylin, Desipramin, Citalopram, Venlafaxin und Paroxetin vor, auf eine ausreichend hohe Dosierung und entsprechende Therapiedauer muss geachtet werden. Begleitend sollte stets der Einsatz psychotherapeutischer Maßnahmen geprüft werden.

Zusammenfassend stellen Schmerzen aufgrund ihrer Häufigkeit und spezifischen Aspekten eine besondere diagnostische und therapeutische Herausforderung bei der Behandlung von Parkinson-Patienten dar. Die Schmerzbehandlung sollte interdisziplinär und stets unter Einbeziehung eines Neurologen erfolgen. Die zugrunde liegende Schmerzcharakteristik und -ätiologie muss anamnestisch und klinisch herausgearbeitet und spezifisch therapiert werden.

Schmerzen: diagnostische und therapeutische Herausforderungen

Was hat der Autor aus diesem Fall gelernt?

- Schmerzen bei Parkinson-Patienten können durch verschiedene Ursachen bedingt sein.
- Neben fluktuationsbedingten Schmerzen ist, gerade bei älteren Patienten, immer auch an eine muskuloskelettale Genese zu denken.
- RLS-Beschwerden können zusätzlich assoziiert sein und sollten diagnostisch und therapeutisch bedacht und spezifisch therapiert werden.

Highlights

- Schmerzen sind ein häufiges Symptom bei Parkinson-Patienten und sollten stets im therapeutischen Konzept berücksichtigt werden.
- Die Erhebung einer differenzierten Schmerzanamnese ist unentbehrlich, spezifische Schmerzfragebögen, wie die »King's Parkinson's Pain Scale« können hilfreich sein.

- Die Behandlung chronischer Schmerzen beim IPS unterscheidet sich von der Schmerzbehandlung bei anderen Erkrankungen, da immer parkinsonspezifische Aspekte berücksichtigt werden müssen.
- Die Parkinson-Medikation sollte optimiert und die Schmerztherapie darüber hinaus entsprechend ihrer Ätiologie therapiert werden.
- Aufgrund der Multikausalität der Schmerzen ist eine spezifische Therapie notwendig, in die immer der Neurologe miteinbezogen sein sollte.
- Neben medikamentösen Maßnahmen stehen konservative Therapien wie Physiotherapie, Rehabilitation oder Psychotherapie zur Verfügung.

Literatur

Buhmann C, Wrobel N, Grashorn W et al. (2017) Pain in Parkinson disease: a cross-sectional survey of its prevalence, specifics, and therapy. J Neurol 264(4): 758–769.

Oertel WH, Trenkwalder C, Zucconi M et al. (2007) State of the art in restless legs syndrome therapy: practice recommendations for treating restless legs syndrome. Mov Disord 22(18): 466–475.

Trenkwalder C, Chaudhuri KR, Martinez-Martin P et al. (2015) Prolonged-release oxycodone-naloxone for treatment of severe pain in patients with Parkinson's disease (PANDA): a double-blind, randomized, placebo-controlled trial. Lancet Neurol 14(12): 1161–117.

Tseng MT, Lin CH (2017) Pain in early-stage Parkinson's disease: Implications from clinical features to pathophysiology mechanisms. J Formos Med Assoc 116(8): 571–581.

Wasner G, Deuschl G (2012) Pains in Parkinson disease–many syndromes under one umbrella. Nat Rev Neurol 8(5): 284–294.

24 Patienten mit Hypersexualität

Reinhard Ehret[27]

Zusammenfassung

Das Erkennen und Behandeln von Hypersexualität als eine Form der Impulskontrollstörung bei Patienten mit idiopathischem Parkinson-Syndrom stellt in der Praxis eine besondere Herausforderung dar. Systematische Studien zur Therapie der Hypersexualität fehlen. An drei Patientenbeispielen wird das jeweilige Vorgehen dargestellt und ein praktisches Procedere für die Praxis diskutiert.

Einleitung

Hypersexualität (HS) zählt zu den vier häufigsten Formen der Impulskontrollstörungen (IKS) bei behandelten Patienten mit idiopathischem Parkinson-Syndrom (IPS). Daten zeigen eine Häufung unter der Therapie mit Dopaminagonisten, es gibt aber auch HS unter MAO-B-Inhibitoren, Amantadin und L-Dopa. Die Prävalenz wird auf 3,5 % geschätzt mit hoher Dunkelziffer.

Definiert ist Hypersexualität als Steigerung sexuellen Interesses und Erregung, teilweise auch Interesse an anderen sexuellen Praktiken im Vergleich zum prämorbiden Verhalten. Die Betroffenen können Gedanken um Sex schwer unterdrücken. Sie erleben die sexuelle Stimulation teilweise als angenehm. Daher sind Leidensdruck und Krankheitseinsicht oft reduziert und HS wird nur selten spontan berichtet.

Patienten schädigen sich und ihre Beziehungen durch übergriffiges Verhalten, zerstören Vertrauen durch oft heimliche, gesteigerte Nutzung sexueller »Dienstleistungen« wie Telefonsex, Porno-Internetseiten und/oder Besuche bei Prostituierten und geben teils enorme Geldsummen hierfür aus (Garcia-Ruiz et al. 2014).

Systematische Studien zur Therapie der HS fehlen. Tritt HS unter einer Kombinationstherapie auf, wird empfohlen, den Dopaminagonisten zu reduzieren und L-Dopa zentriert zu behandeln. Im Einzelfall können auch die Tiefe Hirnstimulation (THS), Medikamentenpumpen, atypische Neuroleptika und begleitende Psychotherapie indiziert sein (Coding et al. 2015).

---

[27] **Dr. Reinhard Ehret**, Facharzt für Neurologie, Praxis Neurologie-Berlin, Berlin.

In der Praxis ist es wichtig, über das Risiko von HS als therapieassoziierte Nebenwirkung aufzuklären und bei entsprechenden Symptomen schnell zu reagieren.

Falldarstellung

Fallbericht 1: Hinweis auf dem Medikamentenplan lässt Hypersexualität (HS) als Therapie assoziierte Nebenwirkung schneller erkennen

Der Sohn eines langjährigen Parkinson-Patienten (Erstdiagnose im 68. Lebensjahr), der seinen inzwischen 75-jährigen, alleinlebenden Vater in der Sprechstunde oft begleitet hatte, rief mich an. Bei seinem Vater waren Kontakte zu Prostituierten mit Ausgaben über einige Tausend Euro aufgefallen. Der Sohn hatte zufällig den Parkinsonmedikamentenplan des Vaters mit dem Hinweis auf Hypersexualität als mögliche Therapie assoziierte Nebenwirkung gesehen und fragte, was nun zu tun sei.

Ich riet zu einem raschen Sprechstundentermin, gemeinsam mit Vater und Sohn, in dem ich nochmals die HS als therapieassoziierte Nebenwirkung erklärte. Während der Vater in den Sprechstundenkontakten zuvor IKS und HS stets verneint hatte, erkannte er nun seine pathologische Verhaltensänderung und erklärte sich zu einer Medikamentenumstellung bereit.

Seit Jahren wurde in Kombination von Pramipexol und L-Dopa behandelt, seit einem Jahr mit der Dosis Pramipexol 2,1 mg retard und 4 x 150 mg L-Dopa alle vier Stunden. Nach Reduktion von Pramipexol und Erhöhung von L-Dopa war die HS verschwunden, die Motorik weiter stabil gut.

Fallbericht 2: Reduktion/Absetzen eines Dopaminagonisten bei HS kann ein Dopaminagonisten-Entzugssyndrom verursachen. Ein Wechsel des Dopaminagonisten kann bei HS indiziert sein

Ein 50-jähriger Parkinson-Patient (Erstdiagnose im 44. Lebensjahr) meldete sich telefonisch aus einer psychiatrischen Klinik, wo er wegen einer depressiven Krise behandelt wurde. Seine langjährige Partnerin hatte sich für ihn völlig überraschend getrennt. Er hatte zuvor ohne Rücksprache die Medikation (Pramipexol retard und L-Dopa) über zwei Monate gesteigert, Sprechstundentermine in meiner Praxis abgesagt, eine HS entwickelt und keinerlei Krankheitseinsicht gezeigt. Die Partnerin hatte mich über seine Verhaltensänderung nicht informiert. Nun bat er mich, mit dem Psychiater die weitere Therapie zu besprechen. Dieser teilte mit, dass der Patient entlassen werde: die HS sei verschwunden, eine antidepressive Therapie mit Venlafaxin begonnen. Ein Sprechstundentermin nach dem Tag der Entlassung wurde vereinbart.

Zur Anamnese: Eine THS vor vier Jahren hatte stärkste Fluktuationen in Intensität und Dauer nur in etwa halbiert. Bei Kontraindikation für Amantadin zeigten mehrere THS- und Medikamenten-optimierungsversuche letztlich unter Pramipexol ret 2,1 mg ret morgens, 1,05 mg ret nachmittags, beim Aufwachen L-Dopa 100 mg (löslich), dann 7 x je 50 mg L-Dopa alle 2,5 h, Opicapon 50 mg abends, L-Dopa 100 mg ret zur Nacht das beste Ergebnis.

In der Psychiatrie war Pramipexol vor zehn Tagen komplett abgesetzt worden. Die Therapie bestand aus 8 x L-Dopa 50 mg/d alle 2 h, Opicapon und Venlafaxin 75 mg ret zur Nacht. Der Patient war in der Sprechstunde massiv hypokinetisch, berichtete über zu den Einnahmezeiten unabhängige klinische OFF-Zustände von 2 h Dauer mit nahezu kompletter Unbeweglichkeit bis zu 3 x/d. Er war deutlich depressiv, verneinte glaubhaft HS Symptome.

Da er versicherte, sich bei wieder auftretender HS nun sofort zu melden, schlug ich vor, Rotigotin langsam einzudosieren, in Kombination mit L-Dopa und dem COMT Hemmer. Unter Rotigotin 8 mg/d mit 7 x L-Dopa 50 mg alle 2,5 h, Opicapon und Venlafaxin 75 mg ret zur Nacht waren die starken OFFs verschwunden, die Motorik ausreichend gut und stabil, auch die Stimmung deutlich gebessert. IKS sind bislang keine aufgetreten, alle Sprechstundentermine werden bis heute eingehalten.

Fallbeispiel 3: Hypersexualität stellt keine Kontraindikation für eine medikamentöse Pumpentherapie dar

Ein 56-jähriger Parkinson-Patient vom Hypokinesetyp, Erstdiagnose im 50. Lebensjahr, berichtete in der Sprechstunde über seine HS. Er wollte seine Beziehung nicht gefährden und bat um Änderung der Parkinsontherapie.

Vor Jahren hatte die Therapie mit Pramipexol zu Schlafattacken, die Behandlung mit Piribedil zu massiver Schlafstörung und Schwindel geführt. Unter Rotigotin 10 mg/d und L-Dopa 3 x 50 mg/d war er bis dato gut motorisch eingestellt. Nach Reduktion von Rotigotin auf 8 mg/d und L-Dopa Anpassung auf 3 x 125 mg/d bildete sich die HS zurück. Ein nun aufgetretenes nächtliches RLS verschwand mit L-Dopa 100 mg ret und 1 mg Clonazepam um 23 h. Unter L-Dopa 200 mg ret allein war der Schlaf massiv gestört. Eine weitere L-Dopa Erhöhung tagsüber oder auch angebotene Therapieformen wie THS oder Medikamentenpumpen lehnte er ab. Er tolerierte die leichte Hypokinese, war eingeschränkt arbeitsfähig.

Zwei Jahre später berichtete er über erneute HS. Die Rotigotin Reduktion unter 8 mg/d führte zu massiver Hypokinese und massiver Schlafstörung durch RLS-Zunahme. Clozapin, dann Quetiapin in niedriger Dosis verursachen starke Tagesmüdigkeit. Bei Rotigotin 6 mg/d, morgens 100 mg lösliches L-Dopa, dann 5 x L-Dopa 200 mg alle drei Stunden tagsüber, Opicapon 50 mg am Abend, zur Nacht Rivotril 1 mg und 100 mg L-Dopa ret waren HS und RLS gut zurückgebildet. Die mäßige Hypokinese tagsüber akzeptierte er zunächst. Bei weiterer Hypokinese-Zunahme stimmte er zwei Jahre später schließlich einer Duodopa®-Pumpe zu. Unter Rotigotin 6 mg, Duodopa® Startdosis von 9 ml, kontinuierlicher Rate von 3,4 ml bis 16 h, ab 16 h 3,2 ml, (Bolus 1,8 b.B.), Ongentys abends 50 mg (22 h), L-Dopa ret 100 mg zur Nacht (21 h) ist die Motorik deutlich und stabil besser. Der

Patient ist bisher ohne Nebenwirkungen, insbesondere ohne HS, und wieder arbeitsfähig.

Diskussion und Vorgehen in der Praxis

Hypersexualität kann aus Zeitmangel und Scham übersehen werden

In der Praxis kann Hypersexualität (HS) aus Zeitmangel, wegen des enormen Gesprächsbedarfs zu anderen Parkinsonaspekten, aber auch aus Scham übersehen werden. Systematische Fragebögen zur Erhebung von IKS wie der »Questionnaire for Impulsive-Compulsive Disorders« (QUIP) oder der »Minnesota Impulsive Disorder Interview« (MIDI) werden im Praxisalltag wenig verwendet. Umso wichtiger ist es, im Arzt-Patientengespräch von Anfang an sachlich und vertrauensvoll Sexualität zu thematisieren, die Patienten und deren Partner vor Beginn einer medikamentösen Therapie über das Nebenwirkungsrisiko von IKS und HS aufzuklären und im Laufe der Therapie entsprechende Symptome regelmäßig abzufragen.

Hinweise zu IKS und HS auf dem Medikamentenplan haben sich in meiner Praxis bewährt. Auch beim »bundeseinheitlichen Medikationsplan« sollte aus meiner Sicht dringend diese Möglichkeit vorgesehen werden.

Die Literatur zu HS (Garcia-Ruiz et al. 2014; Coding et al. 2015) beschreibt eine Häufung bei alleinlebenden Männern vom »Early Onset« Typ unter einer Dopaminagonistentherapie. Auch in den Fallbeispielen hier trat HS bei männlichen Parkinson-Patienten unter einem Dopaminagonisten auf. Der 75-jährige Patient lebte allein. Zwei der drei Patienten in den Fallbeispielen erfüllten das Kriterium des »Early Onset« Typs mit Parkinsondiagnosestellung im 44. und 50. Lebensjahr. Daher sollte man bei jüngeren, mit Dopaminagonisten behandelnden männlichen Patienten entsprechend achtsam sein.

Tritt eine HS auf, hilft ein Gespräch, am besten gemeinsam mit dem Patienten und dessen Partner, in dem der Bezug zur Parkinsonmedikation nochmals erklärt wird, eventuelle Schuldgefühle und Vorwürfe zu reduzieren, aber auch Krankheitseinsicht und die Bereitschaft zu Therapieänderung zu erreichen. Schwierig bis unmöglich wird die Therapie, wenn Patienten die Symptome negieren und/oder Partner die HS nicht vor dem Patienten ansprechen wollen.

Die begrenzte Datenlage zu IKS und HS zeigt ein erhöhtes Risiko unter nicht-retardiertem Pramipexol im Vergleich zur Retardform (Rizos et al. 2016) und ein etwas geringeres Risiko unter Rotigotin (Garcia Ruiz et al. 2014) im Vergleich zu Pramipexol und Ropinirol. Die Early-Stim-Studie (Schuepbach et al. 2013) und die Toledo-Studie (Katzenschlager et al. 2018) zeigten kein erhöhtes IKS/HS-Risiko unter THS bzw. Apomorphinpumpentherapie.

Für die praktische Therapie bedeutet dies, bei Patienten mit HS unter einem Dopaminagonisten die Dosis vorsichtig zu reduzieren (cave: Dopaminagonisten-Entzugssyndrom) und eine eventuelle motorische Verschlechterung durch L-Dopa auszugleichen. Immer gilt »so wenig wie möglich, so viel wie nötig«. Auch sollten spätestens jetzt evtl. bestehende Therapien mit

MAO-B-, COMT- Hemmern und/oder Amantadin auf Nutzen- Risiko überprüft und ggf. abgesetzt werden.

Ist dies nicht effektiv, sollte im Fall eines unretardiert gegebenen Dopaminagonisten zur Retardform oder zu Rotigotin gewechselt werden. Auch hierbei ist die Dosis zunächst vorsichtig niedrig zu wählen und langsam aufzudosieren.

Bei geeigneten Patienten für den Einsatz von THS, Duodopa®- oder Apomorphin-Pumpentherapie sollten diese dem Patienten angeboten werden.

Sind diese Maßnahmen nicht indiziert, nicht effizient oder besteht HS unter L-Dopa-Monotherapie, ist die Gabe von Clozapin oder Quetiapin (OFF label use) überlegenswert.

Im Einzelfall kann versucht werden, durch Gabe eines Serotoninwiederaufnahmehemmers (SSRI) dessen (häufige) Nebenwirkung einer Libidominderung therapeutisch zu nutzen (OFF label use). Dies muss sehr transparent mit dem Patienten besprochen werden, da der SSRI auch zu Erektionsstörungen ohne Senkung der Libido führen und somit das Problem noch verstärken kann.

Zu allen beschrieben Maßnahmen ist psychotherapeutische Begleitung hilfreich.

Was hat der Autor aus diesen Fällen gelernt?

Auch bei Parkinson erfasst die genaue Anamnese Fragen zur Sexualität. Trotz Aufklärung über HS als möglicher therapieassoziierter Nebenwirkung und regelmäßiger Patientenabfragen verneinen manche betroffenen Patienten die Symptome. Da eine L-Dopa-Monotherapie in manchen Fällen zur Symptomkontrolle nicht ausreicht und die Patienten zu THS oder Medikamentenpumpen oft nicht bereit sind, sollte eine Kombinationstherapie mit möglichst geringer Dopaminagonistendosierung, evtl. unter »protektiver« begleitender Gabe eines atypischen Neuroleptikums, versucht werden. Natürlich müssen die Patienten engmaschig kontrolliert werden.

Highlights

- Wir Behandler sollten mögliche Nebenwirkungen wie eine Hypersexualität (HS) immer wieder ansprechen und abfragen. Schriftliche Hinweise auf dem Medikamentenplan haben sich bewährt.
- Reduktion/Absetzen eines Dopaminagonisten bei HS kann ein Dopaminagonisten-Entzugssyndrom verursachen. Ein Wechsel des Dopaminagonisten kann bei HS indiziert sein.
- Hypersexualität stellt keine Kontraindikation für eine medikamentöse Pumpentherapie mit Duodopa® dar.

Literatur

Coding D, Shaw P, David AS (2015) Hypersexuality in Parkinson`s Disease: Systematic Review and Report of 7 Cases. MDS Clinical Practice Vol. 2 (Issue 2).

Garcia-Ruiz PJ et al. (2014) Impulse control disorder in patients with Parkinson's disease under dopamine agonist therapy: a multicentre studyJ Neurol. Neurosurgery Psych 85 (8): 840–4

Katzenschlager R et al. (2018) Apomorphine subcutaneous infusion in patients with Parkinson's disease with persistent motor fluctuations (TOLEDO): a multicentre, double-blind, randomised, placebo-controlled trial. The Lancet Neurology 17(9): 749–759.

Rizos A, Sauerbier A, Antonini A et al. (2016) A European multicentre survey of impulse control behaviours in Parkinson's disease patients treated with short- and long-acting dopamine agonists. Eur J Neurol. 23(8): 1255–1261

Schuepbach WM, Rau J, Knudsen K, Volkmann J, Krack P, Timmermann L, Hälbig TD, Hesekamp H, Navarro SM, Meier N, Falk D, Mehdorn M, Paschen S, Maarouf M, Barbe MT, Fink GR, Kupsch A, Gruber D, Schneider GH, Seigneuret E, Kistner A, Chaynes P, Ory-Magne F, Brefel Courbon C, Vesper J, Schnitzler A, Wojtecki L, Houeto JL, Bataille B, Maltête D, Damier P, Raoul S, Sixel-Doering F, Hellwig D, Gharabaghi A, Krüger R, Pinsker MO, Amtage F, Régis JM, Witjas T, Thobois S, Mertens P, Kloss M, Hartmann A, Oertel WH, Post B, Speelman H, Agid Y, Schade-Brittinger C, Deuschl G; EARLYSTIM Study Group (2013) Neurostimulation for Parkinson's disease with early motor complications. N Engl J Med 368(7): 610–22.

25 Dem Patienten ist schwindelig

Matthias Oechsner[28]

Zusammenfassung

Es wird über einen Patienten mit langjährigem idiopathischen Parkinson-Syndrom (IPS) berichtet, der wegen nächtlicher Verwirrtheit, Halluzinationen und Stürzen zugewiesen wird. Der Patient zeigt zunächst die typischen Symptome einer schweren orthostatischen Hypotonie mit Schwankschwindel und Benommenheit nach dem Aufstehen sowie orthostatischen Synkopen. Die begleitende psychiatrische Symptomatik bessert sich nach Behandlung eines Harnwegsinfektes und Umstellung der Parkinsonmedikation. Die Kreislaufverhältnisse stabilisieren sich nach Reduktion der Antihypertensiva. Nach zwei Wochen wird zur symptomatischen Behandlung der Demenzsymptome und Verhaltensstörung Rivastigmin eingesetzt. Im Verlauf der folgenden Tage klagt der Patient immer wieder über Schwankschwindelattacken. Wenige Tage später kommt es zu einer erneuten Synkope mit folgender Bewusstseinsstörung, im EKG jetzt schwere bradykarde Herzrhythmusstörung bei AV-Block III, notfallmäßige Anlage eines Herzschrittmachers. Bei im Verlauf wieder stabilen Kreislaufverhältnissen erholt sich der Patient rasch. Im Verlauf treten keine Schwindelattacken oder Synkopen mehr auf. Diagnostisch wird von einer durch Rivastigmin ausgelösten bradykarden Herzrhythmusstörung und AV-Block III als Ursache der Schwindelattacken ausgegangen.

Dieser Patient zeigt gleich zwei verschiedene Ursachen für Schwindel. Das sehr unspezifische Symptom wird differentialdiagnostisch im Zusammenhang mit der Parkinson-Erkrankung und häufigen Komplikationen vor dem Hintergrund der Literatur analysiert und versucht, ein sinnvolles diagnostisches Procedere aufzuzeigen.

Einleitung

Die Klage über »Schwindel« ist wahrscheinlich eine der häufigsten Beschwerden, mit denen sich der Neurologe in einer Parkinson-Spezialsprechstunde zu beschäftigen hat. Dabei werden von den Patienten so unterschiedliche Leitsymptome wie Drehschwindel, Schwankschwindel, Gangunsicherheit,

Schwindel: eine der häufigsten Beschwerden bei Parkinson

---

[28] **Dr. Matthias Oechsner**, Leitender Arzt, Leiter Parkinsonzentrum; Rehaklinik Zihlschlacht (TG)/Schweiz.

Nicht-vestibulärer und funktioneller Schwindel

Benommenheit, Schläfrigkeit, Sehstörungen aller Art (auch Wahrnehmungsstörungen), gastro-intestinale Symptome und im Rahmen von nicht-motorischen Fluktuationen überwiegend in OFF-Phasen auftretende Beschwerden als Schwindel empfunden und deklariert. Die Differenzialdiagnose ist entsprechend breit und die Klärung setzt eine gründliche Anamnese und klinische Untersuchung voraus. Natürlich kommen auch wegen der betroffenen Altersgruppe von der Parkinson-Erkrankung unabhängige vestibuläre Schwindelformen durchaus vor. Auf diese soll aber in diesem Zusammenhang nicht eingegangen werden. Hierzu wird auf die entsprechende Literatur (Brandt et al. 2012) verwiesen. Nach der klinischen Erfahrung kommen die meisten der von Parkinson-Patienten als Schwindel bezeichneten Beschwerden aus dem Bereich des nicht-vestibulären oder funktionellen Schwindels. Eine Literatursuche bei PubMed zu Stichworten wie Parkinson und Schwindel (vertigo, dizziness) ist wenig ergiebig hinsichtlich der Häufigkeit des Symptoms und Empfehlungen für das diagnostische Vorgehen. Die meisten Veröffentlichungen finden sich zur orthostatischen Hypotonie, die in 30–40 % der Patienten auftreten soll (Jost et al. 2015) und in deren Rahmen wohl eine cerebrale Hypoperfusion als Korrelat des vom Patienten geklagten Schwindel- oder Benommenheitsgefühls nach dem Aufstehen aus dem Liegen auftritt (Park et al. 2017). Die unten dargestellte Kasuistik zeigt aber, dass das Symptom Schwindel auch bei durchaus relevanten kreislaufabhängigen Störungen vorkommen kann, die nicht im Rahmen der orthostatischen Hypotonie auftreten.

Falldarstellung

Anamnese

Ein 76-jähriger Patient, der seit sieben Jahren unter einem idiopathischen Parkinson-Syndrom (IPS) leidet, wird zur stationären Behandlung zugewiesen, da sich die häusliche Versorgung durch die Ehefrau zunehmend schwierig gestaltet, der Patient manchmal nächtliche Verwirrtheit zeigt sowie tagsüber auch optische Halluzinationen und außerdem wiederholt Stürze aufgetreten sind. Er leide auch unter einem Schwindelgefühl beim Stehen und Gehen das am ehesten als Schwankschwindel oder Benommenheit charakterisiert werden kann. Weder der Patient noch die Ehefrau berichten, dass dieses Schwindelgefühl speziell nach dem Aufstehen aus dem Liegen oder bei längerem Stehen auftritt.

Klinischer Befund

Bei der Aufnahmeuntersuchung zeigen sich ein deutlich ausgeprägtes akinetisch-rigides Syndrom, ausgeprägte Hypomimie, Dysarthrophonie, deutliche allgemeine Bradykinese linkskörperseitig betont sowie ein Extremitätenrigor distal betont maximal Grad II. Im Verlauf der ersten Tage auf Station zeigen sich unter der bisher eingenommenen Parkinson-Medikation auch motorische Fluktuationen im Sinne eines Wearing-OFF Phänomens. In den OFF-Phasen ist der Patient gerade noch gehfähig. Nach dem Aufstehen aus dem Liegen klagt er selten über Schwankschwindel, zeigt aber häufig eine Benommenheit und ist teilweise somnolent oder abwesend, selten treten dann auch Synkopen auf.

Aktuelle Medikation

3 x 200 mg Levodopa/Benserazid/Tag, Pramipexol 3 mg retardiert/Tag (Sifrol ER 3 mg®, Rasagilin 1 mg/Tag sowie Torasemid 10 mg/Tag und Lisinopril 20 mg/Tag.

Diagnosen

- Fortgeschrittenes idiopathisches Parkinson-Syndrom vom akinestisch-rigiden Typ mit Halluziantionen, Verwirrtheit und Stürzen
- Schwindel mit Synkopen zu klärender Genese
- Verdacht auf orthostatische Dysregulation

Beurteilung, Diagnostik und Verlauf

Bei Verdacht auf eine ausgeprägte orthostatische Hypotonie wird ein Schellong-Test durchgeführt, der ein Absinken des systolischen Blutdruckes nach dem Aufstehen auf unter 70 mmHg zeigt. In den kreislaufstabilen Phasen steht jedoch die psychiatrische Symptomatik in Form einer Halluzinose und nächtliche Verwirrtheitszustände im Vordergrund. In der Zusatzdiagnostik findet sich ein Harnwegsinfekt und im EKG ein AV-Block Grad I.

Schellong-Test

Nach Behandlung des Harnwegsinfektes, Absetzen der Antihypertensiva und schrittweiser Umstellung der Parkinsonmedikation innerhalb von zwei Wochen auf eine stärker fraktionierte L-Dopa-Monotherapie (6 x/Tag 150 mg L-Dopa, Pramipexol Therapie beeendet) stabilisiert sich die Kreislaufsituation, die Halluzinationen sistieren und die nächtlichen Verwirrtheitszustände treten nicht mehr auf.

Nach Abklingen der Halluzinose/des Delirs persistieren mittelgradige kognitive Störungen im Sinne eines Demenzsyndroms bei idiopathischem Parkinson-Syndrom. Bei hierdurch deutlich eingeschränkten Alltagsfunktionen wird zwei Wochen nach Abklingen der Akutphase zur symptomatischen Behandlung Rivastigmin eingesetzt, zunächst 2 x 1,5 mg. Im Verlauf der folgenden Tage klagt der Patient erneut immer wieder über Schwindel im Sinne einer attackenartig auftretenden Benommenheit und Schwarzwerden vor Augen. Bei jetzt normalen Blutdruckwerten im Schellong-Test wird zunächst versucht, die Parkinsonmedikation bei noch bestehenden Fluktuationen noch einmal zu optimieren. Wenige Tage später kommt es zu einer erneuten Synkope mit folgender, über Minuten persistierender Bewusstseinsstörung. Im sofort durchgeführten EKG zeigt sich eine schwere bradykarde Herzrhythmusstörung bei AV-Block 3. Grades, pharmakologisch in der Notfallsituation nicht wesentlich beeinflussbar, sodass notfallmäßig ein Herzschrittmacher angelegt werden muss. Bei im Verlauf wieder stabilen Kreislaufverhältnissen erholt sich der Patient rasch. Im Verlauf treten keine Schwankschwindelattacken oder Synkopen mehr auf. Die weitere kardiologische Diagnostik ist nicht wegweisend hinsichtlich auslösender Ursachen für die Bradykardie mit AV-Block, sodass diagnostisch wegen des erstmaligen Auftretens im zeitlichen Zusammenhang von einer durch Rivastigmin ausgelösten bradykarden Herzrhythmusstörung und AV-Block III als Ursache der Schwindelattacken ausgegangen wird.

Anpassung der Diagnosen

- Fortgeschrittenes idiopathisches Parkinson-Syndrom vom akinetisch-rigiden Typ mit Halluziantionen, Verwirrtheit und Stürzen
- Mittelgradiges demenzielles Syndrom
- Schwindel mit Synkopen bei
    - orthostatischer Dysregulation
    - AV-Block Grad I
- Rivastigmin-induzierter AV-Block III. Grades

Diskussion

Der geschilderte Fall demonstriert plastisch, dass zunächst das Symptom Schwindel durch die sehr häufige Ursache der orthostatischen Hypotonie erklärt werden konnte, dass aber beim gleichen Patienten durchaus im Verlauf andere relevante Ursachen für das gleiche Symptom vorliegen können. Die Auslösung einer bradykarden Herzrhythmusstörung durch Rivastigmin wird in den entsprechenden Fachinformationen als seltene Nebenwirkung genannt. Zumindest scheint sie in größeren Populationen in Fallkontrollstudien nicht zu einer erhöhten Frequenz von Herzschrittmacherimplantationen zu führen (Huang et al. 2015), also eher ein seltenes Phänomen zu sein. Im vorliegenden Fall war vor Einsatz des Medikaments bereits ein AV-Block Grad 1 nachzuweisen. Diese Erfahrung hat inzwischen – obwohl sie in der Fachinformation nicht als absolute Kontraindikation genannt wird – dazu geführt, dass der Autor bei Patienten mit AV-Block Grad 1 Cholinesterasehemmer wie Rivastigmin nicht mehr einsetzt.

Die ursprünglich bei Aufnahme des Patienten bestehende orthostatische Hypotonie ist sicher nach der klinischen Erfahrung die häufigste Ursache für einen nicht-vestibulären Schwindel bei Parkinson-Patienten und wird über einen einfach durchzuführenden Schellong-Test diagnostiziert, der in Parkinson-Spezialsprechstunden und -kliniken zur Routinediagnostik gehören sollte. Eine weitergehende autonome Funktionsdiagnostik ist in den allermeisten Fällen bei diesem Leitsymptom nicht erforderlich. Bekanntermaßen ist die orthostatische Regulationsstörung ein Frühsymptom bei einer

Multisystematrophie, differenziert im Verlauf der Erkrankung aber nicht zwischen typischen und atypischen Parkinson-Syndromen. Sie kommt also auch beim idiopathischen Parkinson-Syndrom einerseits als Krankheitssymptom, andererseits verstärkt durch dopaminerge Medikamente oder auch Amantadin sowie atypische Neuroleptika und viele andere zentralwirksame Medikamente vor. Natürlich muss, wie im vorliegenden Fall auch, die antihypertensive Medikation überarbeitet werden, wenn eine klinisch relevante orthostatische Hypotonie besteht. Leider werden in Hausarztpraxen oder internistischen Abteilungen selten Schellong-Tests durchgeführt und der Blutdruck häufig nur im Sitzen gemessen. Anamnestisch lässt sich das Symptom erfahrungsgemäß gerade bei Patienten mit kognitiven Störungen und Demenz häufig nicht fassen. Auch fremdanamnestisch wird häufig nicht berichtet, dass speziell nach dem Aufstehen oder nach längerem Stehen Schwindel oder sogar Synkopen auftreten.

Hinsichtlich der Anpassung der Medikation werden in der Literatur unterschiedliche Empfehlungen gegeben, um die orthostatische Hypotonie zu bessern. Aus eigener Erfahrung wird zunächst eine Reduktion der antihypertensiven Medikation vorgeschlagen. Dies gilt insbesondere für Diuretika, falls kardiologisch möglich. Wenn gleichzeitig Ödeme bestehen, sollte überprüft werden, ob diese durch Dopaminagonisten oder Amantadin verursacht oder verstärkt wurden. Diese wären dann parallel in der Dosis zu reduzieren oder abzusetzen. Prinzipiell verschlechtern letztere Substanzgruppen nach eigener Erfahrung häufiger eine orthostatische Hypotonie als L-Dopa oder MAO-B-Hemmer dies tun. Bei vielen Patienten ist durch eine Reduktion oder Absetzen von Dopaminagonisten auch eine Reduktion atypischer Neuroleptika möglich, die ebenfalls zur Hypotonie führen. Nach Optimierung der Medikation, die häufig in einem Absetzen von unverträglichen Substanzen besteht, werden nicht-medikamentöse Maßnahmen wie am besten hüfthohe Kompressionsstrümpfe, nächtliche Oberkörperhochlagerung, ausreichende Flüssigkeitszufuhr, insbesondere am Morgen, sowie das Trinken von Kaffee oder einer größeren Menge kalten Wassers am Morgen empfohlen. Blutdruck steigernde Medikamente haben häufig nur eine vorübergehende Wirkung (Midodrin, Beta-Sympathomimetika) oder sind bei vielen Patienten nicht verträglich. Insbesondere vor dem Einsatz des lang wirksamen Fludrocortison sollte zur Vermeidung von Gefässkomplikationen mittels 24-Stunden-Blutdruckmonitoring auch zunächst ein bei Parkinson-Patienten häufiges nächtliches »non-dipping« (fehlendes physiologisches Absinken des Blutdruckes nachts) ausgeschlossen werden. Midodrin wird typischerweise aus diesem Grund morgens und mittags eingesetzt. Therapiestudien mit anderen Substanzen (Pyridostigmin, Droxidopa u. a.) haben zum Teil widersprüchliche Ergebnisse erbracht und die Zulassungssituation ist länderspezifisch entsprechend unterschiedlich.

Der vorliegende Fall zeigt aber auch, dass beim gleichen Patienten durchaus mehrere Ursachen für einen unspezifischen nicht-vestibulären Schwindel vorliegen können. Bei einem attackenartig auftretenden unspezifischen Schwindel sollte auch an eine andere kreislaufabhängige Ursache, wie im vorliegenden Fall Herzrhythmusstörungen, oder nicht lageabhängige

Unterschiedliche Empfehlungen bei der Anpassung der Medikation

Nicht-medikamentöse Maßnahmen

Blutdruckschwankungen bei attackenartig auftretendem Schwankschwindel gedacht werden. Entsprechende EKG- und Langzeit-EKG Untersuchungen, häufige Blutdruckkontrollen und optimalerweise ein 24-Stunden Blutdruck Monitoring sind dann erforderlich.

> Patienten bezeichnen Gangunsicherheit häufig als »Schwindel«

Mit Schwindel wird häufig auch die Gangunsicherheit vom Patienten tituliert, die zum Beispiel bei einer sensiblen Ataxie bei Polyneuropathien oder im Rahmen einer »frontalen« Gangstörung bei vaskulären Encephalopathien, Normaldruckhydrozephalus oder frontalen Raumforderungen auftritt. Auch aus diesem Grund gehört eine ausführliche klinisch-neurologische Untersuchung sowie zerebrale Bildgebung bei sonst nicht zu klärender Ursache eines unspezifischen Schwankschwindels auf jeden Fall in das diagnostische Procedere. Nicht unerwähnt soll bleiben, dass häufig speziell bei Patienten mit ängstlich-depressiver Symptomatik alleine die Umstellung der Medikation oder der Wechsel auf ein Generikum mit vielleicht anderer Tablettenfarbe subjektiv bei manchen Patienten einen unspezifischen Schwindel auslösen kann, der meist nicht durch pharmakologische Argumente, sondern nur durch Wechsel auf das vorher eingenommene Präparat behoben werden kann. Einige Patienten empfinden auch Symptome, die im Rahmen von Wirkungsfluktuationen von L-Dopa auftreten, speziell in der OFF-Phase, oder ein Freezing-Phänomen, das in der OFF-Phase auftritt, als Schwindel (nicht-motorische Fluktuationen). Wie bei fast allen Symptomen bei Parkinson-Patienten, die nicht einfach anamnestisch zugeordnet werden können, ist deshalb immer die Frage nach dem zeitlichen Verlauf in Bezug zur Einnahme von L-Dopa, notfalls ein L-Dopa-Test, zur Klärung erforderlich.

Was hat der Autor aus diesem Fall gelernt?

Insbesondere bei schwer betroffenen multimorbiden Patienten werden von der neurodegenerativen Erkrankung unabhängige Komplikationen häufig erst spät richtig zugeordnet, da primär alle Symptome auf die Parkinson-Erkrankung bezogen werden. Im vorliegenden Fall ist das zeitliche Zusammentreffen des Symptoms Schwindel mit dem erstmaligen Einsatz des Cholinesterasehemmers Rivastigmin diagnostisch wegweisend gewesen.

Highlights

Vorschlag zum komprimierten diagnostischen Procedere bei neu aufgetretenem Schwindel bei Parkinson-Patienten:

1. Die zuletzt durchgeführte Maßnahme (Anpassung der Medikation, neues Medikament…) sollte zumindest versuchsweise rückgängig gemacht werden.
2. Vorgehen bei Hinweisen für peripheren oder zentralen vestibulären Schwindel? (Drehschwindel, lagerungsabhängiger Schwindel, Nystagmus, spezifische Okulomotorikstörung, Hirnstammsymptome)

- Diagnostik inklusive Lagerungsproben und Ausschluss eines Kleinhirnbrückenwinkelprozesses mittels kranieller Bildgebung, HNO-ärztliche Untersuchung und ursachenspezifische Therapie
3. Stufenweises Vorgehen bei fehlenden Hinweisen für vestibuläre Ursache, d. h. anzunehmender zentraler Genese (Schwankschwindel, Benommenheit, nicht-vestibulärer Schwindel):
    - Ausschluss einer orthostatischen Hypotonie mittels Schellong-Test.
    - Wechselndes Schwindelgefühl im Zusammenhang mit nicht-motorischen Fluktuationen (Anamnese: zeitlich plausibler Zusammenhang mit L-Dopa Einnahme, Wearing-OFF, bei Unklarheit L-Dopatest).
    - Internistische Basisdiagnostik mit Labor und häufigen Blutdruckkontrollen bzw. 24 h-Blutdruckmonitoring.
    - EKG und Langzeit-EKG bei durch die bisherigen Maßnahmen nicht erklärbarem, attackenartig auftretenden Schwindel.
    - Kranielles MRT: Ausschluss (frontale) Raumforderung, vaskuläre Enzephalopathie oder Normaldruckhydrocephaus
    - Bei Hinweisen auf eine ängstlich-depressive Störung/psychogene Ursache oder Verstärkung ggf. psychiatrische Untersuchung und antidepressiver Behandlungsversuch

Literatur

Brandt T, Dieterich M, Strupp M (2012) Vertigo – Leitsymptom Schwindel. Heidelberg: Springer Medizin.

Huang AR, Redpath CJ, van Walraven C (2015) The influence of cholinesterase inhibitor therapy for dementia on risk of cardiac pacemaker insertion: a retrospective, population-based, health administrative databases study in Ontario, Canada. BMC Neurol 15: 66.

Jost WH, Augustis S (2015) Severity of orthostatic hypotension in the course of Parkinson's disease: no correlation with the duration of the disease. Parkinsonism Relat Disord 21(3): 314–6.

Park J, Kim HT, Park KM, Ha SY, Kim SE, Shin KJ, Kim SE, Jang W, Kim JS, Youn J, Oh E, Park S (2017) Orthostatic dizziness in Parkinson's disease is attributed to cerebral hypoperfusion: A transcranial doppler study. J Clin Ultrasound 45(6): 337–342.

26 Der Patient verschluckt sich

Tobias Warnecke[29]

Zusammenfassung

Schluckstörungen kommen in unterschiedlichen Schweregraden bei ca. 80 % der Parkinson-Patienten vor

Schluckstörungen sind eine im Verlauf der Parkinson-Erkrankung häufig auftretende Komplikation. Sie kommen in unterschiedlichen Schweregraden bei ca. 80 % aller Patienten mit idiopathischem Parkinson-Syndrom vor. Diese sogenannten Parkinson-bedingten Dysphagien stellen sowohl hinsichtlich der Diagnostik als auch der Therapie eine klinische Herausforderung dar. Der hier geschilderte Fall soll die Komplexität dieses Syndroms veranschaulichen und grundsätzliche Prinzipien des Managements unter Berücksichtigung der diesbezüglichen Empfehlungen in der S3-Leitlinie »Idiopathisches Parkinson-Syndrom« der Deutschen Gesellschaft für Neurologie illustrieren.

Einleitung

Eine Dysphagie ergibt sich aus einem individuellen Zusammenspiel motorischer und nicht-motorischer Symptome

Die Fortschritte der klinischen und instrumentellen Dysphagiediagnostik innerhalb der letzten Jahre haben dazu geführt, dass im Bereich der Parkinson-Syndrome Schluckstörungen zunehmend besser verstanden werden und vermehrt in den klinischen Fokus geraten (Suttrup und Warnecke 2016). Die im Jahr 2016 publizierte S3-Leitlinie »Idiopathisches Parkinson-Syndrom« der Deutschen Gesellschaft für Neurologie trägt dieser Entwicklung Rechnung, indem erstmals ein eigenständiges Kapitel das Vorgehen bei Parkinson-bedingten Dysphagien beschreibt (Warnecke 2016). Während in der Vergangenheit mit der Parkinson-Erkrankung assoziierte Dysphagien häufig »undifferenziert« als autonomes Symptom des oberen Gastrointestinaltrakts klassifiziert wurden, hat sich in der neueren klinischen Forschung gezeigt, dass es sich bei der Parkinson-Dysphagie um ein komplexes Syndrom handelt, dass sich aus einem individuellen Zusammenspiel motorischer und nicht-motorischer Symptome ergibt. Das größte Problem stellt daher die adäquate Diagnostik der verschiedenen Dysphagiesymptome dar, um eine Störungsmuster-spezifische Therapie initiieren zu können. Dabei ist der »natürliche« Verlauf Parkinson-bedingter Dysphagien noch weitgehend unerforscht.

---

29 **Prof. Dr. Tobias Warnecke**, Leiter des Bereichs Parkinson-Syndrome und andere Bewegungsstörungen, Oberarzt, Klinik für Neurologie, Universitätsklinikum Münster.

Falldarstellung

Anamnese

Ein 67-jähriger Patient, der seit sieben Jahren an einem idiopathischen Parkinson-Syndrom (IPS) leidet, stellte sich erstmalig in der Parkinson-Sprechstunde vor. Motorisches Hauptproblem waren »klassische« End-of-dose Phänomene mit einer Zunahme der Bradykinese etwa 30 Minuten vor der nächsten L-Dopa-Einnahme. Subjektiv bestand zu diesem Zeitpunkt keine Schluckstörung. Allerdings erzielte der Patient im Fragebogen zur Beurteilung von Dysphagien bei Parkinson-Patienten mit Schluckbeschwerden (Swallowing Disturbance Questionnaire; SDQ-PD-dV) 15 Punkte (Cut OFF > 10), woraus sich der a. a. eine subjektiv unbemerkte Schluckstörung ergab. In der flexiblen endoskopischen Evaluation des Schluckaktes (FEES) zeigte sich im medikamentösen »ON« eine leicht- bis mittelgradige bradykinetische pharyngeale Dysphagie mit Residuen vorwiegend in den Valleculae (Spaltraum zwischen Zungengrund und Epiglottis) und pharyngolaryngealer Sensibilitätsminderung. Es erfolgte eine Optimierung der dopaminergen Medikation (Verkürzung des L-Dopa-Einnahmeintervalls auf vier Stunden sowie Addition des COMT-Hemmers Entacapon). Als Störungsmuster-spezifische Logopädie wurde das sog. »kräftige Schlucken« mit dem Patienten trainert. Darunter zeigte sich in einer Kontroll-FEES nach drei Monaten im medikamentösen ON eine deutlich bessere pharyngeale Schluckeffektivität mit nur noch selten auftretenden, minimalen Residuen.

Nach weiteren fünf Jahren stellte sich der Patient erneut ambulant vor. Mittlerweile war das L-Dopa-Einnahmeintervall auf drei Stunden verkürzt worden, im medikamentösen ON bestanden leichtgradige, subjektiv nicht beeinträchtigende Dyskinesien. Als Hauptproblem berichtete der Patient jetzt über ein Globusgefühl beim Schlucken mit vermehrtem Verschlucken, insbesondere bei festeren Nahrungskonsistenzen. Trotz der wieder begonnenen logopdädischen Therapie sei keine Besserung eingetreten. Er habe mittlerweile bereits 5 kg an Gewicht verloren. Lungenentzündungen seien bislang aber nicht aufgetreten.

Klinischer Befund

Die klinische Untersuchung ergab eine im Bewegungsumfang eingeschränkte Kehlkopfelevation. Das maximale Schluckvolumen im modifizierten Wassertest betrug 15 ml (Normwert > 20 ml). In der FEES zeigten sich jetzt vorwiegend Residuen in den Sinus piriformis mit postdeglutitiver Aspiration aller getesteten Konsistenzen (= hochgradige neurogene Dysphagie).

Eingeschränkte Kehlkopfelevation

Diagnose

Aufgrund des im Vergleich zum Vorbefund veränderten Störungsmusters erfolgte eine weiterführende instrumentelle Diagnostik. In der High-Resolution-Manometrie (HRM) ergaben sich Hinweise für Spasmen des proximalen Ösophagus, die in der Videofluoroskopie des Schluckens (VFSS) bestätigt und als Ursachen der postdeglutitiven Aspirationen identifiziert werden konnten.

Abbildung 26.1 zeigt eine Videofluoroskopie des Schluckens. In den Bildern A bis C zeigen sich als Audsruck der Spasmen wechselnde Lumina des oberen Ösophagus mit unvollständigem Bolustransport (Pfeile). Als Folge kommt es in Bild D zu einer partiellen Bolusaspiration (Pfeil).

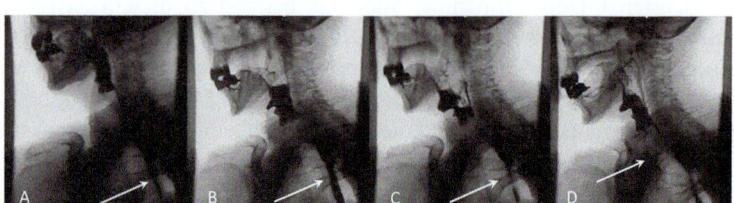

Abb. 26.1: Ösophageale Spasmen beim Schluckakt eines Parkinson-Patienten

Therapie

Tabelle 26.1 fasst Therapieoptionen für ausgewählte Symptome der Parkinson-bedingten Dysphagie zusammen. In dem hier beschriebenen Fall erfolgten zunächst Botulinumtoxin-Injektionen in die spastische Muskulatur des proximalen tubulären Ösophagus. Während der begleitenden logopädischen Schlucktherapie fand insbesondere ein Training der Schutzreflexe (Husten- und Schluckreflex) statt. Hierunter waren das Globusgefühl und die Epoisoden mit Verschlucken regredient. Eine orale Ernährung war weiterhin möglich. Das Gewicht blieb stabil.

Tab. 26.1: Ausgewählte Symptome der Parkinson-bedingten Dysphagie und spezifische Therapieoptionen

Phase des Schluckaktes	Symptom	Therapieoptionen
Oral	Repetitive Pumpbewegungen der Zunge (»Festination des Schluckens«)	Erhöhung der L-Dopa-Einzeldosis vor Mahlzeiten Amantadin in Einzelfällen möglicherweise hilfreich Logopädie zur Triggerung des Schluckreflexes inkl. externe Trigger
	Posteriores Leaking (vorzeitiges Abgleiten des Bolus in den Pharynx mit der Gefahr prädeglutitiver Aspirationen)	Logopädie zum Training der oralen Boluskontrolle Vermeiden von Dual-Task-Situationen beim Essen/Trinken
Pharyngeal	Residuen (meist infolge pharyngealer Bradykinese mit Gefahr postdeglutitiver Aspiration)	Optimierung der dopaminergen Medikation Mahlzeiten in klinischen ON-Phasen Logopäie zum Training von kräftigem Schlucken

Tab. 26.1: Ausgewählte Symptome der Parkinson-bedingten Dysphagie und spezifische Therapieoptionen – Fortsetzung

Phase des Schluckaktes	Symptom	Therapieoptionen
	Hyposensibilität	Logopädie zur Förderung der Schluckwahrnehmung, taktile orale/pharyngeale Stimulation, supraglottisches Schlucken
Ösophageal	Hypomotilität	Medikamentöse Refluxtherapie Logopädie zum Training von kräftigem Schlucken in aufrechter Sitzposition
	Spasmen/multiple tertiäre Kontraktionen (ösophageale Dystonie?)	Botulinumtoxin-Injektionen Non-orale Applikation der dopaminergen Medikation (transdermal/subkutan/jejunal) Logopädie zum Training von Schutzreflexen/Mendelsohn-Schluckmanöver

Verlauf

Als es im weiteren Krankheitsverlauf zu einer Zunahme von motorischen ON-/OFF-Wirkfluktuationen kam, erhielt der Patient eine intestinale L-Dopa-Infusionstherapie (Duodopa®-Pumpe). Bei der Indikationsstellung war auch von Bedeutung, dass über den gastralen Schenkel der PEG/PEJ-Sonde potenziell eine enterale Ernährung im Fall einer Progredienz der pharyngo-ösophagealen Dysphagie möglich ist (Wirth et al. 2014).

Diskussion

Bei der Parkinson-bedingten Dysphagie handelt es sich um ein komplexes Syndrom, das sich individuell aus unterschiedlichen Symptomen der oralen, pharyngealen und ösophagealen Schluckphasen zusammensetzt. Der »natürliche« Verlauf der Parkinson Dysphagie ist bislang noch unzureichend verstanden. Während leichtgradige Dysphagiesymptome oft schon früh im Krankheitsverlauf auftreten (Suttrup et al. 2017) (insbesondere die Kombination aus pharyngolaryngealer Hyposensibilität und Residuen), scheinen einige Parkinson-Patienten mit zunehmender Krankheitsdauer besonders schwere Dysphagiesymptome, wie z. B. die ösophageale Spasmen in der Fallbesprechung, zu entwickeln. Die klinischen Prädiktoren für solche Parkinson-Subtypen mit schwerstgradigen Dysphagien sind noch weitgehend unbekannt.

Weitere »unmet needs« betreffen die Störungsmuster-spezifischen Therapiestrategien. Sowohl für die medikamentösen als auch für die aktivierenden, also hier logopädischen Behandlungsverfahren der Parkinson-bedingten Dysphagien fehlenden randomisierte kontrollierte Studien weitgehend. Der sog. FEES-L-Dopa-Test kann verwendet werden, um die individuelle L-Dopa-Responsivität der Dysphagie im fortgeschrittenen Krankheitsstadium

FEES-L-Dopa-Test

zu ermitteln (Warnecke et al. 2016). Die Evidenz für die in dem hier beschriebenen Fall durchgeführte Therapie Parkinson-bedingter ösophagealer Spasmen mit Botulinumtoxin-Injektionen stammt aus klinischer Expertenerfahrung und wird gestützt durch die Ergebnisse einer kleinen retrospektiven Pilotstudie (Triadafilopoulos et al. 2017).

Die zukünftige Therapie Parkinson-bedingter Dysphagien sollte ihre Verfahren am spezifischen Störungsmuster des individuellen Patienten ausrichten und durch eine breite und hochwertige klinische Forschung, also insbesondere randomisierte kontrollierte Studien, gestützt sein. Innovative Therapieansätze, wie sie in den letzten Jahren in zunehmendem Maße für schlaganfalbedingte Dysphagien entwickelt wurden, sollten auch bei Parkinson-bedingten Dysphagien erprobt werden. Hierzu zählen u. a. Neurostimulationsverfahren (z. B. transkranielle Gleichstromstimulation) zur Modulation des Schluckcortexes, ein standardisiertes Training der Ausatem- und Schluckmuskulatur mit speziellen Geräten aus der Pulmonologie (z. B. EMST150^{TM}Device; Expiratory muscle strength training) sowie die medikamentöse Stimulation des Schluck-/Hustenreflexes mit Capsaicin/Piperin.

Was hat der Autor aus diesem Fall gelernt?

Im Verlauf der Parkinson-Erkrankung kann die Dysphagie einem Symptomwandel unterliegen, der ergänzende diagnostische Maßnahmen und eine Änderung der therapeutischen Strategie erforderdern kann.

Highlights

- Pharyngeale Dysphagiesymptome können schon früh im Verlauf des idiopathischen Parkinson-Syndroms auftreten, werden oft aber vom Patienten infolge einer Hyposensibilität nicht adäquat wahrgenommen.
- Einige Parkinson-Patienten entwickeln im Krankheitsverlauf besondere schwere Dysphagien, deren Störungsmuster sich aus einem indivuduellen Zusammenspiel oraler, pharyngealer und ösophagealer Symptome ergibt.
- Neben der flexiblen endoskopischen Evaluation des Schluckaktes (FEES) stehen zur instrumentellen Diagnostik Parkinson-bedingter Dysphagien inesondere die Videofluoroskopie des Schluckens (VFSS) sowie die High-Resolution-Manometrie (HRM) zur Verfügung.
- Es existiert keine Standardtherapie Parkinson-bedingter Dysphagien, die bei jedem Patienten gleichermaßen angewendet werden kann. Vielmehr kommen individuell je nach vorherrschenden Dysphagiesymptomen unterschiedliche medikamentöse und/oder logopädische Behandlungsoptionen zum Einsatz.
- Die Parkinson-bedingte Dysphagie ist klinisch ein komplexes Syndrom, dessen »natürlicher« Verlauf noch weitgehend unbekannt ist.

Literatur

Pflug C, Bihler M, Emich K, Niessen A, Nienstedt JC, Flügel T, Koseki JC, Plaetke R, Hidding U, Gerloff C, Buhmann C (2018) Critical Dysphagia is Common in Parkinson Disease and Occurs Even in Early Stages: A Prospective Cohort Study. Dysphagia 33(1): 41–50.

Suttrup I, Suttrup J, Suntrup-Krueger S, Siemer ML, Bauer J, Hamacher C, Oelenberg S, Domagk D, Dziewas R, Warnecke T (2017) Esophageal dysfunction in different stages of Parkinson's disease. Neurogastroenterol Motil. 29(1).

Suttrup I, Warnecke T (2016) Dysphagia in Parkinson's Disease. Dysphagia 31(1): 24–32.

Triadafilopoulos G, Gandhy R, Barlow C (2017) Pilot cohort study of endoscopic botulinum neurotoxin injection in Parkinson's disease. Parkinsonism and Related Disorders 44: 33–37.

Warnecke T (2016) Welche klinischen Manifestationen der Dysphagie treten bei Patienten mit IPS auf und wie werden sie am besten behandelt und diagnostiziert (AHP5)? In: DGN, AWMF (2016) Idiopathisches Parkinsn-Syndrom. S. 213–217. (https://www.dgn.org/images/red_leitlinien/LL_2016/PDFs_Download/030010_LL_langfassung_ips_2016.pdf, Zugriff am 25.02.2020).

Warnecke T, Suttrup I, Schröder JB, Osada N, Oelenberg S, Hamacher C, Suntrup S, Dziewas R (2016) Levodopa responsiveness of dysphagia in advanced Parkinson's disease and reliability testing of the FEES-Levodopa-test. Parkinsonism Relat Disord 28: 100–6.

Wirth R, Dziewas R, Jäger M et al. (2013) Klinische Ernährung in der Neurologie – Teil des laufenden S3-Leitlinienprojekts Klinische Ernährung. Aktuel Ernahrungsmed 38(04): e49–e89.

C Spezielle psychosoziale Probleme

27 Der Patient mit Migrationserfahrung

Jan Springob, Richard Dano und Carsten Eggers[30]

Zusammenfassung

Neben der medikamentösen Therapie ist die physiotherapeutische Behandlung bei vielen Patienten mit idiopathischem Parkinson-Syndrom unverzichtbar. Entscheidend für die Indikationsstellung aber auch den Therapieerfolg ist ein gutes Verständnis der Probleme des Patienten sowie auch auf Seiten des Patienten Verständnis für die Notwendigkeit der Therapie oder die Therapieinhalte. Sprachliche Barrieren können die Umsetzung und der Erfolg empfindlich stören.

Es bietet sich neben einem sprach- und kulturadaptierten Assessment eine sprachsensible Therapiebegleitung an. Hier ist neben z. B. nonverbalen kognitiven Assessments auch die sprachspezifische Information (z. B. in Form von Broschüren) oder Therapieunterstützung durch Therapeuten, die die jeweilige Erstsprache des Patienten sprechen, notwendig.

> Physiotherapeutische Behandlung bei vielen Patienten unverzichtbar

Einleitung

Neben der medikamentösen Therapie ist die physiotherapeutische Behandlung bei vielen Patienten mit idiopathischem Parkinson-Syndrom unverzichtbar. Eine enge Zusammenarbeit zwischen den Neurologen und (Physio-)Therapeuten kann sich positiv auf die Motorik des Parkinsonerkrankten auswirken. Evidenz besteht für Trainingsprogramme, die den Symptomen wie Rigor, Bradykinese oder die Verringerung der Bewegungsamplituden entgegenwirken können. Die LSVT BIG-Therapie ist beispielsweise eine der bedeutendsten physiotherapeutischen Therapieoptionen für Patienten mit idiopathischem Parkinson-Syndrom.

Patienten über die Relevanz und Effektivität körperlicher Bewegung aufzuklären und zu überzeugen ist demnach eine existenzielle Aufgabe von Neurologen, Parkinson-Nurses und Angehörigen von Gesundheitsberufen, die mit Parkinson-Patienten arbeiten. Für eine Motivation und Umsetzung von therapeutischen Maßnahmen ist ein ausreichendes Verständnis für die Not-

---

30 **Dr. Jan Springob**, Studienrat im Hochschuldienst, Leiter Internationalisierung, Zentrum für LehrerInnenbildung, Universität zu Köln.
Richard Dano, Parkinson-Nurse, Klinik für Neurologie, Uniklinik Köln.
Prof. Dr. Carsten Eggers, stellvertretender Direktor, Klinik für Neurologie, Universitätsklinikum Gießen und Marburg. Standort Marburg.

wendigkeit oder Sinnhaftigkeit der Therapien von grundlegender Bedeutung. Hier muss sowohl die kognitive Kapazität als auch das sprachliche Verständnis gegeben sein. Im Laufe der Erkrankung sind kognitive Funktionsstörungen bei Parkinson-Patienten nicht selten, sodass sowohl Verständnis als auch Einsichtsfähigkeit für die Notwendigkeit von Therapien abnehmen kann. Ein nicht zu vernachlässigender Aspekt ist jedoch auch das sprachliche Verständnis bei Patienten mit Migrationserfahrung[31]. Insbesondere die erste Generation von zugewanderten türkischstämmigen Mitbürgern aus der Generation der »Gastarbeiter« hat oftmals und nach wie vor – natürlich nicht immer und nicht alle – keine ausreichenden sprachlichen Fertigkeiten der deutschen Sprache erlangt. Dies führt im Alltag immer wieder zu Herausforderungen bei Arztbesuchen, im Rahmen von Therapien oder mit den Angehörigen.

Dieses Kapitel soll einen Fall beschreiben, in dem im Kontakt mit dem Patienten ein Desinteresse an Physiotherapie wahrgenommen wurde. Nach intensiver Anamnese Aufklärung zeigte sich jedoch vor allem eine Sprachbarriere als ursächlich für die mangelnde Umsetzung von regelmäßiger Physiotherapie. Es soll somit vor allem auf transkulturelle Aspekte im Rahmen der Behandlung von Parkinson-Patienten eingegangen und hierfür sensibilisiert werden.

Falldarstellung

Anamnese

Der 72-jährige männliche Patient Herr H. erhielt die Diagnose idiopathisches Parkinson-Syndrom (IPS) im Jahre 2004. Als Patient, der vor über 40 Jahren aus der Türkei nach Deutschland migriert ist, bestehen mittelgradige sprachliche Schwierigkeiten, zum größten Teil versteht und beherrscht der Patient die deutsche Sprache. Herr H. ist verheiratet, lebt mit seiner Ehefrau in der Nähe von Köln und hat einen Sohn und eine Tochter. Beide Kinder sind ebenso verheiratet, wohnen mit ihren Familien in der Nähe des Patienten. Es besteht ein gutes Verhältnis und auch sonst beschreibt Herr H. ein stabiles

---

31 Dem Statistischen Bundesamt (2017) folgend hat eine Person einen Migrationshintergrund, wenn sie selbst oder mindestens ein Elternteil nicht mit deutscher Staatsangehörigkeit geboren ist. Bewusst wird jedoch in dem vorliegenden Artikel auf den Begriff *Migrationshintergrund* verzichtet, da dieser oftmals und (leider) nach wie vor stigmatisierende Zuschreibungen und somit gesellschaftliche Ausgrenzung im Ergebnis aufweist. Vor allem Menschen bestimmter Herkunftsländer, die u. a. einmal als sogenannte »Gastarbeiter« nach Deutschland gekommen sind, werden auf Basis des vermeintlichen Migrationshintergrunds bestimmte Merkmale zugeschrieben (vgl. u. a. Utlu 2015, S. 446). Die Autoren verwenden stattdessen den Begriff *Migrationserfahrung*, da er den tatsächlichen Sachverhalt der aktiv erlebten Migration beinhaltet. Den Autoren ist jedoch bewusst, dass auch dieser Begriff die Gefahr der Differenzmarkierung in vermeintlich »Andere« und somit gängiger Zuschreibungspraktiken und daraus entstehender Diskriminierungen birgt.

soziales Umfeld. Aktuell ist er berentet und habe in seiner Berufstätigkeit einen kleinen Kiosk geführt. Die Arbeit habe ihm immer Spaß gemacht, körperliche Aktivitäten, wie beispielsweise das Einräumen der Regale, Großeinkäufe erledigen etc., seien sowohl körperlich als auch geistig nie das Problem gewesen. Die Erkrankung sei für den Patienten anfänglich keine einschränkende Behinderung gewesen. Lange Zeit hat Herr H. seine Symptome (Rigor, Tremor rechtsbetont) medikamentös gut unter Kontrolle gehabt.

Subjektiv stelle insbesondere das Laufen zurzeit ein großes Hindernis dar. Mehrmals am Tag komme es zu Freezing of Gait (FOG) Episoden und einem haftenden Gangbild, welches nicht selten in Stürzen resultiert. Erfreulicherweise ergaben sich bei dem Patienten dadurch lediglich leichte Prellungen und Hämatome als Konsequenzen, Frakturen traten bisher nicht auf. Vor allem treten diese FOG Phänomene am frühen Morgen und mittags auf, nachdem Herr H. sich etwas hingelegt habe. Nach Einnahme einer Madopar LT®, welche er fest morgens nach dem Aufstehen einnehme, verbessert sich die Situation und der Patient kann wieder besser gehen. Aufgrund des guten Ansprechens des FOG auf dopaminerge Medikation habe der Patient immer dann eine Madopar LT eingenommen, wenn wieder unerwartete Gangblockaden auftraten. In sehr schlechten Zeiten habe er sogar bis zu fünf Mal täglich eine lösliche L-Dopa Tablette eingenommen.

Leitsymptom: Gangstörung

Klinischer Befund

In der neurologischen Untersuchung zeigte sich eine Hypomimie, ein rechtsbetontes mittelgradiges akinetisch-rigides Parkinson-Syndrom mit mittelgradigem Rigor der oberen und unteren Extremität, eine allgemeine Bradykinese sowie ein kleinschrittiges Gangbild mit sechs Wendeschritten. Auffällig war ein ausgeprägtes intermittierendes Freezing of Gait. Das Hoehn und Yahr Stadium wird von neurologischer Seite mit dem Stadium III bewertet, im UPDRS-III ergaben sich 41 Punkte.

Medikamentös wird der Patient wie folgt versorgt:

Levodopa/Carbidopa/Entacapon 100/25/200 mg	1-1-1-1
Levodopa/Carbidopa retard 100 mg	0-0-0-0-1
Pramipexol retard 3,15 mg	1-0-0-0
Amantadin 200 mg	1-1-0-0
Safinamid 100 mg	1-0-0-0

Physiotherapie wurde durch den behandelnden Neurologen bereits wiederholt rezeptiert, die Rezepte bisher jedoch nicht eingelöst.

Diagnose

Idiopathisches Parkinson-Syndrom, rechtsbetont, akinetisch-rigide, Hoehn und Yahr Stadium III

Therapie und Verlauf

In Bezug auf die Therapie und der ausgeprägten FOG Episoden des Herrn H. wurde ausführlich mit dem Patienten eine nicht-medikamentöse Therapie in Form von forcierter Physiotherapie mit Hauptaugenmerk auf das Gangbild besprochen. Sowohl der niedergelassene Neurologe als auch Experten der Spezialambulanz der Klinik für Neurologie (Neurologen, Parkinson-Nurse) empfahlen eine ambulante Vorstellung zur Physiotherapie, um hilfreiche Cueing Strategien zu erlernen, das Gangbild zu stabilisieren und um somit präventiv Stürzen entgegen zu wirken.

Fehlende Therapiemotivation Im Verlauf und in der Beobachtung des Patienten entwickelte Herr H. jedoch eine ablehnende Haltung in Bezug auf die Physiotherapie. Die Ehefrau berichtete, dass die Verordnungen zum Zwecke der Physiotherapie verfallen, ihr Ehemann nicht zu einer Therapie zu bewegen sei. Dem behandelnden Neurologen in der Praxis verblieb nur die Möglichkeit der Aufklärung und Motivation zur aktivierenden Therapie.

Es erfolgte die Kontaktaufnahme durch eine Parkinson-Nurse, um dem Patienten die Notwendigkeit und Relevanz eines Trainings näher zu bringen und ihn zu einem Start des Trainings zu bewegen. In der Hoffnung, in einem gewohnten Setting wie dem eigenen Zuhause Herrn H. besser erreichen zu können, wurde ein Termin zu einem Beratungsgespräch in der Wohnung des Ehepaares vereinbart. Im Vorfeld wurde abgeklärt, dass genügend Zeit zur Verfügung stehe und sowohl der Patient als auch die Angehörigen Fragen stellen können, sollten Unklarheiten bestehen. Verstärkung holte sich die Ehefrau durch die gemeinsame Tochter, die sich ebenfalls für die Krankengymnastik aussprach.

Ausführlich wurden die Vorteile des Trainings und der Effekt auf das FOG diskutiert. Es wurde intensiv auf Zeitraum der Behandlung, die Cueing Strategien, mögliche Hilfsmittel, Eigenübungen und Sturzprävention hingewiesen. Die in Studien nachgewiesenen positiven Effekte wurden ebenfalls in die Überzeugungsarbeit eingebracht. Schlussendlich beschrieben die Angehörigen in einem emotionalen Appell ihre inneren Ängste. Unter Tränen öffnete sich die Ehefrau und legte ihre Sorgen um ihren Ehemann dar. Die permanente Sorge, ihn auf dem Boden aufzufinden und dann hilflos zusehen zu müssen, wie er sich quäle, versetze sie in eine hilflose Lage.

Herr H. schien ergriffen und konnte nachvollziehen, in welcher Situation sich seine engsten Angehörigen befinden. Nach einiger Zeit vermittelte er jedoch, dass auch *er* Ängste habe. Dieser Aspekt ging in der gesamten Beratungs- und Gesprächszeit zuvor unter. Die Angst zu versagen und die Therapieanweisungen beim Physiotherapeuten aufgrund der Sprachbarriere nicht verstehen und umsetzen zu können, führten den Patienten in eine ausweglose Lage. Es wäre für ihn eine außerordentliche Demotivation, Energie in eine Therapie zu setzen, die seiner Ansicht nach von vornherein auf Misserfolg ausgerichtet sei. Somit habe er sich entschieden, die Cueing Strategien nicht zu erlernen. Konsequenz war für ihn, dass er sich so wenig wie möglich in der Öffentlichkeit bewegen wollte, um sich nicht einer Gefahr auszusetzen.

Durch die Parkinson-Nurse wurde somit ein türkischsprachiger Physiotherapeut gesucht, jedoch initial nicht gefunden. Es wurde vereinbart, dass eine Tochter bei den Physiotherapie-Stunden mit anwesend ist, um ggfs. zu übersetzen. Der Patient nahm an den ersten Stunden motiviert teil, beendete dann jedoch die Therapie erneut. In einem weiteren Hausbesuch wurde dann deutlich, dass der Patient sich durch die Töchter beobachtet und eingeschränkt fühle. Ein weiterer Versuch wurde gestartet und dieses Mal ein türkischsprachiger Physiotherapeut gefunden. Hier zeigte sich der Patient nun durch die reduzierte Sprachbarriere sehr motiviert, an den Trainingseinheiten teilzunehmen. Cueing- und andere Anti-Freezing-Strategien wurden durch den Pateinten motiviert erlernt und im Alltag zunehmend umgesetzt.

Türkischsprachiges physiotherapeutisches Angebot

Diskussion

Patienten mit Migrationserfahrung haben häufig andere Bedürfnisse und teilweise vor allem höhere sprachliche Barrieren im medizinischen Versorgungsalltag. Durch die Sprachbarrieren sind Patienten teils von komplexen Anamnese- und Aufklärungsgesprächen ausgeschlossen bzw. auf die Übersetzung durch professionelles Personal oder Familienangehörige angewiesen. Diese Hemmnisse führen können dann bei dieser Gruppe Patienten zu einer schlechteren Versorgungsqualität führen. Im internationalen Kontext findet sich der Terminus *culturally and linguistically diverse (CALD)* für Patienten mit einem kulturell oder sprachlich anderen Hintergrund (van Gaans et al. 2018, Dune et al. 2018). Es ist bekannt, dass Patienten mit einem *CALD*

- weniger wahrscheinlich medizinische Versorgungsangebote wahrnehmen
- Angehörige keine Unterstützungsangebote wahrnehmen, da in ihrem »Kulturkreis« die Pflege der Angehörigen einen höheren Stellenwert hat bzw. erwartet wird
- Kulturelle Aspekte dazu führen können, dass die Gebrechlichkeit oder Krankheitssymptome anders verstanden und wahrgenommen werden und somit Hilfsangebote nicht aufgesucht werden.

Die Förderung von kultureller Kompetenz bzw. Sensibilität ist ein Schlüsselbaustein für die Integration und Versorgungsverbesserung von u. a. auch Parkinson-Patienten. Neben Aufklärung und Versorgungsinitiierung nehmen auch die sprachlichen Fähigkeiten in der Anamneseerhebung oder der kognitiven Testung einen hohen Stellenwert ein. Zumindest sollte eine Übersetzungsmöglichkeit herangezogen werden. Eine Beurteilung der kognitiven Leistung ist an die jeweiligen sprachlichen Erfordernisse anzupassen. Hier bieten sich transkulturelle Ansätze, wie z. B. ein nonverbaler Test an (bspw. der EASY mit acht Subtests: Figurenerkennung, Labyrinthaufgabe, visuokonstruktive Aufgabe, Konzeptbildung, Paarassoziation,

Schlüsselbaustein für die Integration und Versorgungsverbesserung: Förderung von kultureller Kompetenz bzw. Sensibilität

Farbfigurtest, Objektsymboltest, Auswahltest; Kalbe et al. 2013). Sprachadaptierte Informationsmaterialien (z. B. von Selbsthilfeorganisationen, pharmazeutischen Unternehmen, Medizinprodukteherstellern) können über die Erkrankung und Therapien informieren und Patienten sensibilisieren.

> Entscheidend sind sprachadaptierte therapeutische Angebote

Neben der Diagnosestellung sind sprachadaptierte therapeutische Angebote für den weiteren Verlauf entscheidend. Hier gibt es deutschlandweit keine strukturierten Versorgungsangebote, wie sie z. B. für die Alzheimer-Demenz vorliegen (Engel und Altinişik 2014). Es bedarf somit des persönlichen Engagements und der Kreativität der Versorgungspartner, z. B. durch die Integration von Angehörigen oder fremdsprachlichen Therapeuten, sprachadaptierte Versorgungsangebote für die Patienten zu schaffen. Aus anderen Bereichen ist erkennbar, dass z. B. in der Behandlung von Schmerzpatienten mittels Physiotherapie eine sprach- und kultursensitive Anpassung zu deutlich besseren Ergebnissen führen kann.

Das Bildungsniveau der Patienten kann eine entscheidende Brücke im Verständnis der Pathophysiologie, des Verlaufs oder der Therapienotwendigkeit sein. Das Bildungsniveau ist für in Deutschland lebende Migranten gut untersucht. Laut Gutachten zur Lebenslage älterer Migranten in Deutschland von Özcan und Seifert (2004) konnte in allen Altersklassen ein deutlich niedrigeres Bildungsniveau im Vergleich zur deutschen Bevölkerung gezeigt werden. In der Gruppe derjenigen, die älter als 65 waren, hatten im Jahr 2002 1,8 % der deutschen Bevölkerung keinen Schulabschluss, demgegenüber 24,5 % der gesamten »Ausländerpopulation« und 56,9 % der türkischen Migranten. Keinen beruflichen Bildungsabschluss hatten im Jahr 2002 in der Gruppe der 65-jährigen und Älteren 36,2 % der Deutschen, 53,2 % aller in Deutschland lebenden Migranten und 84,6 % der türkischstämmigen Migranten. Dieses niedrige Bildungsniveau ist in der Praxis breit gefächert. Einen Hinweis auf einen hohen Anteil von Analphabeten mag der Vergleich der verbalen und der schriftlichen Sprachkenntnisse des Herkunftslandes geben: Von den 65-jährigen und Älteren gaben im Jahr 2001 97,4 % an, über sehr gute oder gute verbale Sprachkenntnisse des Herkunftslandes zu verfügen, nur 2,6 % schätzen diese mit »es geht« ein, und 0 % gaben an, über eher schlechte oder keine verbalen Sprachkenntnisse zu verfügen. Es ist somit von großer Relevanz, Aspekte der Alphabetisierung oder auch des Bildungsniveaus bei der Information und Beratung von Patienten mit Migrationserfahrung zu berücksichtigen.

Die Häufigkeit der Parkinson-Erkrankung unter Patienten mit Migrationserfahrung in Deutschland ist aktuell noch moderat: Die Gruppe der zugewanderten Senioren weist zurzeit eine im Vergleich zur nicht migrierten Bevölkerung noch jüngere Altersstruktur auf. Zwar haben viele bereits das Rentenalter erreicht, die Gruppe der Hochbetagten stellt aber einen noch sehr geringen Anteil dar. In Zukunft wird sich diese Gruppe stark vergrößern und die Altersstruktur unter den Migranten wird sich derjenigen der restlichen Bevölkerung angleichen. Es ist somit von einer exponentiell ansteigenden Anzahl von Patienten mit neurodegenerativen Erkrankungen auszugehen.

Was haben die Autoren aus diesem Fall gelernt?

Es lohnt sich, als Angehöriger einer Gesundheitsprofession den Patienten in seiner (sprachlichen und kulturellen) Gesamtheit zu betrachten, um Erfolge in den gewünschten Therapien und Maßnahmen zu erzielen.

Highlights

- Patienten mit Migrationserfahrung sollten sprachsensitiv behandelt werden: ein sprachliches Verständnis des Patienten und seiner Bedürfnisse ist essenziell für den Therapieerfolg.
- Kognitive Testungen sollten sprachadaptiert durchgeführt werden.
- Das Versorgungssetting ist an die sprachlichen Fähigkeiten und den kulturellen Hintergrund des Patienten anzupassen.

Literatur

Arndt S, Ofuatey-Alazard N (2015) (K)Erben des Kolonialismus im Wissensarchiv deutsche Sprache. Ein kritisches Nachschlagewerk. Münster: Unrast-Verlag.

Brady B, Veljanova I, Schabrun S, Chipchase L (2018) Integrating culturally informed approaches into physiotherapy assessment and treatment of chronic pain: a pilot randomised controlled trial. BMJ Open. 8(7): e021999.

Dune T, Caputi P, Walker B (2018) A systematic review of mental health care workers' constructions about culturally and linguistically diverse people. PLoS One.13(7): e0200662.

Engel S, Atinişik S (2014) Abschlussbereicht des Projekts »Kommunikationsschulung für Angehörige von türkischen Migranten mit Demenz – EduKation. (https://www.deutsche-alzheimer.de/fileadmin/alz/forschung/abschlussbericht_edukation_tuerkisch.pdf, Zugriff am 30.07.2020).

Kalbe E, Calabrese P, Fengler S, Kessler J (2013) DemTect, PANDA, EASY, and MUSIC: cognitive screening tools with age correction and weighting of subtests according to their sensitivity and specificity. J Alzheimers Dis.34(4): 813–34.

Öczan V, Seifert W (2004) Gutachten für den Fünften Altenbericht der Bundesregierung im Auftrag des Deutschen Zentrums für Altersfragen zur Lebenslage älterer Migrantinnen und Migranten in Deutschland. Berlin. (https://www.bmfsfj.de/blob/79186/c36d2a71974940b1750dcdd75f9b9d66/oezcan-lebenslage-aelterer-migrantinnen-migranten-data.pdf, Zugriff am 22.07.2020).

Utlu D (2015) Migrationshintergrund. In: Arndt S, Ofuatey-Alazard N (Hrsg.) (K)Erben des Kolonialismus im Wissensarchiv deutsche Sprache. Ein kritisches Nachschlagewerk. Münster: Unrast-Verlag. S. 445–448.

van Gaans D, Dent E (2018) Issues of accessibility to health services by older Australians: a review. Public Health Rev 39: 20.

28 Der Patient will nicht trainieren

Beate Schönwald[32]

Zusammenfassung

Eine Fokussierung allein auf die medikamentöse Therapie ist bei progredient verlaufenden Erkrankungen wie dem idiopathischen Parkinson-Syndrom nicht ausreichend. Eine ganzheitliche Betrachtung des komplexen Krankheitsbildes erfordert eine möglichst frühzeitige Anwendung aller notwendigen und erfolgversprechenden Behandlungsmethoden.

Wichtige Therapiebausteine wie die Physiotherapie und das selbständige körperliche Training stoßen auf die immer wiederkehrende Trainingsunlust des Patienten – ein im Praxisalltag zu wenig beachtetes Thema.

Hier ist ein vertrauensvolles Zusammenwirken von Patient, Angehörigen und medizinischem Fachpersonal unter Berücksichtigung der äußeren Rahmenbedingungen erforderlich. Dabei kann die Etablierung des Berufsbildes der Parkinson-Nurse maßgeblich dazu beitragen, die Trainingsmotivation des Patienten auf dem notwendigen Niveau zu halten und so den Behandlungserfolg zu sichern.

Einleitung

»*Der Patient will nicht trainieren*« – ein immer wiederkehrendes und scheinbar kaum lösbares Problem im Zusammenhang mit der Behandlung von Patienten mit Parkinson-Erkrankungen. Nun könnte man meinen, das mangelnde Training beträfe in erster Linie den Patienten selbst, ist er es doch, der unmittelbar die Folgen der Krankheit erdulden muss. Dabei wird jedoch vergessen, dass sowohl Angehörige als auch medizinisches Personal mittelbar ebenfalls davon betroffen sind. So führt die Trainingsfaulheit regelmäßig zu einer Gefährdung des Behandlungserfolges, mit negativen Folgen für den Patienten und sein gesamtes Umfeld.

> Trainingsfaulheit führt regelmäßig zu einer Gefährdung des Behandlungserfolges

Leider geht diese Thematik im alltäglichen Praxisleben oftmals unter, der Fokus wird meist sehr auf die medikamentöse Therapie gerichtet. Dabei wäre es gerade bei progressiven Erkrankungen wie dem idiopathischen Parkinson-Syndrom (IPS) von entscheidender Bedeutung, möglichst frühzeitig alle notwendigen und erfolgversprechenden Behandlungsmethoden

---

[32] **Beate Schönwald**, Parkinson-Nurse, Klinik für Neurologie, Universitätsklinikum Hamburg- Eppendorf.

anzuwenden (Reuter und Ebersbach 2012), denn auch im medizinischen Alltag gilt:

»*Wir sind verantwortlich für das, was wir tun, aber auch für das, was wir nicht tun*«. (Voltaire)

Dieser Fall beschreibt einen solchen trainingsfaulen Parkinsonpatienten und zeigt aus Sicht einer Parkinson-Nurse Optionen auf, die das Trainingsverhalten und damit den Behandlungserfolg verbessern können.

Falldarstellung

Montagmorgen in einem Universitätskrankenhaus. Heute ist Aufnahmetag in der Parkinson-Tagesklinik. Als die Parkinson-Nurse zum Dienst kommt, sitzt bereits ein Patient in Begleitung seiner Ehefrau samt mitgeführtem Elektromobil erwartungsvoll vor ihrem Dienstzimmer. Noch bevor der Schlüssel den Weg in das Türschloss findet, sprudelt es förmlich aus dem Patienten heraus: Vor lauter Aufregung habe er kaum schlafen können, endlich kümmere sich jemand um seine Probleme.

Es handelt sich um einen 74-jährigen Mann, der seit 14 Jahren am idiopathischen Parkinson-Syndrom (IPS) leidet. Zwölf Jahre nach der Diagnose litt er zunehmend an Wirkfluktuationen mit ausgeprägten Dyskinesien und einer stetigen Verschlechterung des Gangbildes sowie fortschreitender Kamptokormie.

Der behandelnde Neurologe empfahl aufgrund dessen, eine Tiefe Hirnstimulation (THS) in Erwägung zu ziehen, wozu sich der Patient nach Rücksprache mit seinen Angehörigen letztlich auch entschied.

Die THS-Operation verlief komplikationslos, das Krankheitsbild verbesserte sich signifikant: der Patient konnte postoperativ aufrecht und flüßig gehen, die Medikamenteneinnahme konnte bei abnehmenden Wirkfluktuationen erheblich reduziert werden. Der Operation schloss sich eine mehrwöchige Behandlung in einer Rehabilitationsklinik an, die Rekonvaleszenz schritt voran – der Patient war zufrieden. Zwei Jahre nach der Operation kam es wiederum zu einer Verschlechterung des Gangbilds, zudem setzten erstmals eine Freezing-Symptomatik und eine Dysarthrophonie ein. Die Zunahme der Krankheitssymptome veranlasste ihn schließlich, einen Termin in der Parkinson-Tagesklinik zu vereinbaren.

Das Zusammentreffen von Patient samt Ehefrau mit der Parkinson-Nurse an dem besagten Montagmorgen markierte den Beginn einer teilstationären Behandlung mit fünf Behandlungsterminen innerhalb von drei Wochen. Die Parkinson-Nurse bittet den Patienten samt Ehefrau in das Behandlungszimmer und leitet das Aufnahmegespräch ein. Der Patient berichtet von seinen motorischen Problemen, als Hauptbeschwerden gibt er Freezing, Stürze und undeutliches Sprechen an. Bevor die Parkinson-Nurse zur motorischen und kognitiven Testung übergehen konnte, präsentiert der Patient ausgiebig die tollen Funktionen seines mitgeführten Elektromobils, dieser sei ihm im Alltag eine große Hilfe.

Die durchgeführte körperliche Untersuchung ergibt einen Movement Disorder Society-Unified Parkinson's Disease Rating Scale (MDS-UPDRS), Teil III-Wert von 30 bei möglichen 132 Punkten, die Stadienbestimmung nach Hoehn und Yahr einen Wert von 3 (mäßige beidseitige Erkrankung mit leichter Haltungsinstabilität, körperlich unabhängig).

Montreal Cognitive Assesment (MoCA)

In der kognitiven Testung mittels Montreal Cognitive Assesment (MoCA) erreicht der Patient 24 von 30 Punkten und zeigt damit Hinweise auf leichte kognitive Einschränkungen. Im weiteren Aufnahmegespräch wirkt der Patient zeitweise fahrig und unkonzentriert, die Parkinson-Nurse registriert mehrfaches Gedankenabschweifen. Es zeigt sich eine deutliche Dysarthrophonie mit zeitweiser Heiserkeit und beschleunigtem Sprechtempo. Immer wieder fühlt sich die Ehefrau des Patienten berufen, ihren Mann auf seine undeutliche Aussprache aufmerksam zu machen.

Bei der Erfragung der derzeitigen Therapien verdreht seine Ehefrau die Augen: Physiotherapie habe ihr Mann zwar zweimal pro Woche verordnet bekommen, diese – wie im weiteren Gespräch zu erfahren war – jedoch eigenmächtig in »Massagen« umgewandelt. Ein »gewisses Desinteresse« ihres Mannes habe dazu geführt, dass dieser seit nunmehr über einem Jahr keinerlei logopädische Unterstützung in Anspruch genommen habe. Dadurch komme es im Alltag zu großen Problemen. Ihr Mann sei z. B. nicht in der Lage zu telefonieren, da er kaum zu verstehen sei. Des Weiteren sei es wiederholt zu Stürzen gekommen, sie mache sich große Sorgen, dass sich ihr Mann ernsthaft verletzen könne. Dieser traue sich ohnehin kaum mehr, ohne sein Elektromobil das Haus zu verlassen. Insgesamt führe der unbefriedigende Krankheitsverlauf ihres Mannes zu einer großen psychischen Belastung für die gesamte Familie.

Nach dem knapp zweistündigen Aufnahmegespräch erstellt die Parkinson-Nurse in Absprache mit dem behandelnden Arzt den weiteren Therapieplan für die kommenden drei Wochen, wobei der Schwerpunkt dem Krankheitsbild entsprechend auf die Physiotherapie und Logopädie gesetzt wird. In den folgenden Tagen bekommt der Patient intensive physiotherapeutische Anwendungen in Form von Einzel- und Gruppentherapien. In den Einzeltherapien werden dem Patienten äußere Hinweisreize (sog. externe Cues, akustisch und visuell) vorgestellt, welche die Verbesserung des Gangbildes unterstützen. Hierbei spricht der Patient insbesondere auf den Einsatz des Freezing-Rollators (mit Lichtquelle zum Boden als visuelles Cueing) und des Metronoms (akustischer Taktgeber) äußerst positiv an, sein Bewegungsprofil konnte schon nach wenigen Sitzungen signifikant verbessert werden. So ist er nun in der Lage, den langen Flur ohne Starthemmung und Freezing entlang zu gehen. Auch das Sprechvermögen zeigt sich unter der Animierung der Logopädin deutlich optimiert. Der Patient freut sich riesig über diesen Erfolg. Zum Abschluss der dreiwöchigen teilstationären Behandlung in der Parkinson-Tagesklinik wird dem Patienten eindringlich empfohlen, die bis dato erfolgreichen Therapien ambulant fortzuführen.

Einige Wochen nach der Entlassung, teilt die Ehefrau der Parkinson-Nurse telefonisch mit, dass ihr Mann der Therapieempfehlung leider nicht nachgekommen sei, sich sein Zustand merklich verschlechtert habe und wieder auf dem Niveau zum Zeitpunkt der Aufnahme in der Tagesklinik befinde.

Diskussion

Die Erfahrung zeigt, dass ein nicht zu vernachlässigender Anteil der in einer Parkinson-Tagesklinik zu behandelnden Fälle dem hier skizzierten Fallbeispiel ähnelt. Auch in der ambulanten Versorgung treffen wir immer wieder auf Patienten, die verordnete Therapien nicht mit der notwendigen Beharrlichkeit verfolgen. Es stellt sich die Frage, warum dies so ist und wie wir diesem Phänomen begegnen können.[33] Dabei ist das Augenmerk nicht allein auf den Patienten zu richten – sein Umfeld, insbesondere nahe Angehörige, das medizinische Fachpersonal sowie äußere Rahmenbedingungen sind ebenfalls zu berücksichtigen, wenn es gilt, den Therapieerfolg langfristig sicherzustellen.

Die Ursachen für die »Therapiefaulheit« des Patienten sind mitunter vielschichtig. Im Praxisalltag berichten die Parkinson-Patienten immer wieder von der Überwindung, die es bedarf, sich trotz eingeschränkter Beweglichkeit, teils in Verbindung mit Schmerzen, bewusst so zu bewegen, wie es das verordnete Training erfordert. Weitere Defizite wie das Nachlassen der kognitiven Fähigkeiten, zunehmende Apathie und depressive Lethargie verringern die Bereitschaft, sich körperlich zu betätigen zusätzlich in einem nicht geringen Maße. Zudem schätzen die Patienten gelegentlich ihre medizinischen Bedürfnisse falsch ein: sie fühlen sich schlicht zu gesund oder zu krank, um das verordnete Training wahrzunehmen. Anzumerken ist, dass die genannten Aspekte gemäß eigener Erfahrung leider mit Fortschreiten der Erkrankung stetig an Bedeutung gewinnen.

Vielschichtige Ursachen für die »Therapiefaulheit«

Auf Seiten der Angehörigen sind die Ursachen für das Abbrechen oder Verweigern der verordneten Therapien oft in organisatorischen Problemstellungen zu suchen. So ist der immobile Patient häufig auf die aktive Hilfe seiner Angehörigen angewiesen, welche die notwendige Hilfestellung jedoch aus verschiedenen Gründen nicht immer gewährleisten können – zu nennen wären hier eigene Berufstätigkeit oder Krankheit sowie fehlende Transportmöglichkeiten. Ferner fehlt den Angehörigen mitunter aufgrund mangelnder Aufklärung das Verständnis für die Notwendigkeit des Trainings oder sie haben – besonders belastend für den Patienten – schlichtweg kein Interesse, den Erkrankten zu unterstützen.

Leider ist auch das medizinische Personal gelegentlich dafür verantwortlich, dass der Patient die notwendigen Trainingseinheiten nicht in Anspruch nehmen kann. Insbesondere dem Arzt fehlt in der Sprechstunde häufig die Zeit, neben der Untersuchung und Medikamentenoptimierung noch

---

33 Das Problem »Der Patient will nicht trainieren« betrifft neben der Physiotherapie auch die Logo- u. Ergotherapie. Die weiteren Ausführungen beziehen sich aus Gründen der erforderlichen Schwerpunktsetzung auf die Behandlung der Patienten mittels Physiotherapie.

langwierige Therapiepläne auszuarbeiten. Manche Patienten berichten zudem, dass die Ausstellung von Rezepten einfach vergessen wird. Notwendige Verordnungen für Hausbesuche von Therapeuten werden aus Kostengründen und Budgetüberlegungen nicht in einem Maße verordnet, das notwendig wäre, um auch immobile Patienten angemessen zu versorgen. Aus Unwissenheit oder Mutlosigkeit verzichtet der Betroffene darauf, dieses für ihn heikle Thema anzusprechen.

Auch widrige äußere Rahmenbedingungen können den Trainingseifer der Patienten ausbremsen: er will – kann aber nicht, was seine Motivation erheblich reduziert. Hier wären die regional unterschiedlich stark ausgeprägten Versorgungslücken in unserem Gesundheitssystem zu nennen. So bestehen bedingt durch den vielerorts festzustellenden Fachärztemangel oft überlange Terminvergabefristen, was die notwendige Therapie entsprechend verzögert.

Aufgrund der Vielschichtigkeit der Parkinson-Erkrankung mit ihren unterschiedlichen Verlaufsformen werden die therapeutischen Möglichkeiten immer spezieller und umfangreicher – die Suche nach dem geeigneten Therapeuten gestaltet sich für den Patienten dadurch schwierig. Haben sie den »richtigen« Therapeuten dann endlich gefunden, müssen sich die Betroffenen oftmals lange gedulden, bis sie einen freien Therapieplatz zugewiesen bekommen. Dies trifft insbesondere auch immobile Patienten, da die wenigsten Praxen Kapazitäten für Hausbesuche vorhalten.

Somit stellt sich nun die Frage, welche Maßnahmen zu ergreifen wären, um den Erkrankten möglichst frühzeitig und dauerhaft zu motivieren, sein Training in Form einer auf sein Krankheitsbild abgestimmten Therapie durchzuführen. Von entscheidender Bedeutung ist, dass der Patient die Physiotherapie in Übereinstimmung mit den Leitlinien der DGN (2016, S. 54 ff.) als wesentlichen Baustein bei der Behandlung seiner Erkrankung erkennt. Ihm muss der Zusammenhang zwischen aktiver Bewegung und Verbesserung der Lebensqualität aufgezeigt werden. Dies erfordert zunächst, dass er durch geschultes Fachpersonal über die Wichtigkeit einer individuell auf ihn abgestimmten Therapie aufgeklärt wird. Trainingsaktivitäten beeinflussen einerseits den Krankheitsverlauf positiv und forcieren andererseits die Freisetzung der »Glückshormone« Serotonin und Dopamin, was das körperliche und seelische Wohlbefinden unterstützt (Jung 2017). Wichtig ist dabei, dass der Patient möglichst frühzeitig und nicht erst dann mit dem Training beginnt, wenn das Krankheitsbild bereits den Alltag bestimmt.

Ob Einzel- oder Gruppentherapie zu empfehlen ist, hängt neben dem Krankheitsbild auch von der Persönlichkeit des Betroffenen ab. Die Erfahrung zeigt allerdings, dass sportliche Aktivitäten im Gruppenverbund einen höheren Spaßfaktor haben und beständiger ausgeübt werden. Diesbezüglich findet der Patient im Internet verschiedene Projekte, z. B. »www.neurowerkstatt.de«, »www.parkinson-bewegt.de« oder »www.projekttanz.com«, die einen Erfahrungsaustausch ermöglichen, Betroffene zusammenführen und so die Trainingsmotivation positiv beeinflussen. Motivationshemmnisse wie schlechte Beweglichkeit, Schmerzen oder Apathie gilt es, durch medikamentöse Behandlung zu minimieren. Dabei ist es unbedingt erforderlich, dass der Patient seine Medikamente regelmäßig einnimmt, um Wirkfluktuationen zu verhindern.

Die Angehörigen nehmen eine zentrale Rolle bei der Bewältigung der Parkinson-Erkrankung ein. Sie unterstützen den Patienten durch Zuspruch und logistische Hilfe, man denke z. B. an die Fahrten zum Arzt oder zur Therapie. Das medizinische Personal ist gut beraten, sie wo immer es möglich ist, mit »ins Boot« zu holen und insbesondere auch zu Gesprächen mit einzuladen. Denn immer wieder haben Parkinson-Patienten Schwierigkeiten mit der Verarbeitung von Informationen, oft erinnern sie sich nach dem Gespräch mit dem Arzt, Therapeuten oder der Parkinson-Nurse nicht mehr daran, was genau besprochen wurde. Hier können die Angehörigen eine wichtige Hilfestellung geben. Gleichzeitig bietet das gemeinsame Gespräch Gelegenheit, bei den Angehörigen um Verständnis für die krankheitsbedingten Defizite des Betroffenen zu werben und ihnen die Notwendigkeit der verordneten Therapie aufzuzeigen.

> Das medizinische Personal sollte die Angehörigen wann immer es möglich ist durch Zuspruch und logistische Hilfe miteinbeziehen

Anlassbezogen gilt es zudem, Patienten und Angehörige auf die Möglichkeit gemeinsamer Bewegungsgruppen, die ein Gemeinschaftserlebnis von Patient und Partner oder anderem Angehörigen abseits des Alltags fördern sowie auf weitere Hilfsmöglichkeiten (z. B. Sozialdienst, Fahrtkostenerstattung durch Krankenkasse o. ä.) hinzuweisen.

Auf Seiten des medizinischen Personals wäre es hilfreich, dass sich nicht zu sehr auf die medikamentöse Behandlung fokussiert wird. Die Therapie durch aktive körperliche Trainingseinheiten verdient einen höheren Stellenwert, wie Studien eindeutig belegen (Lauzé et al. 2016). Angesichts des vielerorts bestehenden Fachärztemangels und der sich abzeichnenden Überalterung der Gesellschaft mit der dadurch stetig größer werdenden Anzahl der Parkinson-Patienten wäre es ferner notwendig, das Berufsbild der Parkinson-Nurse weiter zu etablieren. Schon heute kann sie den Arzt kompetent unterstützen: sie erfasst z. B. motorische und nicht-motorische Defizite, berät den Patienten über Therapieformen, justiert Medikamentenpumpen und übernimmt die Nachsorge bei Patienten mit Tiefer Hirnstimulation (THS). All das entlastet den Arzt erheblich und schafft zeitliche Freiräume, die es ermöglichen, intensiv mit dem Patienten zu arbeiten, ihn umfassend zu unterstützen und seine Trainingsmotivation auf dem notwendigen Niveau zu halten.

> Die Therapie durch aktive körperliche Trainingseinheiten verdient einen höheren Stellenwert

Zur Optimierung des Trainingserfolges wäre zudem eine fortgesetzte Kommunikation zwischen Arzt und Therapeut sinnvoll. So ist nur eine Minderheit der Physiotherapeuten der Meinung, dass die ausgestellte Heilmittelverordnung ausreichende Informationen zur Weiterbehandlung enthält (Heyer 2016). Allzu oft werden zudem wesentliche Therapieergebnisse nach Abschluss der Behandlung ausschließlich über den Patienten kommuniziert, was Informationsverluste geradezu provoziert (Heyer 2016). Ein regelmäßiges Feedback des Therapeuten an den behandelnden Arzt könnte den langfristigen Therapieerfolg demnach deutlich verbessern und so die Trainingsmotivation des Patienten positiv beeinflussen.

Was hat die Autorin aus diesem Fall gelernt

Ein dauerhafter Erfolg der aktivierenden Therapien wie Physiotherapie, Logopädie oder Ergotherapie kann sich nur einstellen, wenn der Patient gewillt ist, sein Training konsequent zu absolvieren. Dazu bedarf es immer wieder neuer Motivationsanreize, die vor allem aus einem kontinuierlichen und vertrauensvollen Zusammenwirken aller Beteiligten – Arzt, Parkinson-Nurse, Therapeuten und Angehörige – resultieren.

Highlights

- »Der Patient will nicht trainieren« ist ein immer wiederkehrendes, im Praxisalltag zu wenig beachtetes Problem.
- Fokussierung auf die medikamentöse Therapie allein ist nicht ausreichend. Bei progredient verlaufenden Erkrankungen wie dem idiopathischen Parkinson-Syndrom ist es wichtig, möglichst frühzeitig alle notwendigen und erfolgversprechenden Behandlungsmethoden anzuwenden.
- Der Patient muss angehalten werden, in der Therapie erlernte Übungen regelmäßig zu Hause weiterzuführen.
- Trainingserfolge bedürfen einer durchgängigen Motivierung des Patienten. Dazu ist ein vertrauensvolles Zusammenwirken von Patient, Angehörigen und medizinischem Fachpersonal unter Berücksichtigung der äußeren Rahmenbedingungen erforderlich.
- Die Etablierung des Berufsbilds der Parkinson-Nurse entlastet den Arzt und schafft zeitliche Freiräume, die es ermöglichen, sich intensiv um den Patienten zu kümmern und so seine Trainingsmotivation auf dem notwendigen Niveau zu halten.

Literatur

Deutsche Gesellschaft für Neurologie (DGN) (2016) S3-Leitlinie Idiopathisches Parkinson-Syndrom – Kurzversion. (https://www.dgn.org/images/red_leitlinien/LL_2016/PDFs_Download/030010_LL_kurzfassung_ips_2016.pdf, Zugriff am 25.02.2020).

Heyer M (2016) Schnittstelle Physiotherapeut und Arzt. Wie funktioniert die Kommunikation aus Sicht der Physiotherapeuten? Eine quantitative Studie. pt Zeitschrift für Physiotherapeuten 11: 20–21.

Jung C (2017) »Mehr Muskeln fürs Hirn«. Bild der Wissenschaft, Themenheft: 104: 98–104.

Lauzé M, Daneault J-F, Duval C (2016) The Effects of Physical Activity in Parkinson´s Disease: A Review, Journal of Parkinson´s Disease 6(4): 685–698.

Reuter I, Ebersbach G (2012) Effektivität von Sport bei M. Parkinson. Akt. Neurol 39: 236–247.

29 Der Patient nimmt seine Medikamente nicht

Thomas Müller und Jan-Dominique Möhr[34]

Zusammenfassung

Menschen fällt es naturgegeben häufig schwer, sich über längere Zeit an strikte Vorgaben zu halten. Auf die Medizin bezogen heißt dies, dass nicht eingenommene verordnete Medikamente auch nicht wirken können. Studiendaten und ärztliche Erfahrung untermauern eine unbefriedigende Adhärenz vieler Patienten hinsichtlich der Einnahme der Medikation. Dies betrifft auch Parkinson-Patienten und verursacht erhebliche medizinische und ökonomische Probleme, denn auch die teuersten Arzneimittel sind unwirksam, wenn sie nicht bzw. nur unregelmäßig eingenommen werden.

Wir präsentieren einen Fall, in dem ein Patient seine Medikamente zu Hause nur unregelmäßig einnahm. Er beharrte im Rahmen seiner dementiellen Entwicklung mit Akzentuierung von Persönlichkeitsmerkmalen darauf, seine Medikation bestimmungsgemäß nehmen zu können. Im Krankenhaus kam es bei durch Pflegepersonal kontrollierter Einnahme zu einer psychotischen Entwicklung. Bei Entlassung musste der Patient nach einer verhaltenstherapeutischen Intervention akzeptieren, dass die Medikation durch die Familie gestellt und die tatsächliche Einnahme kontrolliert wurde.

Orientierend am konkreten Fall diskutieren wir in diesem Artikel, dass gerade bei chronisch Kranken eine kontinuierliche Betreuung im Rahmen einer langjährigen, auf Vertrauen basierenden Arzt-Patientenbeziehung wichtig ist. Wir zeigen Faktoren auf, die hinderlich für eine Adhärenz bei Einnahme der verordneten Medikation sind und stellen Lösungsansätze zur Verbesserung der Adhärenz dar. Wir legen dar, dass die Behandlung von Parkinson-Patienten nur unter dem Blickwinkel der Motorik nicht zielführend ist und plädieren für einen generalisierten, ganzheitlichen Behandlungsansatz bei diesem neuropsychiatrischen Krankheitsbild. Wir diskutieren außerdem kritisch, dass diese medizinischen Ziele aufgrund ökonomisch getriebener Aspekte im Gesundheitswesen oft nur unzureichend zu verwirklichen sind.

---

[34] **Prof. Dr. Thomas Müller**, Chefarzt, Klinik für Neurologie, St. Joseph Hospital Berlin-Weißensee.
Cand. med. Jan-Dominique Möhr, Medizindoktorand, Klinik für Neurologie, St. Joseph Hospital Berlin.

Einleitung

MPR als Maß für Adhärenz

Seit Menschengedenken fällt es schwer, sich über längere Zeit an strikte Vorgaben zu halten. Auf die Medizin bezogen heißt dies, dass nicht eingenommene Medikamente auch nicht wirken können. Die »IMS Disease Analyse Database« mit Daten von 1.035 niedergelassenen Allgemeinmedizinern und 183 Neurologen ermöglichte, Verordnungen und den Zeitpunkt des anschließenden ambulanten Folgetermins in Beziehung zu setzen. Man konnte daraus ein indirektes Maß für Adhärenz ableiten (»MPR = medication possession rate«). Als Beispiel: Eine Verordnung deckt 30 Tage den medikamentösen Bedarf eines Patienten ab. Wenn die Ausstellung des Folgerezeptes erst nach 60 Tagen erfolgt, entspricht dies einer MPR von 50 %. MPR ab 80 % wird als Zeichen einer guten Adhärenz interpretiert. Neben dem MPR-Wert wurden in dieser Analyse auch die genaue Medikation sowie grundlegende demografische und medizinische Daten erfasst und in Beziehung zueinander gesetzt. Bei den über 31.000 untersuchten Patienten zeigten 64,7 % eine gute Adhärenz mit einem MPR-Wert von > 80 %. Faktoren für schlechte Adhärenz waren Unsicherheit bezüglich der Wirksamkeit, hohe Rate an Nebenwirkungen, schlechtes Nebenwirkungsmanagement, geringe oder keine Unterstützung im sozialen Umfeld, Depression, Fatigue und die Tatsache, dass Therapie an Erkrankung erinnert. Positive, prädisponierende Faktoren für gute Adhärenz sind gute Verträglichkeit der Therapie, gutes Nebenwirkungsmanagement, Überzeugung, dass die Therapie die Erkrankung günstig beeinflusst, Patientenschulung mit positiver Unterstützung durch behandelnde Ärzte und Pflegepersonal. Positive Einflussfaktoren waren auch das Verordnen von Medikamenten neuerer Generation oder Originalpräparate und eine niedrigere Anzahl von einzelnen Tagesdosen (Gollwitzer et al. 2016). Auch bei Parkinson-Patienten ist Adhärenz ein Problem (Malek and Grosset 2015).

Fallbericht

Mangelnde Adhärenz

Eingewiesen wurde ein berenteter 85-jähriger Arzt und Professor. Aufgrund einer Demenz wurde er von der 20 Jahre jüngeren Ehefrau betreut, die jedoch hiermit überlastet war. Die erhaltene Fassade des Patienten sorgte dafür, dass er als »Herr Kollege« nur den Professor ansprach, aber nicht die Oberärzte und Assistenten. »Alte Universitätsschule eben«, wie die Ehefrau sagte. Die Therapie bestand aus L-Dopa und Pramipexol. Die Beweglichkeit war schlecht, der Schlaf gut. Der niedergelassene Neurologe kündigte den Patienten mit Sätzen an wie »Zeigen Sie, was Sie können, Sie sind neu in der Stadt«. Auf Station wurde die Medikation in den ersten vier Tagen nicht geändert. Das Pflegepersonal berichtete, dass der Patient wieder laufe, die Beweglichkeit sich bessere, er aber nachts unruhig sei. In den nächsten vier Tagen wurde die Medikation dann verringert und Pramipexol abgesetzt. Es erfolgte die Gabe von Clozapin, nachdem die Oberärztin Halluzinationen und Verwirrtheitszustände bemerkte. Im Verlauf kam es zur Umkehr im Tag-

Nacht-Rhythmus. Die Situation eskalierte in den nächsten fünf Tagen. Die Ehefrau verzweifelte zunehmend, die Kinder waren verärgert und der einweisende Arzt beschwerte sich und äußerte, dass die Situation wohl mit der Diskrepanz einer stationären akademisch-orientierten Patientenbehandlung zu der klinisch sinnvollen Versorgungsmedizin zusammenhänge. Die erfahrene Oberärztin, weiterhin vom Patienten fast nicht beachtet, suchte das Gespräch mit der Ehefrau des Patienten. Diese berichtete, dass sie zu Hause beim »Ausmisten« des Kleiderschrankes kürzlich überall Tabletten in den Hosen und in den Jacken gefunden habe. Ihr Mann habe als »Professor« stets darauf bestanden, dass er die Tabletteneinnahme immer selbst regelt. Er sei ja »Arzt«. Mit der »Bevormundung« auf Station, d. h. der Kontrolle der Medikamenteneinnahme, komme er nicht klar. Es erfolgte das nächste Gespräch von »Professor zu Professor«. Der Patient konnte mit Mühe überzeugt werden, dass ab sofort die Medikation durch die Familie gestellt und die tatsächliche Einnahme kontrolliert wurde. Entlassen wurde er mit 400 mg Levodopa/Carbidopa über den Tag verteilt. Mit dem einweisenden Neurologen wurde der Fall in Ruhe und im Ergebnis einvernehmlich besprochen und damit auch die Basis gelegt, dass bis heute eine gute Kooperation mit dem Kollegen vorhanden ist.

Diskussion

Die psychotische Entwicklung ist wahrscheinlich Folge der Tatsache, dass der in seinen kognitiven Leistungen beeinträchtigte Patient regelmäßig die Medikation auf Station bekam. Deshalb war er vermutlich eher höher dosiert als zu Hause. Zusätzlich hat der Umgebungswechsel auch zur Entstehung der Psychose beigetragen. Therapeutische Lösungsansätze sind Einbeziehung der Ehefrau und der weiteren Familienangehörigen in die Betreuung des Patienten. Die familiäre Interaktion ist durch die prämorbide, soziale Rolle des Patienten limitiert, konnte aber im stationären Rahmen durch eine verhaltenstherapeutische Intervention im Sinne einer nervenärztlichen Behandlung aufgelöst werden. Generell ist eine Behandlung von Parkinson-Patienten nur unter dem Blickwinkel der Motorik oft nicht zielführend. Besser ist ein generalisierter, ganzheitlicher Ansatz bei diesem neuropsychiatrischen Krankheitsbild. Es ist auch wichtig, dass der einweisende Neurologe im Detail auf die Gesamtsituation und die familiäre und soziale Problematik vor dem Hintergrund der Persönlichkeitsstruktur des Patienten aufmerksam gemacht wird. Hier ist eine auf den Patienten zugeschnittene Therapie und Begleitung in der täglichen Versorgung gefragt. Dieser Aspekt wird oft vergessen bei der Diskussion um Versorgung und Gesundheit. Hier sind Standardisierung der Medizin durch Leitlinien und Qualitätsmanagement sowie aufwändige Dokumentation der Leistung fehl am Platz. Dies verursacht nur Kosten in der Verwaltung, kommt aber dem Patienten selbst nicht zugute. Diese Kosten betrugen allerdings 2010 schon 40,4 MRD € (Müller 2019), d. h. von jedem Euro wurden nur 77 Cent für direkt am Patienten Wert schöpfende Tätigkeiten ausgegeben. Im Gesundheitswesen ist der

Behandlung unter Beachtung der Persönlichkeitsstruktur des Patienten

gesunde Menschenverstand und ärztliche Erfahrung gefragt. Gerade bei chronisch Kranken ist eine kontinuierliche Betreuung im Rahmen einer langjährigen, auf Vertrauen basierenden Arzt-Patientenbeziehung wichtig. Nebenwirkungen zu dokumentieren und genauestens in Patientenaufklärungen zu beschreiben, ist ehrenvoll, limitiert aber die Adhärenz im Sinne eines »Nocebo« Effektes (Mitsikostas 2016). Im stationären Rahmen gelingt es besser, Ängste zu nehmen und Adhärenz zu erzeugen, da hier engmaschig der Medikamenteneffekt kontrolliert und eventuelle Nebenwirkungen der Medikamente kupiert werden. Deshalb ist dieser Ansatz langfristig erfolgreicher, da so Patienten und Caregiver auch begreifen, wie gut es dem Parkinson-Patienten bei disziplinierter Einnahme der Medikation gehen kann (Müller et al. 2017).

Was hat der Autor aus diesem Fall gelernt

Jeder Patient ist anders, eine standardisierte Behandlung des idiopathischen Parkinson-Syndroms ist nicht möglich. Familiäre und soziale Interaktionen vor dem Hintergrund einer prämorbiden Persönlichkeit müssen auf neuropsychiatrischer Ebene mitberücksichtigt werden.

Highlights

- Standardisierung von Therapie bei Parkinson-Patienten ohne Berücksichtigung individueller, sozialer und familiärer Rollenverständnisse ist nicht zielführend.
- Gerade bei chronischen, nicht akut lebensbedrohlichen Erkrankungen ist enge Arzt-Patientenbeziehung wichtig.
- Im stationären Rahmen lässt sich die Adhärenz der Patienten hinsichtlich der Medikamenteneinnahme sowie der Medikamenteneffekte kontrollieren. Eventuelle Nebenwirkungen der Medikation können gezielt kupiert werden.

Literatur

Gollwitzer S, Kostev K, Hagge M, Lang J, Graf W, Hamer HM (2016) Nonadherence to antiepileptic drugs in Germany: A retrospective, population-based study. Neurology 87: 466–472.
Malek N, Grosset DG (2015) Medication adherence in patients with Parkinson's disease. CNS Drugs 29: 47–53.
Mitsikostas DD (2016) Nocebo in headache. Curr Opin Neurol 29: 331–336.
Müller T (2019) Therapiefreiheit zwischen gesetzlichen Rahmen und Zulassungsverfahren. Neurotransmitter 30(10): 20–24.
Müller T, Ohm G, Eilert K, Mohr K, Rotter S, Haas T, Kuchler M, Lutge S, Marg M, Rothe H (2017) Benefit on motor and non-motor behavior in a specialized unit for Parkinson's disease. J Neural Transm (Vienna) 124: 715–720.

30 Die schwierigen Angehörigen

Odette Fründt[35]

Zusammenfassung

»Schwierige Angehörige« sind jedem im medizinischen Bereich tätigen Personal bekannt. Ursachen sind oft die Komplexität der Aufgaben der Angehörigen in der Pflege des Patienten, deren eigene Überforderung, Hilflosigkeit und Angst, eine unzureichende Information und Aufklärung hinsichtlich medizinischer Aspekte sowie bestimmte, schon vorher bestehende familiäre Muster und Funktionsverteilungen. Eine offene, gezielte, strukturierte, informierende, realistische, aber optimistische Arzt-Patienten-Angehörigen-Interaktion mit psychosozialem Fokus kann diese Barrieren überwinden und der Entstehung von dauerhaft »schwierigen Angehörigen« mit weiter zunehmender Unzufriedenheit und überzogenen Ansprüchen vorbeugen.

Einleitung

»Der schwierige Angehörige« – bei diesem Thema fallen wahrscheinlich jedem medizinisch tätigen Leser sofort einige Beispiele von »anstrengenden«, »ungeduldigen«, »fordernden«, »nervenaufreibenden« oder »anspruchsvollen« Angehörigen von Parkinson-Patienten ein. Häufig sind Behandler deswegen geneigt, den Kontakt zu diesen Angehörigen zu minimieren.

Doch gerade bei progredient verlaufenden Erkrankungen, wie dem idiopathischen Parkinson-Syndrom (IPS), gewinnen die Angehörigen mit zunehmender Krankheitsschwere und steigendem Alter der Patienten sowohl hinsichtlich der Behandlungsplanung, der Sicherung der Versorgungskontinuität als auch als zentrale Unterstützungsquelle der Patienten zunehmend an Bedeutung (Mehnert et al. 2012). Auch sollte stets der häufig geäußerte Patientenwunsch, bzw. die oft aufgrund von Demenz gegebene Notwendigkeit, die Angehörigen in die Behandlung zu involvieren, Beachtung finden. Studien konnten zeigen, dass eine vertrauensvolle Beziehung zu Angehörigen die Patienten- und Angehörigen-Zufriedenheit mit der medizinischen Einrichtung und der Behandlung erhöhen kann (Pennbrant 2013).

---

35 **Dr. Odette Fründt**, Assistenzärztin, Klinik & Poliklinik für Neurologie mit Schwerpunkt Bewegungsstörungen, Ärztin der Parkinson-Tagesklinik, Universitätsklinikum Hamburg-Eppendorf.

Vertrauensvoll eingebundene Angehörige sind häufig besser auf Arztgespräche vorbereitet, tragen zu einem besseren Krankheitsverständnis bei und erfassen komplexe Informationen schneller, was den Dialog und die weitere Zusammenarbeit insgesamt vereinfachen kann (Pennbrant 2013).

Anhand eines recht drastischen Fallbeispiels werden im Folgenden verschiedene Muster von »schwierigen« Situationen zwischen medizinischem Personal und Angehörigen aufgezeigt, mögliche Hintergründe/Ursachen beleuchtet und Lösungsstrategien vermittelt.

Ziel des Kapitels soll es sein, die zunächst als negativ und anstrengend empfundenen »Energien« der Angehörigen zu lenken und positiv in eine vertrauensvolle, aber auch klar abgegrenzte und strukturierte Beziehung zu diesen umzuleiten – stets zum Wohle des Patienten.

Falldarstellung

7.45 Uhr in der Uniklinik. Optimistisch und positiv gestimmt für den Tag nähert sich die diensthabende Neurologin kurz vor Dienstbeginn ihrem Arztzimmer. Schon im Flur vernimmt sie das lautstarke Diskutieren einer Krankenschwester mit einer in der ganzen Abteilung wohlbekannten Angehörigen, die sich in lautstark-gereiztem Tonfall diverse Rezepte und Verordnungen einfordert. Sie ist die Ehefrau eines 74-jährigen, seit zwölf Jahren am idiopathischen Parkinson-Syndrom (IPS) erkrankten, sehr ruhig-zurückhaltenden Patienten, der aufgrund von Wirkfluktuationen gehäuft immobil ist und daher phasenweise auf den Rollstuhl und auf Pflegemaßnahmen angewiesen ist. Ein Pflegedienst wurde bisher stets abgelehnt durch die Angehörige mit der Begründung, »Das schaffe ich doch allein am besten!«.

Die Ärztin ahnt bereits, dass sie, obwohl kein regulärer Termin mit dem Patienten für heute geplant war, trotzdem für mindestens die kommende halbe Stunde zahlreiche kritische Kommentare, Beschwerden und lange Ausführungen über den schlechten Zustand des Ehemannes über sich ergehen lassen muss, sie die Situation deeskalieren muss und sich durch diesen unangemeldeten »Besuch« alle Folgetermine verschieben, wodurch sich der eigene Stress durch den als gestört empfundenen Tagesablauf vergrößert.

Fordernde Angehörige — Erst in der vergangenen Woche hatte sich die Ärztin – nach einem zuvor dreiwöchigen stationären Aufenthalt mit täglichen, intensiven Arzt-Patient-Angehörigen-Kontakten zur Erläuterung von Diagnose, Ätiologie, Therapieoptionen und Prognose – bereits erneut viel Zeit genommen, um die »noch offenen Baustellen« des Patienten und der Angehörigen (z. B. Beantragung der Erhöhung der Pflegestufe) zu besprechen und Lösungsmöglichkeiten (z. B. Pflegedienst) zu finden. Schon damals war ihr aufgefallen, dass oftmals nicht der Patient im Fokus des Gesprächs stand, sondern die Angehörige selbst über ihre eigenen Erkrankungen und Sorgen klagte, wodurch sich das Gespräch verlängerte.

Jetzt steht die Angehörige erneut vor der Tür und verlangt Auskunft über den genauen Medikamentenplan, benötigt Rezepte und Überweisungen für die Physiotherapie (die alten seien »nicht wie gewünscht verordnet« worden) und regt sich auf, dass telefonisch nie jemand in der Krankenhaus-Zentrale zu erreichen sei – und »zeitnahe Termine bekommt man ja sowieso nicht«. So habe sie nun trotz ihres eigenen Hüftleidens den weiten Weg in die Klinik angetreten, um die Angelegenheiten zu regeln und möchte jetzt »nicht schon wieder abgewimmelt werden«. Der niedergelassene Neurologe ihres Mannes sei nämlich im Urlaub und überhaupt habe sie nun »endlich eine Ärztin gefunden«, die ihr mal zuhört und die Probleme versteht. Mit diesem Satz packt sie zahlreiche, ungeordnete Unterlagen auf den Tisch, um »nochmal einige Fragen zu klären«. Nach einem erneuten, längeren Gespräch verlässt die Angehörige das Arztzimmer mit dem Satz »[…] und wenn es mit der Apotheke nicht klappen sollte, melde ich mich nächste Woche wieder bei Ihnen«. Die Ärztin schließt mit aufgesetztem Lächeln rasch die Tür und lässt sich erschöpft in den Schreibtischstuhl zurückfallen.

»Sie haben nie genug Zeit für mich«

Diskussion

Mit ähnlich agierenden Angehörigen werden die meisten der im medizinischen Bereich tätigen Mitarbeiter früher oder später konfrontiert werden. Trotz aller im ersten Moment als negativ oder als persönlich angreifend empfundenen Signale der Angehörigen sollte medizinisches Personal, v. a. aber der Arzt, in der Lage sein, die Lage ruhig, neutral und sachlich zu betrachten. Dabei sollte man versuchen, als Angriffe empfundene Aktivitäten der Angehörigen nicht persönlich zu nehmen und eine professionelle Distanz zu wahren, ohne die Empathie zu verlieren. Böswillig auftretenden Angehörigen darf und sollte jedoch auch eine klare Grenze aufgezeigt werden und das Gespräch ggf. vertagt werden.

Professionelle Distanz, ohne Empathie zu verlieren

Primäres Ziel der Arzt-Angehörigen Interaktion sollte stets die Verbesserung der Versorgung des Patienten sein. Des Weiteren verbessert eine suffiziente Kommunikation zwischen Behandler, Patient und Familie das Verständnis von Erkrankung, Krankheitsverlauf, individuellen Besonderheiten und Prognose des Erkrankten (Pennbrant 2013). Auf der Basis einer intakten oder zumindest nicht relevant gestörten Kommunikation mit dem schwierigen Angehörigen kann dann ein individueller Behandlungsplan für den Patienten erstellt werden, der die Grundlage für eine gute Zusammenarbeit aller Beteiligten ist und zudem die Bewältigung der schwierigen Lebenssituation fördert (Gueguen et al. 2009).

Primäres Ziel der Arzt-Angehörigen Interaktion: Verbesserung der Versorgung des Patienten

Betrachtet man die vielfältigen Funktionen von Angehörigen/Familien in Bezug auf die Versorgung von erkrankten Angehörigen, so wird die Komplexität dieser Aufgabe deutlich (Mehnert et al. 2012; Gueguen et al. 2009, Patterson 2002):

1. *Zum einen ist die Familie dafür verantwortlich, ein Zusammengehörigkeits- und Gemeinschaftsgefühl zu erschaffen unter paralleler Wahrung der individuellen Rollen der einzelnen Familienmitglieder* (Mehnert et al. 2012).

Zusammengehörigkeits- und Gemeinschaftsgefühl

Häufig kehren sich jedoch im Rahmen der Parkinson-Erkrankung die Rollenverteilungen und Zuständigkeiten im Familienalltag um (z. B. Ehefrau übernimmt bei Krankheit des Ehemanns dessen Aufgaben, die teils körperlich schwer sind oder einer langen Einarbeitungsphase bedürfen). Zusätzliche Aspekte wie körperliche Immobilität, Demenz oder Persönlichkeitsveränderungen in Folge der Parkinson-Erkrankung erschweren das Aufrechterhalten von Rollenverhältnissen.

Haushaltsfunktion
2. *Des Weiteren besteht die »Haushaltsfunktion« im Sinne der Befriedigung von Grundbedürfnissen des Patienten durch Bereitstellung von Nahrung, Schutz und ausreichender Gesundheitsversorgung* (Mehnert et al. 2012).

Hier stehen die Angehörigen – gerade bei fortgeschrittener Parkinson-Erkrankung vor großen Herausforderungen und zahlreichen Entscheidungen: Kann ich diese Funktion noch in ausreichendem Maße selbst ausüben? Sollen wir das neue Medikament wirklich beginnen? War die Entscheidung zur Pumpentherapie oder Tiefen Hirnstimulation richtig? Braucht mein Partner wirklich eine Magensonde, um die Ernährung zu sichern? Soll ich einen Pflegedienst engagieren oder ist eine Pflegeeinrichtung geeigneter? Oft sind die Angehörigen hier auf Information und Hilfe von außen angewiesen (z. B. Arzt, Pflegepersonal, Pflegedienst, Sozialdienst etc.).

Pflege-, Erziehungs- und Sozialisationsfunktion
3. *Im Rahmen der »Pflege-, Erziehungs- und Sozialisationsfunktion« sollen durch die Familie bestimmte Werte vermittelt, das Einhalten von gesellschaftlichen Normen erzielt und die Produktivität gefördert werden* (Mehnert et al. 2012).

Auch hier ergeben sich Problemfelder für Angehörige von Parkinson-Patienten: Chronisch-kranke, motorisch eingeschränkte, teils immobile Parkinson-Patienten können häufig nicht mehr Ihrem Beruf oder sonstigen Tätigkeiten (z. B. Hobbies, häusliche Pflichten) nachgehen. Dadurch entsteht beim Patienten häufig das Gefühl der »Nutzlosigkeit«, was zu Spannungen im häuslichen Umfeld führt. Aus Sorge vor krankheitsbedingten Stürzen oder Überforderung schränken Angehörige den Patienten häufig noch weiter in seiner Selbständigkeit ein, in dem sie auch Aufgaben, die der Patient noch bewältigen könnte, übernehmen. Hinzu gesellen sich finanzielle Sorgen und Zukunftsängste.

Als Besonderheit bei Parkinson-Patienten muss hier zudem erwähnt werden, dass Symptome wie Impulskontrollstörungen (z. B. Spielsucht, Kaufsucht, Esssucht, Hypersexualität), die als Nebenwirkungen der Dopaminagonisten auftreten können oder Persönlichkeits-/Wesensänderung (z. B. vermehrte Impulsivität, Demenz, Enthemmung) die gewohnten Werte und Normen überschreiten, was ebenfalls zu Spannungen und Scham führen kann.

Schutz-/ Sicherheitsfunktion
4. *Zuletzt besteht auch die »Schutz-/Sicherheitsfunktion« der Familie, d. h., dass die Angehörigen für die Wahrung der »besonderen Obhut« von kranken oder behinderten Familienmitgliedern zuständig sind* (Mehnert et al. 2012).

Hieraus resultiert oft automatisch ein »Verpflichtungsgefühl« der Angehörigen, dem Patienten zu ermöglichen, dass es ihm gut geht und es an nichts mangelt. Angehörige fühlen sich dadurch oft unter Druck gesetzt und sind besorgt, ob sie auch alles richtig umsetzen und entscheiden.

Zu diesen vier Aspekten treten noch die eigene Unsicherheit, Hilflosigkeit und Besorgnis der Angehörigen, ein möglicher Informationsmangel über die Erkrankung und deren Folgen, fehlende gedankliche Vorbereitung auf möglicherweise eintretende Situationen, fehlende Anlaufquellen zum Informationserhalt, Fehlinformationen (z. B. über das Internet), Verständnisprobleme oder Missverständnisse in der Kommunikation oder die Scham über die aktuelle Situation hinzu, was die Lage weiter erschweren kann.

Aus all diesen Komponenten resultiert nun, wie »funktional« (Gueguen et al. 2009) die Familie und die Angehörigen sind. Eine funktionale Familie charakterisiert sich dadurch, dass Rollen, Regeln und Verhaltensmuster neu definiert werden können, um die Versorgung eines kranken Familienmitglieds zu gewährleisten, während gleichzeitig die Bedürfnisse der übrigen Familienmitglieder weiterhin Berücksichtigung finden (Kissane und Bloch 1994). Probleme bei der Bewältigung all der o. g. Aufgabenbereiche, Anpassungsschwierigkeiten sowie fehlende Flexibilität führen hingegen zu Unsicherheit und Unzufriedenheit seitens der Angehörigen. Diese wiederum – vermutlich als Kompensationsstrategie – nehmen dann vermehrte Hilfe, Rückversicherung und gehäuften Kontakt zu medizinischem Personal in Anspruch, was Letzteres wiederum als »anstrengend« empfindet, womit sich der »Teufelskreis« zum »schwierigen Angehörigen« schließt.

> Funktionale Familie: Rollen, Regeln und Verhaltensmuster können neu definiert werden

Wie kann nun also das medizinische Personal solchen oben genannten Konfrontationen mit »schwierigen Angehörigen« begegnen bzw. diesen vorbeugen?

Zur Interaktion/Kommunikation zwischen medizinischem Personal und Parkinson-Patienten sowie deren Angehörigen hat das National Institute for Health and Care Excellence (NICE) in Großbritannien bereits im Jahr 2006 in der nationale Leitlinie klare Empfehlungen herausgegeben und auch Bezug auf die (pflegenden) Angehörigen genommen (NICE 2006)]. In Anlehnung daran wird folgendes Vorgehen mit psychosozialem Fokus empfohlen:

a. Stets sollte im gemeinsamen Gespräch mit dem Patienten und seinen Angehörigen Wert auf eine offene Atmosphäre sowie ein Gefühl von Sicherheit und Vertrauen gelegt werden (Pennbrant 2013). Der Patient selbst sollte bestärkt werden, am Gespräch und der Entscheidungsfindung aktiv teilzuhaben. Eigenständigkeit und Förderung des Selbstbewusstseins sollten hier im Fokus stehen. Dem Patienten muss jedoch weiterhin jederzeit die Option zur Verfügung stehen, auch ohne Beisein der Angehörigen allein mit dem Arzt sprechen zu dürfen (Omole et al. 2011).
b. Die Familie sollte über die Erkrankung, deren Verlauf und mögliche Auswirkungen informiert werden. Dabei sollte versucht werden, eine Balance zwischen ehrlicher und realistischer Informationsvermittlung über die Erkrankung einerseits, aber auch der nötigen Prise Optimismus anderseits zu erreichen.
c. Im Anschluss sollte ein gemeinsamer Behandlungsplan in Abstimmung mit dem Patienten und seinen Angehörigen erarbeitet werden, der

bestenfalls auch verschriftlicht wird. Existierende Versorgungsangebote und Unterstützungsmöglichkeiten sollten aufgezeigt werden.

Bestenfalls sollte eine Anlaufstelle für Rückfragen bei einem Parkinson-Spezialisten ermöglich werden, z. B. durch Telefon-/Sprechzeiten bei einer Parkinson-Nurse oder einem Arzt mit Parkinson-Expertise Aus Erfahrung der Autorin ist es ratsam, feste Gesprächstermine zu vereinbaren. Die zeitliche Begrenzung dieser Gespräche sollte dem Patienten und seinen Angehörigen vorab mitgeteilt werden. Auch sollten Vereinbarungen für mögliche Folgetreffen getroffen werden, um diese zu vereinfachen und zu strukturieren (z. B. Bewegungsprotokoll führen, Vorunterlagen geordnet mitbringen, Videodokumentation bestimmter Problemsituationen zuhause). Sollte ein großer Gesprächsbedarf vorliegen, kann es zur besseren Strukturierbarkeit der Folgetreffen sinnvoll sein, die inhaltlichen Schwerpunkte auf z. B. die drei aktuell größten Hauptprobleme des Patienten zu fokussieren, die vorab durch diesen und seine Angehörigen ermittelt und ggf. schriftlich notiert werden sollten. Im Gespräch sollte jedoch auch zumindest ein kleiner Raum für die Sorgen und Bedürfnisse der Angehörigen ermöglicht werden. Diese sollten bestärkt werden, trotz all der notwendigen Hilfe, die Eigenständigkeit und Mobilität des Patienten zu fördern, gemeinsam aktiv zu bleiben, das Leben zu genießen und sich auch Freizeit und Auszeiten nur für sich selbst zu nehmen. Auch der Verweis auf Parkinson-Selbsthilfegruppen (z. B. Deutsche Parkinson-Vereinigung[36] oder Jung und Parkinson[37]) kann hilfreich sein zum Informations- und Erfahrungsaustausch.

Interessant ist, dass entgegen der allgemeinen Sorge und dem möglicherweise subjektivem Empfinden von Ärzten, in Studien gezeigt werden konnte, dass Gespräche im Beisein von Angehörigen oft nicht signifikant länger dauern als ohne deren Beisein und der Fokus des Gesprächs meist trotzdem beim Patienten selbst blieb (Shields et al. 2005).

Was hat die Autorin aus diesem Fall gelernt?

Auch hinter »schwierigen Angehörigen« stecken meist liebevolle, den Parkinson-Patienten tagtäglich umsorgende Menschen mit eigenen Bedürfnissen, Ängsten, Wünschen und Vorstellungen, die in einem wohlwollenden, strukturierten Arztgespräch ausreichend informiert werden, aber auch Gehör für eigene Sorgen finden sollten im Sinne von »Patienten zweiter Ordnung«, wie es in der Onkologie formuliert wird (Lewis 2010).

---

36 https://www.parkinson-vereinigung.de/start
37 https://www.jung-und-parkinson.de/

Highlights

- »Schwierige Angehörige« sind häufig nicht ausreichend informiert und aufgeklärt über die Erkrankung des Patienten und fühlen sich daher hilflos und unsicher.
- Oft gehören sie »dysfunktionalen« Familien mit eher geringem familiären Zusammenhalt, starren Rollenfunktionen/Verhaltensmustern und defizitären kommunikativen- und Problemlösefähigkeiten an, in denen die Bedürfnisse der einzelnen Familienmitglieder nicht oder nur im geringen Ausmaß berücksichtigt werden.
- Die Komplexität der Aufgaben, die die Angehörigen durch die Erkrankung des Patienten zu leisten haben, führt oft zu Überforderung.
- Ein offenes, strukturiertes, informierendes, realistisches, aber optimistisches Gespräch mit psychosozialem Fokus kann Abhilfe schaffen im Umgang mit »schwierigen Angehörigen«.
- Bei Angehörigen mit besonders hohen zeitlichen Ansprüchen oder großem Gesprächsbedarf sollten feste Gesprächstermine mit vorab zeitlich und ggf. inhaltlich definierter Begrenzung vereinbart werden.

Literatur

Gueguen JA, Bylund CL, Brown RF, Levin TT, Kissane DW (2009) Conducting family meetings in palliative care: themes, techniques, and preliminary evaluation of a communication skills module, Palliative & supportive care 7(2): 171–9.

Kissane DW, Bloch S (1994), Family grief, The British journal of psychiatry: the journal of mental science 164(6): 728–40.

Lewis F (2010) The family's »stuck points« in adjusting to cancer. In: H.J.J.P.L.M.L.M. M. R (Hrsg.) Psycho-oncology, New York: Oxford University Press. S. 511–515.

Mehnert A, Lehmann C, Koch U (2012) Doctor-patient interaction: dealing with difficult situations. Bundesgesundheitsblatt, Gesundheitsforschung, Gesundheitsschutz 55(9): 1134–43.

National Institute for Health and Care (NICE) (2006) Parkinson's Disease: National Clinical Guideline for Diagnosis and Management in Primary and Secondary Care. In: N.I.f.H.a.C.E.G. Royal College of Physicians Hrsg.) National Collaborating Centre for Chronic Conditions (UK), London (UK), p. Chapter 4.

Omole FS, Sow CM, Fresh E, Babalola D, Strothers H (2011) 3rd, Interacting with patients' family members during the office visit, American family physician 84(7): 780–4.

Patterson JM (2002) Understanding family resilience, Journal of clinical psychology 58 (3): 233–46.

Pennbrant S (2013) A trustful relationship–the importance for relatives to actively participate in the meeting with the physician, International journal of qualitative studies on health and well-being 8 (2013) 20608.

Shields CG, Epstein RM, Fiscella K, Franks P, McCann R, McCormick K, Mallinger JB (2005) Influence of accompanied encounters on patient-centeredness with older patients, The Journal of the American Board of Family Practice 18(5): 344–54.

Stichwortverzeichnis

A

Acetylcholinesterasehemmer 195, 208
Achsabweichung 226
Adhärenz 271–272, 274
Alpha-Synuklein 35
Angehörige 176, 195
Anosognosie 140
Anticholinergika 71
Apomorphin-Pen 145
Apomorphin-Pumpe 145–146, 151–152
Apomorphin-Test 21
APS 134
Arzt-Angehörigen Interaktion 277
ärztliche Erfahrung 271, 274
Arzt-Patient 55, 61
Arzt-Patienten-Angehörigen-Interaktion 275
Arzt-Patientenbeziehung 271, 274
Aspiration 250
Aspirationspneumonie 176–177
Atmung 125
atypische Neuroleptika 208
atypisches Parkinson-Syndrom 42–43, 46, 51–53
Aufmerksamkeit 198
Autonomie 177–178, 181

B

Bagatellisierung 105–107
Beck Depressions Inventar 190
Behandlungsmethoden 264
Beweglichkeit 267
Beziehung 56
Blepharospasmus 221
Blickparese 221, 223, 225
Bradykinese 146, 148

C

Cannabidiol (CBD) 159
Cannabinoide 154–155, 159–162
Cannabis 154, 156, 158–160
CBD 159, 161
CERAD 191
cholinerge Defizite 208
Clozapin 70
Cueing-Strategien 87
Cues 82

D

DaTSCAN® 77, 79
Demenz 185, 188, 202
Deprescribing 100
Depression 185–186
depressiv 198
depressive Symptome 185
Deutliche Verlangsamung des Sprechtempos 138
Diagnose 76
Diagnosestellung 17, 20
Differenzialdiagnose 43, 76, 78
Diplopie 223
Dopaminagonisten 19, 71, 122
Doppelbilder 221–222, 224–225
Dronabinol 154–155, 158, 160
Dual-Task 83
Dual-Tasking 103, 106, 110
duodenale Pumpentherapie 230
Duodopa®-Pumpe 145, 151–152
Dysarthrie 134–141, 143, 176
dysfunktionale Familien 281
Dyskinesie 103, 222, 229
Dysphagie 248–251
Dysphagiediagnostik 248
Dystonie 24, 26, 29–35, 37–38, 40, 114, 117–118, 121–122, 231, 251

E

Einstellsakkaden 223
Eisenmangel 230

endoskopisch 249
Erstdiagnose 17
Eskalationstherapie 164–166
essenzieller Tremor 65
ethische Grenzbereiche 166
Europäische Physiotherapie-Leitlinie beim idiopathischen Parkinson-Syndrom (IPS) 124
exekutive Funktionen 198
Exsikkose 177

F

familiäre Interaktion 273
FEES 249, 252
Festinationen 104–105
fokussierter Ultraschall 74
FORTA-Liste 98, 102
FP-CIT-SPECT 66–67
Freezing 103–105, 110
Freezing of Gait 82, 259
Freezing und Festinationen 106
funktionale Familie 279
Funktionen von Angehörigen/Familien 277
Futility 180

G

Gabapentin 67
Gangbild 18
Gangblockaden 89
Gastrointestinaltrakt 248
GBA 38, 40
Gedächtnis 197
Gedächtnisstörung 196
Genetik 32, 36
Globus pallidum (GPI) 144, 146

H

Halluzinationen 104–107, 206, 221, 226
Haltetremor 67
Heterophorie 225
High-Resolution-Manometrie (HRM) 250
hochaltrig 164
Hypersexualität (HS) 235
Hypophonie 135–136, 138–140

I

ICF (International Classification of Functioning, Disability and Health) 125
Illusionen 226
Impulskontrollstörungen (IKS) 235
Interaktion/Kommunikation 279
Interaktionen 98, 102
interdisziplinär 84
Internet 55–56, 60–62

J

jung 55, 62

K

Kamptokormie 114, 144, 148–151, 229
Kognitive 195
kognitive Störung 194
Komorbidität 92–93, 97–98
komplexe Therapiestrategien 164–165
Konvergenz 223
Konvergenzinsuffizienz 225
Konvergenzreaktion 225
Krankheitstrajektoren 178

L

LCIG 167, 230
LCIG-Pumpe 146
L-Dopa 66, 138
L-Dopa-Test 21, 70–71, 76
Lebensqualität 18, 103, 109, 228, 268
Levodopa/Carbidopa-Intestinal-Gel 230
Levodopa-induzierte Dyskinesie 159, 162
Lidapraxie 221
Logopädie 249–250
LSVT BIG 129, 200, 203
LSVT LOUD 134, 139–141

M

Magensonde 176–177
Magnetresonanztomografie 19
MCI 196, 202
MDS-PSP-Kriterien 46, 49, 51–52

Mild Cognitive Impairment 194, 229
MMST 197, 202
MoCA 202
monogen 35–36
Montreal Cognitive Assessment 190
Motivationshemmnisse 268
MPR-Wert 272
multidisziplinär 203
multimorbide 164
multimorbide Parkinson-Patienten 164
Mutation 24–26, 29–32
Myopathie 114–115

N

Nabilon 155, 159–160
nasogastrale Sonde 177
Nebenwirkungen 92, 96–98, 102
Neuropalliative Care 175
neuropsychologische Diagnostik 202
neuropsychologische Testergebnisse 191
nicht-motorische Fluktuation 231
Nucleus subthalamicus (STN) 70, 144, 146
Nucleus ventralis intermedius (VIM) 144, 146, 150
Nykturie 106–107

O

OFF 225
OFF-Fluktuationen 144, 147, 151
OFF-Freezing 82
OFF-Phasen 222
ON-Freezing 82
ON-OFF-Fluktuationen 152
orthostatische Dysregulation 73, 86, 88, 103
orthostatische Hypotonie 108
Ösophagus 250

P

palliativ 166
palliative Grenzbereiche 166
PANDA 197, 202
Parkin 24–26, 29–31
PARKIN 26, 31
Parkin-Mutation 26
Parkinson 24–25, 30–32
Parkinson-Demenz 207

Parkinson-Dysarthrie 135
Parkinson-Erkrankung 31, 33, 264
Parkinson-Patient 32–33
Parkinson-Syndrom 24–28, 30–34, 76
Paternalismus 181
Pathologie 36
PDD 195
PD-MCI 194–195
PEG 177
periodische Beinbewegung 216
Pflegeheim 164
physiotherapeutisches Behandlungskonzept 126
Pisa-Syndrom 114–115, 229
Pneumonie 177
Polypharmazie 93, 96, 98, 108
postdeglutitiven 250
posturale Instabilität 42–43, 49
potenziell inadäquate Medikamente (PIM) 98
potenziell inadäquate Präparate 92
Primidon 72
PRISCUS-Liste 98, 102
Prisma 223, 226
Progressive Supranukleäre Paralyse (PSP) 42–44, 49, 52–54, 134–135, 137, 140–143
Propranolol 67, 72
Prosodie 135, 141
PSP mit prädominantem Parkinson-Syndrom (PSP-P) 43, 46, 48–49, 51
Psychose 207
psychosozial 275, 279, 281
psychotherapeutische Kurzzeittherapie 192
Pull-Test 105, 109

Q

Quick Reference Cards (QRC) 124

R

radikuläres Syndrom 229
RAS-Training 87
red flags 69
re-emergent tremor 66, 68, 71
Reflektorischen Atemtherapie® 128
Rehasport 200
REM-Schlaf Verhaltensstörung 218
Retropulsionsübungen 129
Ruhe- und Haltetremor 66
Ruhetremor 68

S

Sakkaden 221, 225
Sarkopenie 106, 108
Schlaf 18
Schlafstörung 215
Schluckstörung 248–249
Schmerz 18, 159, 162, 228
Schmerzperzeption 231
schwierige Angehörige 275, 277, 279–280
Selbsthilfegruppe 200
Selbstwirksamkeit 128
Sozialdienst 200
Sprachtherapie 134, 141
stationäre Pflege 164, 166
Stürze 82, 84, 103, 259
Sturzneigung 87, 89
Sturzprophylaxe 87
supranukleäre Blickparese 42, 48–49, 51
supranukleäre Blickparese 43, 49

T

Tetrahydrocannabinol (THC) 154, 159, 161
therapieassoziierte Nebenwirkung 236
Therapieerfolg 267
Tiefe Hirnstimulation (THS) 70, 135, 145–146, 151–152, 165–167, 226
Topiramat 67
Trainingsfaulheit 264
Tremor 65, 144, 146–152, 154, 156–159, 161

tremordominant 66

U

Uhrentest 197
UK Brain Bank-Kriterien 42–43, 46, 49, 51–52
Ultraschalluntersuchung 19
unit of care 180

V

ventrolateraler Thalamus 74
Verhaltensregeln 87
verhaltenstherapeutische Intervention 273
verlangsamte Sakkaden 42, 45–46, 49, 51
Verschreibungskaskaden 98
Versorgung 55–56, 62–63
verzögerte Diagnosestellung 55, 61
verzögerte Therapieeinleitung 55
verzögerter Therapiebeginn 62
VFSS 250
Videofluoroskopie 250

W

Wearing-OFF 85, 95–97
Wiederholung 83
Würde 177–178